의학사
노트

이 도서의 국립중앙도서관 출판예정도서목록(CIP)은 서지정보유통지원시스템 홈페이지(http://seoji.nl.go.kr)와
국가자료공동목록시스템(http://www.nl.go.kr/kolisnet)에서 이용하실 수 있습니다.
CIP제어번호: CIP2017005184(양장), CIP2017005185(학생판)

Notes on ***Medical History***
with ***17*** *Topics*

의학사
노트

17가지 주제로 읽는 의학 이야기

예병일 지음

필자의 첫 저서『의학사의 숨은 이야기』가 나온 지 18년이 지났다. 대학에 자리를 잡은 직후 의예과 교양과목 수업을 맡게 된 것을 계기로 쉽게 읽을 수 있는 책을 써보겠다는 생각을 실천에 옮겼던 것이다.

그때만 해도 우리나라 41개 의과대학 중 의학사를 정규 수업에 반영한 학교는 반도 채 되지 않았는데, 2000년대에 접어들면서 의학 교육에 변화의 물결이 일어 인문학 교육을 강조하는 흐름이 생겨났다. 그 결과 이제는 거의 모든 의과대학과 의학전문대학원에서 역사, 윤리, 철학 등의 수업이 이루어지고 있고, 이런 흐름에 따라 이미 절판된 필자의 책을 구할 수 없느냐는 연락을 이따금 받곤 했다.

그동안 필자는 원래의 전공인 과학자 생활에서 벗어나, 의학도들에게 인문학과 관련된 수업을 하는 과목을 주로 맡아왔다. 2013년에는 현대 서양의학의 발상지 유럽에서 한 학기를 보내며 의학사 책과 자료가 가득한 영국 국립도서관, 웰컴 트러스트 재단 의학도서관, 옥스퍼드 대학교 보들리안 도서관 본관과 웰컴 의학사연구소 도서관에서 책에 파묻혀 지냈다. 책을 통해 현대 의학의 토대를 만들어주신 선조들의 발자취를 좇으며 그들을 향수하는 것이 참으로 즐겁고 행복한 일이라는 것을 실감할 수 있었다.

『의학사의 숨은 이야기』를 쓸 때는 우리나라에 초고속 인터넷 망이 막 깔리기 시작하던 때라 인터넷으로 찾을 수 있는 자료가 거의 없었고, 소장한 참고문헌도 충분치 않아 원고의 완성까지 어려운 과정을 거쳐야 했다. 그러나 지금은 한국 사무실에 앉아 영국 도서관에 소장된 19세기 이전 자료를 쉽게 볼 수 있을 정도로 세상이 좋아졌다. 자료를 찾기가 용이해진 데다 유럽에서 한 학기 동안 읽고 구해온 자료를 활용해야겠다는 생각이 들어, 내용을 수정·보완해 새로운 책으로 꾸몄다. 교양서적으로서는 물론이고 대학에서 수업용으로 사용할 수 있도록 전보다 수준을 약간 높이면서, 의학사의 흐름을 더 쉽게 이해하도록 기존의 내용을 과감히 덜어냈다. 또한 사진 자료를 대폭 보완해 좀 더 생생히 전달하고자 했다.

이제 막 의학의 세계로 들어서려는 이들에게는 운보다 노력이나 아이디어를 강조해야겠지만, 인구 과정에서는 운도 무시할 수 없는 게 현실이다. 위대한 의학자들의 기발한 발상을 가능케 한 그들의 땀과 숨은 노고뿐 아니라 그들에게 기회를 가져다준 행운의 순간과 역사를 좌우한 성공의 이면도 조명함으로써 위대함을 부각시킨 신비감과 함께 우리와 별다르지 않은 위인의 모습을 통해 이 책의 독자들에게 자신감과 도전정신을 불어넣고 싶었다.

선현들이 걸어간 의학 발전의 길과 그들의 역할을 단순히 암기하기보다 수많은 인물들이 활동한 당시 사회상을 그려보고 어떠한 환경이 그들에게 성공적인 결과를 안겨주었는지 생각해보면서, 각자의 꿈을 펼칠 수 있는 미래를 그려보기 바란다.

이 책이 독자 여러분에게 새로운 자극제가 될 수 있기를 기대하며, 마지막으로 한울엠플러스(주) 관계자분들에게 감사의 뜻을 전한다.

2017년 2월

예병일

차례

차례

01

의학의 아버지

히포크라테스

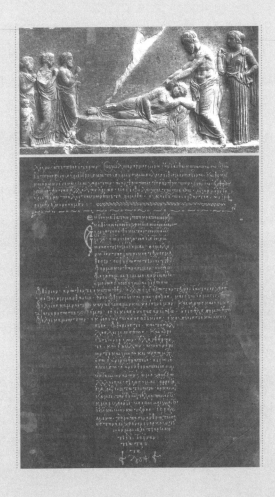

"인생은 짧고 예술은 길다"

Life is short, but art is long.

이 말은 세상에 태어나서 오늘에 이르기까지, 수도 없이 들어본 말일 것이다. 이는 누가 남긴 말일까?

아마도 대부분의 독자들은 갑자기 허를 찔린 기분으로 '글쎄'라며 고개를 갸웃할지도 모른다. 물론 이 장의 제목에서 히포크라테스Hippocrates(B.C. 460?~377?)가 거론되었으므로 눈치가 어지간한 사람이라면 누구나 정답을 예측할 수 있으리라 믿는다.

이 격언의 주인공은 바로 고대 그리스의 의학자 히포크라테스다.

"Life is short, but art is long"이라는 명언은 영국의 번역가인 프랜시스 애덤스Francis Adams(1796~1861)가 그리스어로 기록되어 있던 히포크라테스의 말을 영어로 번역하면서 세상에 그의 이름을 떨치게 된 문장이다.

히포크라테스는 '의학의 성인'을 비롯해 여러 가지 별명으로 불린다. 그 중 '의학의 아버지'라는 별명이 가장 유명하며, 이보다 더 그를 극찬하는 표현은 없을 것이다. '의학의 아버지'라는 표현은 그가 활동하기 이전에 '의학'이라는 학문이 없던 것을 그가 학문으로 정립하는 데 공을 세웠다는 뜻이기도 하기 때문이다.

히포크라테스, 그는 과연 누구이며 어떤 업적을 남겼기에 오늘날까지 그 이름을 떨치고 있는가?

그럼 이제 이 문제의 답을 찾아 떠나보자.

히포크라테스의 생애

히포크라테스는 고대 그리스의 가장 대표적인 의사로서 '의학의 아버지' 또는 '의학의 성인'으로 불린다. 기원전 460년에 태어나 기원전 375년에 사망한 것으로 널리 알려져 있으나 이것은 확실한 기록이 아니며, 여러 문헌과 자료에 의하면 기원전 450년에서 460년 사이에 태어나 기원전 359, 375, 377년쯤 사망한 것으로 기록되어 있어 어떤 면에서는 전설 속의 인물처럼 여겨지기도 한다.

히포크라테스 이전에 가장 이름을 떨친 의사 아스클레피오스 Asclépios는

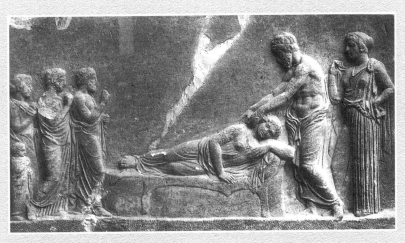

아스클레피오스가 치료를 하는 모습
기원전 4세기경 제작된 것으로 오른쪽에 있는 인물이 그의 딸 하이게이아다.

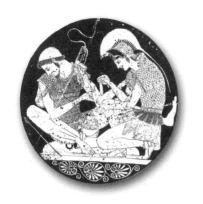

카이론에게 응급처치법을 배우는 아킬레스
기원전 5세기에 제작된 꽃병에 새겨진 그림으로, 오른쪽이 아킬레스다.

오늘날 의학의 상징이 된, 뱀이 감긴 지팡이로 유명하다. 호메로스가 쓴 『일리아드 Iliad』에는 인간으로 묘사되어 있으나 그 이후의 기록에는 신으로 묘사되었는데, 고대인들이 흔히 그랬던 것처럼 사람을 신격화하는 작업을 거치면서 이런 결과를 낳았다고 추측할 수 있다. 그는 의료를 담당하는 주신主神의 역할을 했다고 전해진다.

히포크라테스는 소아시아 연안 부근에 있는 코스 섬에서 의사인 헤라클레이데스 Heracleides의 아들로 태어났다. 그가 남긴 강연 기록에 의하면 당시의 코스 섬은 신화적인 분위기를 풍겼던 곳으로 추측된다. 히포크라테스가 사망 후인 기원전 3세기경에 이 마을에 아스클레피오스의 신전이 세워져 고대 의학의 유적지로 자리 잡게 되었다. 고대 그리스에서는 질병을 해결하기 위해 신의 힘을 빌리는 경우가 흔했으므로, 코스 섬에 아스클레피오스의 신전이 세워졌다는 것은 이곳이 고대 의학의 유적지이자 환자들의 요양지 역할을 했다는 것을 의미한다.

할아버지와 아버지가 모두 의사였던 까닭에 히포크라테스는 자연스럽게 의학을 접할 수 있었고, 아버지에게 의학의 기초를 배운 후 크안도사 의학교에서 본격적으로 의학을 공부하기 시작했다. 그는 여러 곳을 여행하면서 각지의 의학자, 철학자 등과 교제하며 지식과 견문을 넓혔고 방대한 경험을 통해 거의 모든 의학 분야에 걸쳐 상상하기 어려울 정도로 많은 지식을 쌓았을 뿐 아니라 의학의 대가이자 숭고한 인격을 지닌 의사로 항상 병자와 약자의 편에 서서 모든 일을 처리해 그들의 존경을 받았다.

히포크라테스는 질병의 진행에 따라 급성acute과 만성chronic으로, 전파 범위에 따라 감염병epidemic과 풍토병endemic으로 분류했다. 풍부한 임상 경험과 인체에 대한 특유의 감각을 진단 기구를 고안하는 데 응용해 의학 발전에 이바지했을 뿐 아니라 그가 행한 오진이나 잘못이 기록으로 남아 있어 후세인이 그의 업적을 연구하고 발전시키는 데 밑거름이 되게 했다.

히포크라테스는 당시의 의학 발전에 장애가 되었던 철학적 견지의 의료에서 탈피해 임상적 관찰을 중시하는 방향으로 의술을 전환시킨 인물이자 지식이나 도덕적인 면에서 워낙 뛰어난 사람이었다. 이는 후세의 의사들이 '제2의 히포크라테스'라는 별명을 영광으로 생각했다는 점에서도 드러난다.

현재 전해지는 히포크라테스의 전기는 『킬리아데스Chiliades』, 『백과사전Suidas Lexikons』, 『조게난테 조랑비타Sogenannte Soranvita』, 『히포크라테스 전기』등 모두 네 가지로, 서로 일치하지 않는 내용도 많다. 아마도 저자에 따라 여러 부분을 각색 또는 첨삭한 것으로 생각된다. 현재 전해지는 고대 그리스의 과학 서적이 거의 없는 상황에서, 히포크라테스의 논문과 저술이 남아 전해지는 것은 현대의 의학 연구자들에게 아주 다행스러운 일이 아닐 수 없다.

고대 학자들 중에는 얼굴이 알려지지 않은 사람들이 대부분인데, 로마 제국의 항구도시였던 오스티아 근처에서 1940년에 그의 이름이 새겨진 흉상이 발견되면서부터 전 세계에서 도안되는 그의 얼굴은 비교적 일관된 모습을 갖추기 시작했다.

▌의학의 아버지 히포크라테스

히포크라테스 선서

12세기 비잔틴에서 제작한 것으로 바티칸 도서관에 소장되어 있다. 기독교의 영향을 받아 십자가 모양을 하고 있다.

HIPPOCRATIC OATH

나는 의술의 신 아폴론과 아스클레피오스, 히기에이아(Hygeia), 파나케이아(Panacea)를 비롯한 모든 남녀 신의 이름으로, 그리고 이 신들을 증인으로 해 다음의 내용을 맹세한다.

나의 능력과 판단에 최선을 다해 이 선서와 규정을 지킬 것을 다짐하고, 나에게 의학의 기술을 가르쳐준 사람들을 부모처럼 존중하고 일생을 함께할 것이며, 이분들이 필요로 하는 것이 있으면 나의 것을 나누어드릴 것이다. 이분들의 제자들을 나의 형제처럼 대할 것이며, 만일 그들이 의술을 배우고자 한다면 보수를 받거나 계약서를 작성하지 않고 가르쳐줄 것이다.

나의 자식들과 내 스승의 자식들, 의사의 법도에 맞게 서약을 한 학생들에게 나는 의사로서의 마음가짐과 의학 지식, 그 외에 내가 할 수 있는 모든 것을 가르쳐줄 것이나 이들 외에는 누구에게도 의술을 가르치지 않을 것이다. 나의 능력과 판단력을 다해 식이요법을 실시할 것이며, 이는 환자의 행복과 안정을 위해 사용될 것이고, 환자에게 해가 될 경우에는 사용하지 않을 것이다. 인체에 치명적인 독성 물질은 어떤 상황에 처하더라도 사용하지 않을 것이며, 그에 대한 조언도 하지 않을 것이다. 임산부들에게는 낙태용 기구를 제공하지 않을 것이며, 순수하고 경건하게 나의 일생을 살아가면서 의술을 베풀 것이다. 결석 환자들을 대하는 경우에는 직접 결석 제거 수술을 시행하지 않을 것이고, 이를 전문으로 하는 더욱 나은 의사에게 의뢰할 것이며, 환자를 진료하기 위해 남의 집에 들어가는 경우에는 모든 고의적인 부정행위와 타인에게 해를 끼치는 행위를 피할 것이다. 특히 남녀를 불문하고 그들이 자유인이건 노예이건 간에 그들의 사생활을 존중할 것이고, 내가 환자를 진료하면서 보고 듣게 되는 모든 것, 그리고 치료에 관계없이 알게 된 모든 다른 사람들에 대한 일들은 남의 사생활을 누설해서는 안 된다는 신념으로 절대로 입 밖에 내지 않을 것이다.

만약 내가 이 선서를 파기하지 않고 잘 따른다면 신들께서는 내가 영원히 모든 사람들로부터 좋은 평판을 얻어 나의 생애에 걸쳐 의술에 봉사할 수 있도록 허락해주실 것을 부탁드리며, 또한 만약 내가 이 선서를 파괴하고 지키지 않는 일이 있다면 그 반대의 결과가 일어나도록 해주십시오.

반덕진(2006)

히포크라테스 선서

첫째, 이 선서에서 제일 먼저 눈에 띄는 구절은 "그들이 의술을 배우고자 한다면 보수를 받거나 계약서를 작성하지 않고 가르쳐줄 것이다"이다. 아마도 그 시대에는 의술을 배우기 위해 비용을 지불하는 것이 보편적이었다고 생각된다. 이 시기에는 의사 이외에 의료 인력이 없었다는 점을 감안한다면 의사로서의 자세라기보다는 의료에 종사하는 모든 이들의 자세를 표현한 것으로 해석해야 한다.

둘째, 히포크라테스가 직접 선서를 작성했는지는 확실하지 않지만 『히포크라테스 전서』와 마찬가지로 이 선서도 후세인들이 첨삭해 오늘날까지 전해졌다고 생각되며, 시대에 따라 그 내용도 조금씩은 변했을 것으로 추측된다. 실제로 이 선서의 내용과 전서의 내용을 대조해보면 모순되는 부분도 여러 곳 발견할 수 있으므로, 히포크라테스 혼자 이 모든 업적을 남긴 것이 아님을 쉽게 확인할 수 있다.

셋째, 오늘날 전 세계 의과대학 졸업식에서 사용되고 있는 히포크라테스 선서는 13개의 문장으로 구성되어 있다. 제2차 세계대전에서 사람을 대상으로 비윤리적인 인체 실험을 한 의사들이 전범 재판에서 보여준 뻔뻔스러운 태도는 많은 이들을 놀라게 했고, 이를 계기로 의사들이 윤리에 많은 관심을 기울여 새로운 히포크라테스 선서가 탄생했다. 1948년 스위스의 제네바에서 열린 세계의학협회 총회에서 채택된 새 히포크라테스 선서는 1968년 시드니에서 열린 제22차 세계의학협회에서 최종적으로 수정 작업을 거친 후 완성되었다.

『히포크라테스 전서』

다음은 『히포크라테스 전서』에서 인용한 것이다.

의사의 마음가짐

의술을 안정적으로 베풀고자 한다면 의사는 사물을 총체적으로 직시할 수 있어야 하고, 항상 사물의 진실에 접근하려는 노력을 유지해야 한다. 이렇게 행하는 것만이 질병으로 고생하는 사람과 질병의 치료를 평생의 업으로 하고 있는 사람들에게 큰 이익이 된다. 이와 같은 사소하고 보잘것없어 보이는 일들이 한데 모여 하나의 큰 덩어리를 이루어야 전체로서의 의술이 열릴 수 있다. 치료 효과가 없을 때 변명을 하기보다는 실제적인 효과와 치료를 얻기 위해 항상 노력하는 자세로 각종 사례를 분석하고 종합하는 일에 임해야 한다. …… 의사는 언제나 금전적 이익이 아닌 명예를 추구하는 마음가짐으로 의료에 임해야 한다. 질병으로 고생하는 환자에게 신속한 처치를 하는 것은 죽음을 눈앞에 둔 사람으로부터 유산을 받는 것보다 유익한 일이다. …… 천박한 의사들은 자신의 진료 행위가 좋은 결과를 보일 경우 거만해지면서 신분 상승과 경제력 확보를 위해 의료인답지 못한 행동을 시작한다. …… 어리석은 의사들은 다른 의사들에게 도움을 청하는 것을 꺼리는 편이다. …… 훌륭한 의사들은 환자들에게 불신을 당하지도 않고, 자신의 능력이 부족하다고 해서 잘못된 의술을 베풀지도 않는다. …… 대중 앞에서 강연을 하려는 마음가짐은 바람직하지 못한 일이다. …… 그렇게 하는 것은 의술이라는 전문적인 일에 대한 자신의 능력 부족을 드러내

는 것 그 이상도 이하도 아니다.[1]

1 『고대 그리스의 의학과 철학(Philosophy and Medicine in Ancient Greece)』이라는 책을 쓴 존스(W. H. S. Jones)는 그의 책에서 미신, 엉터리 철학, 웅변술을 고대 그리스 의학의 3대 적이라 규정했다. 후세인들로부터 "고대 그리스 의학의 3대 적으로부터 탈피해 새로운 의학 을 정립시켰다"라고 평가받은 히포크라테스의 견지에서 본문의 내용을 생각해본다면 웅변 술에 대한 경계를 표현한 것으로 볼 수 있다. 오늘날에는 의사가 최선을 다해 환자를 질병의 고통에서 해방시키는 것도 중요하지만, 이와 동시에 일반인들에게 질병에 대한 올바른 지식 을 전해주기 위한 강연의 중요성도 높아졌다. 하지만 주객이 전도되어 의술보다 웅변술을 앞세우는 의사가 되지 않도록 모든 의사가 주의해야 할 것이다.

공기, 물, 장소

의술에 임하는 의료인의 올바른 자세는 사계절의 기후변화가 인간에게 어 떤 영향을 미치는지를 고려하는 것이다. 각각의 계절은 나름대로의 특성을 가지고 있으며 같은 계절이더라도 온도 차가 심할 수 있기 때문이다. 바람에 도 따뜻한 것과 추운 것이 있고, 모든 지역에 공통적인 바람과 지역마다 서 로 다른 특이한 바람이 있으며, 물도 맛과 무게에 따라 그 성질이 서로 다르 다는 점을 고려해 의술에 임해야 한다.[2] …… 물이 인체 건강에 미치는 영향 은 아주 크다. 연못에 고여 있는 흐르지 않는 물은 여름이 되면 뜨거워지고 끈적끈적해지며 냄새를 풍긴다. …… 연못에 고인 물은 인체에 해롭다. …… 제일 좋은 물은 높은 곳이나 구릉에서 흘러나오는 물이다. …… 여러 가지 물 중에서 빗물은 가장 빨리 인체에 해로운 방향으로 변해 좋지 않은 냄새를 발생시킨다. …… 눈과 얼음에서 얻은 물은 모두 해롭다. …… 눈과 얼음을 따뜻한 곳에 옮겨두었다가 녹은 물의 양을 측정해보면 양이 줄어든 것을 발 견할 수 있다. 이것은 물이 얼 때 가볍고 희석되어 있던 부분은 말라버리고 무거운 부분만 남았기 때문이다.[3] …… 유전이란 부모에게서 나타난 현상이 자식들에게 전해지는 것이다. 건강한 자식은 건강한 부모로부터 얻어지고, 허약한 자식은 허약한 부모에서 얻어진다. 대머리 부모는 어른이 되어 대머리가 될 자식을 낳고, 회색 눈동자를 가진 부모는 회색 눈의 자식을 낳는다. …… 그러나 지금과 같이 사람들 사이의 교류가 많아지면 유전적으로 더 우수한 형질이 사라지기도 한다.[4]

2 자연과의 관계를 중시한 히포크라테스의 태도가 잘 나타나고 있다. 모든 자연현상을 과학적으로 분석하고 이해하려는 태도의 중요성을 나타낸 부분이다.

3 필자의 학창 시절에 비뇨기과학을 강의하시던 선생님께서 항상 강조하시던 "흐르지 않는 물은 썩는다"라는 말을 떠올리게 한다.

4 유전에 대한 히포크라테스의 견해가 잘 나타나 있으며 그레고어 멘델(Gregor Johann Mendel, 1822~1884)의 발견과 비교해도 큰 차이가 없어 보인다. 유전적으로 더 우수한 형질이 사라진다는 것은 인간에게 유익한 것이 반드시 우성을 뜻하는 것은 아니라고 해석해야 합당할 것이다.

신성병

신성병神聖病은 다른 질병과 마찬가지로 신에 의하거나 신성한 것이 아니라 단순히 자연적 원인 때문에 발생한 것이다. …… 신성병을 신성화한 사람들은 아마도 마술사, 주술사, 약장사 등이었을 것이다. 이들은 사람들에게 자신의 능력을 과시하려 했고, 자신들의 거짓과 무능력을 감추기 위해 질병을 신성시했으며, 신의 이름을 빌려 자신들을 안전하게 유지시키고자 했다.[5]

5 신성병은 현재의 뇌전증(간질)을 가리키는 말이다. 현재도 뇌전증에 대해서는 잘못된 상식, 예를 들면 뇌전증은 유전된다는 내용 등이 널리 퍼져 있는데 히포크라테스 시대에도 이와 같은 잘못된 상식이 많았다고 풀이된다.

의술

의술이란 질병에 걸린 환자로부터 질병을 제거해 환자를 질병에서 해방시키는 기술이다. …… 의술에 임할 때는 충분한 지식을 가지고 환자를 성실히 진료해 환자를 질병에서 해방시키는 것이 의술의 목표라는 것을 명심해야 한다.[6] …… 모든 질병을 치료할 수 없다는 이유로 의술이 비난받곤 한다. 의술을 비난하는 사람들은 환자가 질병으로부터 해방되는 것은 행운에 의한 것일 뿐 의술에 의한 것이 아니라고 이야기한다.[7] …… 의사의 적절한 지시를 따르지 않는 환자들은 죽음에 이를 수도 있다. 그런데 이와 같은 일이 벌어지는 경우 책임이 있는 환자에게 책임을 지게 하기보다 책임이 전혀 없는 의사에게 책임을 지게 하는 경우도 있다.[8] …… 중병을 앓고 있는 환자를 치료하는 것을 꺼리는 의사들이 있어 비난의 대상이 된다. …… 그러나 의사는 모든 질병을 평등하게 대해야 한다고 생각한다.[9]

6 특정 과목을 전공한 전문의는 이름에 '전문'이라는 용어가 붙을 정도로 전문직이라는 것을 공개적으로 인정받는다. 그런데 전문인을 자처하면서도 전혀 전문인답지 않게 행동하는 의사들이 가끔 있어 일반인들에게 공포감을 주곤 한다. 예를 들면 신기계가 개발되었을 때 기계의 정확한 작동 원리도 숙지하지 않고, 기계 회사의 판촉 사원에게 배운 지식만을 토대로 의료에 임하는 경우다.

7 이 글을 쓴 시점이 고대 그리스라는 것을 감안하면 당연한 현상이라 할 수 있다. 이런 상황을 타파하기 위해 평생 노력했다는 점에서 히포크라테스의 업적이 더욱 존귀하게 여겨진다.

8 필자가 가진 자료에는 이 뒷부분이 없다. 원문에도 그런지는 알 수 없지만 의술에 대한 히포크라테스의 태도로 유추해볼 때 의사는 이와 같은 일이 발생하지 않도록 환자와의 관계를 돈독히 해 의료에 대한 환자의 올바른 태도를 이끌어내야 한다는 내용이 나왔을 것으로 생각된다.

9 법과 도덕의 갈림길에서 고민하게 되는 의료인들이 점점 더 늘어날 가능성이 있다. 법이라는 족쇄를 무시할 수 없는 현실을 감안한다면 환자를 대하는 일이 결코 쉽지 않다는 것을 깨닫게 된다. 법과 도덕 모두를 범하지 않으면서 의술을 행한다는 것은 점점 어려운 문제가 되고 있다.

인간의 본성

인체 내에는 혈액, 점액, 노란 담즙, 검은 담즙 등 네 가지 서로 다른 액체
가 존재하고 있다. 인체는 이 액체들의 상황에 따라 질병에 걸리거나 건강
을 유지하게 된다. 건강을 유지하기 위해서는 이 액체들의 양과 기능이 적
절해야 하고, 이들 중 어느 것의 양이 너무 많이 증가 또는 감소하거나 인
체에서 분리되어 전체와 혼합되지 않으면 질병에 걸린다.[10]

10 현대 의학에서는 받아들일 수 없는 대목이다. 단지 인체의 항상성을 중요시했다는 정도로
해석해야겠다.

유행성 질병

우리들은 질병에 대비하기 위해 다음의 사항을 고려해야 한다.

전 인류에 대한 공통적인 체질과 개인별로 특이한 체질, 질병, 환자, 음식,
음식물을 전해준 사람, 기후변화, 생활 지역, 개인의 습관, 식생활, 직업, 나
이, 말하는 태도, 행동 양식, 성격, 수면 상태, 꿈, 배변 습관, 병의 진행 상
태, 각종 증상 등 이와 같은 발병 요소들이 왜, 어떤 경로로 일어나는지를
항상 고려해야 한다. ……

짝수 일에 증상이 악화되는 병은 짝수 일에 회복 양상을 보이고, 병세가 홀
수 일에 악화될 경우에는 홀수 일에 회복 양상을 보인다. 짝수 일에 회복
양상을 보이는 질병의 첫 회복일은 4일째이고, 그다음은 6, 8, 10, 14, 20,
24, 30, 40, 60, 80, 120일째다. 홀수 일에 회복하는 질병의 첫 회복일은 3일
째이고, 그다음은 5, 7, 9, 11, 17, 21, 27, 31일째다. 만약 위의 날짜 이외에
회복 양상을 보이는 경우가 있다면 반드시 재발하거나 사망한다는 사실에
유의해야 한다. …… 불규칙한 열, 4일 열, 5일 열, 7일 열, 9일 열 등은 어

떤 주기에 회복되는지를 살펴보아야 한다.[11]

11 『히포크라테스 전서』에 실린 내용에서 현대적으로 해석하기 가장 어려운 대목 중 하나다. 히포크라테스가 어떤 노력과 연구로 이와 같은 결론에 도달했는지를 알아내기 위해 시간과 의욕을 투자할 뜻이 있는 사람은 현재의 각종 열성 질환에 대해 검증을 해볼 수도 있겠지만 좋은 결과를 얻기는 어려울 것이다.

기후와 질병

문헌을 올바르게 해석하는 능력도 의술에서 아주 중요한 위치를 차지하고 있다고 생각한다. 문헌에 나타난 사실을 바르게 이해하고 응용할 수 있다면 의술을 시행하는 데서 발생하는 과오를 크게 줄일 수 있기 때문이다. ……
계절과 질병의 관계에 있어 어떤 것이 공통점이고 어떤 것이 차이점인지를 알아야 하며, 어떤 질병이 오래 지속되어 수명을 단축시키고 어떤 질병이 회복을 위해 오랜 시간을 필요로 하는지를 알아야 한다.

히포크라테스가 위대한 이유

한때 우리 사회에는 "고정관념을 깨자"라는 말이 유행한 적이 있다. 이것은 '그때까지 과거로부터 전해진 관습이나 태도에 얽매이지 말고 다시 한 번 새로운 마음가짐으로 더 나은 방법이 있는지 찾아보고 더욱 나은 방향으로 발전시키려는 태도로 매사를 대하라'는 가르침으로 받아들여야 한다.

이런 관점에서 히포크라테스는 의학에 대한 고정관념을 깬 사람이라 할 수 있다. 히포크라테스는 자신의 이성적인 판단을 통해 그때까지 철학에서 벗어나지 못하고 있던 의학을 철학으로부터 분리해 인류의 지적인 발달에 신기원을 이루게 하는 데 공헌했다. 그는 고대인들이 신봉하던 신비주의를 배격했으며, 인체를 직접 관찰해 얻은 결과를 의술에 적용함으로써 의학을 과학 분야로 끌어올리는 역할을 했던 것이다.

고정관념에서 벗어나는 것은 결코 쉬운 일이 아니지만 히포크라테스는 인류 의학의 역사상 첫 번째 개혁, 즉 신비의 학문이던 의학을 과학의 한 분야로 받아들이게 했다는 점에서 그 업적을 높이 평가받아 마땅하다.

또한 윤리에도 관심을 두었다는 점에서 시대를 2000년 이상 앞서간 그의 훌륭한 인간미를 엿볼 수 있다. 불과 50년에서 100년 전만 해도 윤리의식이라고는 조금도 없는 의학자들이 노벨상 수상에 이를 정도로 훌륭한 연구 결과를 얻기 위해 오늘날이라면 학계에서 전혀 받아들이지 않을 만한 비윤리적 방법을 흔히 사용했다. 이를 감안하면 의사로서의 윤리를 강조한 그의 태도가 얼마나 선구적이었는지를 쉽게 유추할 수 있다.

시대가 낳은 인물

누가 뭐라 해도 히포크라테스는 의학사의 첫 페이지를 장식한 위대한 학자임이 틀림없다. 그러나 그도 시대를 잘 타고난, 행운을 잡은 사람이었다. 만약 그가 중세암흑기에 태어났다면 지금과 같은 위인으로 떠받들어질 수 있었는지를 한번 생각해보자.

히포크라테스가 살던 시기는 고대의 르네상스라 해도 아무 부족함이 없을 정도로 많은 이들이 한세상을 풍미했던 학문의 번영기였다.

철학자 소크라테스Socrates(B.C. 470?~399), 화학자 데모크리토스Democritos (B.C. 460?~370?), 정치가 페리클레스Pericles(B.C. 495?~429), 조각가 폴리클레이토스Polycleitos(기원전 5세기 활약)와 페이디아스Pheidias(B.C. 490~430?), 역사가 헤로도

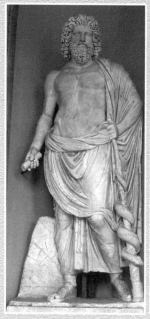
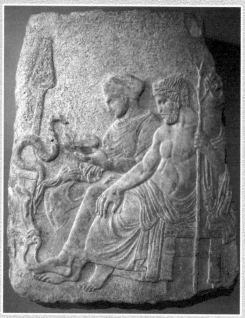

아스클레피오스(왼쪽)
아스클레피오스와 그의 딸 히기에이아가 새겨진 대리석 B.C. 5세기, 이스탄불 고고학 박물관 소장

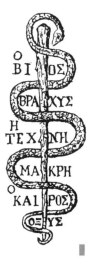

토스Herodotos(B.C. 484?~430?)와 투키디데스Thucydides(B.C. 460?~400?), 시인 핀다로스Pindaros(B.C. 518~438), 극작가 아이스킬로스Aeschylos(B.C. 525~456), 소포클레스Sophocles(B.C. 496?~406), 에우리피데스Euripides(B.C. 484?~406?) 등 수많은 학자들이 히포크라테스와 동시대에 활약했고, 당시에 이러한 학문적인 분위기가 그 사회에 내재되어 있었기에 히포크라테스도 의학 분야에서 자신의 능력을 마음껏 발휘할 수 있었던 것이다.

▌ "인생은 짧고 예술은 길다"라고 적힌 아스클레피오스의 지팡이

히포크라테스에게 얽힌 진실과 거짓

히포크라테스는 기원전 460년에 태어나서 기원전 377년에 사망했다

1장의 첫 문장에 히포크라테스의 생몰 연대를 필자가 적어놓기는 했지만 물음표를 붙여놓은 것에서 알 수 있듯이 확실치 않다. 하기야 파피루스를 비롯해 당시에 기록을 위해 사용하던 종이(대용품)의 가격이 만만치 않았으니 오늘날처럼 기록을 남기는 것이 어려웠다는 점은 이해가 가지만 자료마다 다른 기록을 담고 있으니 헷갈릴 수밖에 없다. 일부에서는 히포크라테스라는 인물의 존재 자체를 부정하는 학자들도 있으나 학계에서 널리 인정을 받지는 못하고 있다.

히포크라테스는 의술의 신 아스클레피오스의 자손이다

아스클레피오스는 의학과 관련해 가장 잘 알려진 신이며, 그의 자손들 중에는 오늘날 '위생hygiene'이라는 용어의 기원이 된 히기에이아를 비롯해 유명한 신이 많다. 아스클레피오스는 오늘날 의학을 상징하는 뱀이 감긴 지팡이의 주인공으로도 유명하지만 그가 사람인지 신인지는 불확실하고, 사람과 신이 결혼해 낳았다고 되어 있으므로 문자 그대로 신화 속 인물이다. 아스클레피오스는 고대 그리스에서 의료를 담당하는 주신主神의 역할을 했으며, 히포크라테스가 그의 15대 손이라는 기록이 있지만 그가 실존 인물이라는 증거를 찾을 수 없는 만큼 근거는 전혀 없는 이야기다. 참고로 의학의 상징이 된 아스클레피오스의 지팡이는 뱀 한 마리가 지팡이를 감고 있는데, 한때 대한의사협회에서 휘장으로 사용하는 등 여러 곳에서 볼 수 있었던 뱀 두 마리가 지팡이를 감고 있는 모양은 아스클레피오스의 지팡이가 아니라 상업의 신 헤르메스의 지팡이다.

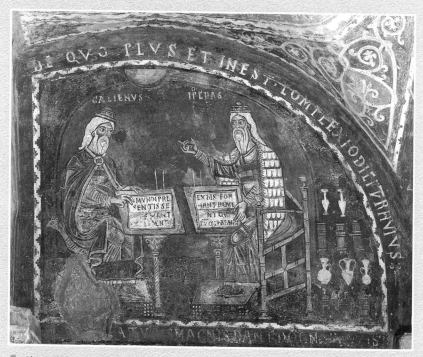

히포크라테스(왼쪽)**와 갈레노스**
이탈리아 아나그니에 있는 두오모에 그려진 프레스코화

"인생은 짧고 예술은 길다"는 히포크라테스가 남긴 말이다

앞에서 언급한 바와 같이 "인생은 짧고 예술은 길다"는 히포크라테스가 한 말이다. 고대 그리스에서 학문이 제대로 구별되지 않았던 만큼 'art'를 의술이라고 하든, 예술이라고 하든, 두 가지 의미가 다 있다고 하든 간에 어느 것 하나 틀렸다고 하기는 어렵지만 그가 남긴 다른 자료를 종합해보면 'art'는 예술보다 의술에 가까운 의미였다고 유추할 수 있다.

히포크라테스도 엉뚱한 기록을 많이 남겼다

세월이 흐르고 의학이 발전하면서 과거에는 옳은 줄 알았던 것이 오늘날에 와서는 잘못된 것으로 밝혀지기도 한다. 이는 지극히 당연하다. 그러므로 현대 의학의 일부 진리도 수십 년 후에는 '우리가 왜 그런 엉터리 치료를 했지'라며 폐기 처분될 가능성이 농후하다. 히포크라테스가 남겨준 유산 중 질병 발생 원인을 혈액, 점액, 황담즙, 흑담즙 등 네 가지 체액의 불균형에서 찾은 4체액설이 그에 해당한다. 이것은 2세기에 갈레노스^{Galenus} Galenos, Claudius Galenos(Galen이라고도 한다. 130?~200?)를 통해 계승되어 1000년이 훨씬 넘는 기간 동안 인류의 의학을 지배하다시피 했지만 진리와는 거리가 먼 내용이다.

히포크라테스는 『히포크라테스 전서』를 쓰지 않았다

의과대학 졸업식에서 한 번씩 읽어보는 히포크라테스 선서는 히포크라테스가 만든 것이 아니다. 히포크라테스 선서에는 여러 가지 종류가 있는데, 가장 널리 이용되는 것은 1948년에 세계의사협회에서 정립한 것이다. 그런데 선서뿐 아니라 오늘날 그의 명성을 확실히 지켜주는 데 이바지한 그의 의학 지식이 담겨 있는 책도 그가 쓴 것이 아니다.

테살리아에서 세상을 떠날 때까지 170여 편의 논문을 남겼다는 기록이 있지만 그 논문은 오늘날 논문과는 형태가 다르므로 논문으로 볼 것인지 저술로 볼 것인지도 학자에 따라 이견이 있다. 문제의 『히포크라테스 전집』은 그가 쓴 것이 아니라 그가 세상을 떠난 후 후세의 학자들이 쓴 것이다. 그리스·페르시아·인도에 이르는 대제국을 건설한 인물로 잘 알려진 알렉산더 대왕은 곳곳에 자신의 이름을 딴 도시를 형성했으며, 이 중 가장 유명한 도시가 이집트의 알렉산드리아다. 이곳에 고대 최고의 도서관이 있었으므로 학자들이 몰려들어 학문의 중심지가 되었다. 알렉산드리아에서 활약한 의학자들이 기원전 4세기경부터 100년 이상의 세월에 걸쳐 히포크라테스와 관련된 저술과 자료를 수집해 발간한 책이 바로 『히포크라테스 전서』다. 이 책에서는 질병을 증세에 따라 계통적으로 분류했고, 각 질병의 치료 방법은 물론이고 환자를 대하는 의사의 사명과 윤리적 태도 등에 대한 내용을 담고 있어 후세에 큰 영향을 미쳤다. 내용이 워낙 방대하고 서로 모순되는 내용이 함께 실려 있으므로 히포크라테스 당대의 가르침은 물론이고 전서를 만들던 시기에 이르기까지 알려진 모든 의학적 지식을 집대성한 후 가장 위대한 의사로 손꼽히던 히포크라테스의 이름을 붙여 탄생한 책으로 그 유래를 추측할 수 있다. 이 전서는 모두 72권이라고 알려져 있으나 현대의 편집 체계와는 차이가 있으므로 현대의 개념에 맞춰 책의 권수를 표현하기는 어렵고, 기록에 따라 다르나 적게는 50권, 많게는 87권으로 구성되어 있다고 전해진다.

02

고대부터 중세까지의
의학

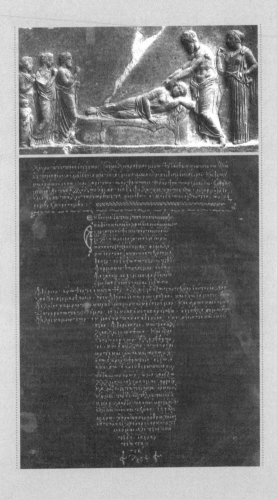

4세기에 유럽의 중심지 로마에서 기독교가 공인된 후 세상에 변화가 찾아오는 듯했고, 476년 게르만족에 의해 서로마 제국이 멸망하면서 유럽은 새로운 시대에 접어들었다. 이때부터 시작된 중세 시대는 기독교 교리가 유럽 사회를 지배했다. 하나님의 말씀이 담긴 성경책은 신학 지도자들의 전유물이었으므로 정보의 불균형은 합리적인 이해 대신 무조건적 복종을 요구할 뿐이었다. 결과적으로 이 세상의 진리와 인간 사회의 순리는 오로지 몇몇 힘 있는 자들이 결정했고, 합리나 발전 등은 약 1000년에 이르는 긴 세월 동안 역사와 사회의 뒤편에 완전히 숨어버린 채 되는 대로 흘러가던 시절이었다. 14세기에 활약한 프란체스코 페트라르카Francesco Petrarca(1304~1374)는 신 중심의 사고에서 벗어나 인간 중심의 사고를 해야 한다고 주장하며, 지나간 시기를 가리켜 암흑기라고 했다.

중세 유럽에서 거의 모든 분야가 그랬듯이 의학 분야에서도 특별한 발전은 찾아볼 수 없었다고 흔히 이야기하지만, 그렇다고 세계사에서 의학의 발전이 제자리걸음만 한 것은 아니었다. 히포크라테스의 업적을 이어받은 이들이 고대 말에 왕성하게 활동하면서 갈레노스를 비롯한 유명 의학자들이 나타났고, 중세 유럽에서 학문의 진보가 정체되었던 것과 달리 현재의 서남아시아 지역에서는 유명 의학자들이 잇달아 배출되었다.

파피루스의 기록과 고대의 의학

인류가 남긴 기록 자료 중 가장 오래된 것이 이집트의 파피루스이다 보니, 모든 역사의 시초를 찾으려면 파피루스로 올라가야만 한다. 하지만 파피루스 이전에도 인류가 해부학적 지식을 갖추고 있었음을 추론할 수 있는 자료가 남아 있다.

그중 하나가 바로 고대 벽화다. 최초의 의학적 유물인 이 벽화는 약 3만 년 전 동굴 생활을 한 인류의 조상들이 그려놓은 것으로 당시에도 의학 지식이 있었다는 것을 확인시켜준다. 또 기원전 약 5000년부터 1만 년 사이의 것으로 추정되는 구멍 뚫린 머리뼈도 해부학의 역사를 이야기할 때 자주 거론되는 유물이다. 구멍 뚫린 머리뼈는 서유럽, 동유럽, 남아메리카, 중국 등에서 주로 발견되며, 우리나라에서는 가야 시대 유물에서 하나가 발견된 바 있다.

수술 흔적으로 보이는 구멍 뚫린 머리뼈에서 새로운 뼈가 자라나 상처가 치유된 가골假骨(가짜 뼈라는 뜻으로, 뼈에 상처가 난 후 새로 만들어진 뼈를 가리킨다)을 볼 수 있으므로 수술 후 꽤 오랫동안 살아 있었다는 것을 알 수 있다. 또한 한 개의 머리뼈에 여러 개의 구멍이 뚫린 것도 있으므로 이와 같은 수술법이 비교적 일반적이었을 것으로 추측된다. 아마도 주술적 의미에서 악령을 쫓아내려는 목적으로 머리뼈에 구멍을 뚫은 것으로 추측되는 데 정확한 이유는 알 길이 없다.

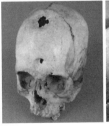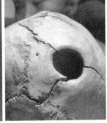

뇌수술 흔적이 남은 선사시대 유골
가골이 보이는 왼쪽 사진은 잉카 지역에서, 오른쪽 사진은 중국에서 발굴되었다.

기원전 약 2000년경에 기록되어 파피루스 중에서도 가장 오래된 카훈 파피루스The Kahun Papyrus에는 본초학의 시초라 할 수 있는 내용과 통증에 관한 내용이 담겨 있다. 의학 지식이 많이 담긴 파피루스로는 기원전 약 1600년경에 작성된 에드윈 스미스 파피루스The Edwin Smith Papyrus를 들 수 있다. 이것은 아마도 기원전 약 3500년 전의 기록을 필사한 것으로 추정되며 의학 관련 내용을 많이 다루므로 '에드윈 스미스 서지컬 파피루스The Edwin Smith Surgical Papyrus'라고도 한다. 이 파피루스에는 심장, 간, 지라, 콩팥, 방광 등에 관한 기술과 함께 심장으로 연결되어 있는 혈관에 대한 내용이 기록되어 있다. 이 외에도 공기와 점액을 운반하는 혈관에 대한 내용을 찾을 수 있고, 뇌의 주름이나 뇌척수액을 설명한 것으로 보이는 내용도 들어 있다. 그러나 오른쪽 귀로 가는 두 개의 혈관을 통해 생명을 유지하는 힘이 전달되고, 왼쪽 귀로 가는 두 개의 혈관을 통해 죽음에 이르게 하는 힘이 전달된다는 이해하기 어려운 내용도 포함되어 있는 것이 흠이다.

에버스 파피루스

기원전 약 1550년경에 작성된 에버스 파피루스The Ebers Papyrus에는 심장이 혈관에 혈액을 공급하는 중심 기관이며, 혈관은 온몸에 분포하고 있다고 기록되어 있다. 이 외에 다른 기록을 통해 볼 때 이 시대의 이집트인들은 심장은 물론 콩팥의 기능에 대해서도 어느 정도 알고 있었던 것으로 생각되며, 심장이 혈액, 눈물, 소변, 정자와 같은 기타 다른 체액의 중추 역할을 하고 있다고 믿었다.

고대 이집트에서는 파피루스와 함께 벽화와 미라를 유물로 남긴 까닭에 당시의 의학적 상황을 이해할 수 있는 자료들이 다른 문명 지역에 비해 아주 많다고 할 수 있으며, 이러한 유물을 통해 이집트 의학을 해석하다 보면 해부학을 비롯한 거의 모든 의학이 이집트에서 시작된 듯한 느낌이 들 정도로 다양한 유물이 전해진다.

이집트는 아프리카 대륙에 속해 있어 서양으로 보기는 어렵다. 그러나 이집트 문명과 메소포타미아 문명의 유산이 유럽으로 전해진 것이 고대 그리스 문명을 낳게 되었고, 이때부터 유럽이 인류 역사에서 중심지 역할을 하게 된 것으로 생각할 수 있다.

해부학과 생리학의 기틀을 마련한 두 학자

이집트보다 더 발전된 문명으로 서양 역사의 시작을 알린 그리스는 다른 분야와 마찬가지로 의학은 물론 해부학에서도 많은 유산을 남겼다. 동물을 해부해 얻은 정확한 해부학적 관찰 기록이 이 시대부터 나타나기 시작하는데, 선구자는 기원전 약 5세기에 크로토나에서 활약한 알크마이온 Alkmaion이었다. 이탈리아 남쪽의 그리스 식민지인 크로토나는 피타고라스 학파의 중심지로 유명한 곳이지만 알크마이온은 피타고라스학파와 특별히 관련은 없어 보이며, 최초로 동물을 해부해 해부학적 지식을 얻은 사람으로 평가받는다. 알크마이온은 시신경을 발견했고, 태아의 형태를 토대로 머리가 다른 부위보다 먼저 발달한다는 사실을 기록으로 남겼다. 하지만 해부학적 지식을 얻기 위해서가 아니라 사람의 지성이 어디에서 비롯

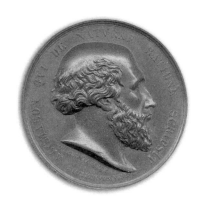

알크마이온

되는지를 찾기 위해 해부를 했다는 데 한계가 있다. 그러나 그가 과학적 연구 방법을 통해 해부학적 지식을 얻은 최초의 인물이라는 점에는 이의가 없다.

소아시아의 이오니아 클라조메나이 출신으로 아테네에서 활약한 철학자 아낙사고라스Anaxagoras(B.C. 500?~428)는 뇌가 마음과 영혼의 중심지 역할을 하며, 신경도 뇌에서 기원한다고 주장했으나, 이 역시 근거가 부족한 철학적 추론에 불과했다. 의학의 아버지라는 별명에 걸맞게 의학의 거의 모든 분야에서 시초라 할 만한 업적을 남긴 히포크라테스에 대해서는 이미 1장에서 다루었으므로 생략한다.

히포크라테스가 세상을 떠나기 7년 전, 의사의 아들로 태어난 아리스토텔레스Aristoteles(B.C. 384~322)를 의학자로 보기는 어렵지만, 의학에 대한 그의 철학적이면서도 과학적인 태도는 후세 그리스 의학자들에게 큰 영향을 주었다. 그러나 히포크라테스와 스승 플라톤Platon(B.C. 428?~347?)이 지능과 감정이 뇌에서 이루어지는 기능으로 생각한 것과 달리, 심장이 지능을 담당하고 마음과 영혼을 지배하는 장소로 생각한 것은 결과적으로 해부학 발전을 저해하는 요소가 되었다.

기원전 3세기경 이집트의 알렉산드리아에는 당대 최고의 도서관이 있었고, 많은 학자들이 학문을 탐구하기 위해 그곳으로 몰려들었다. 바티니아 칼케돈 출신인 헤로필로스Herophilos of Chalcedon(B.C. 335~280년경)는 당시의 학자들과 마찬가지로 해부학적 지식을 얻기 위해 사체를 해부했다. 역사가 투키디데스는 헤로필로스가 수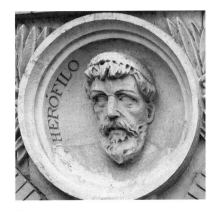
백 구의 시체를 해부했다고 기록
했다. 헤로필로스가 남긴 수많은
해부학적 업적은 '인체 해부학의
창시자'라는 별명을 선사했다. 하
지만 이 별명은 3장에서 소개할
16세기의 해부학자 안드레아스
베살리우스에게 더 많이 사용되
므로, 헤로필로스를 '고대 해부학

헤로필로스

의 창시자', 베살리우스를 '근대 해부학의 창시자'로 구분하기도 한다.

실험과 관찰을 중시한 헤로필로스는 참관자들에게 둘러싸여 해부를 하
기도 했다. 그는 뇌를 인간 지성의 중심지로 보았는데, 오늘날 그가 발견
한 뇌 뒤쪽의 대동맥이 합류하는 부분을 '헤로필로스의 포도 짜는 그릇'이
라 부르기도 한다. 그는 신경을 운동신경과 감각신경으로 구분했고, 머리
부분의 여러 신경이 어떻게 주행하며 어떤 기능을 하는지도 일부나마 알
고 있었다. 대뇌와 소뇌는 물론 뇌실과 뇌정맥동에 대해서도 기록을 남겼
고, 뇌에는 주름이 있으며 뇌가 신체의 가장 중요한 기관이라고 생각했다.
또한 맥박의 중요성을 강조했고 식물성 약의 효용 가치를 인정했다. 운동
의 중요성을 기술하기도 했으나, 히포크라테스의 4체액설이 질병의 원인
이라는 주장을 펴기도 했다.

17세기에 혈액이 순환한다는 것을 증명해 '생리학의 아버지'로 불리는
윌리엄 하비 William Harvey(1578~1657)에 앞서 일부 학자들에게 '생리학의 창시
자'로 평가받고 있는 에라시스트라토스 Erasistratos of Chios(B.C. 310?~250?)는 크
니도스 의학을 알렉산드리아에 전달했으며, 알렉산드리아에 해부 학교를

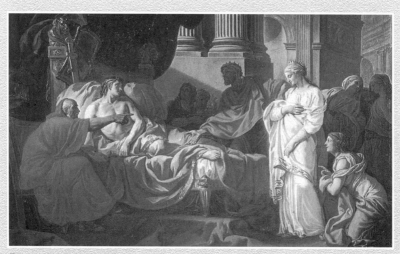

〈안티오크와 스트라토니카〉
자크 다비드(Jacques Louis David), 1774년 작. 안티오크가 병든 원인을 알아낸 에라시스트라토스

세우기도 한 사람이다. 체강이나 관상 기관 등의 액체를 배출시킬 때 사용하는 카테터의 발견자로도 알려진 그는 사람이 동물보다 지능이 높은 것은 뇌에 주름이 많기 때문이라고 보았다. 뇌가 인체를 통제하는 최고 기관이라고 생각했으며, 심장이 혈액의 근원이고, 혈액과 공기를 생명 유지에 필수적인 요소로 보았다. 심장판막을 처음 발견한 인물도 에라시스트라토스로 기록되어 있다.

인류 역사상 가장 오랫동안 의학을 지배한 갈레노스

인류 역사상 가장 오랫동안 의학을 지배한 사람은 누구일까?

막연한 문제라 대답하기 곤란할 수도 있지만 영향력만으로 평가해본다면, 2세기에 로마에서 활약한 갈레노스를 그 주인공으로 꼽을 수 있다. 히

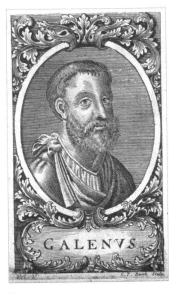
갈레노스

포크라테스 이전에는 의학자라고 할 만한 사람이 없었고, 히포크라테스의 의학은 불과 약 600년 후에 갈레노스의 출현으로 최고의 자리를 넘겨주었다. 그러나 갈레노스의 의학은 16세기부터 쇠퇴하기는 했지만 18세기가 끝날 무렵까지 영향력을 발휘하고 있었으니 1400~1600년간 의학계의 최고봉으로 군림한 셈이다.

페르가몬에서 태어난 갈레노스는 생몰 연대가 정확히 알려져 있지 않다. 갈레노스의 생몰 연대를 130년부터 201년까지로 표시해놓은 자료가 많이 있으나 이것은 정확한 연도가 아니라 추정일 뿐이다. 그는 알렉산드리아에 유학해 의학과 철학을 공부했고, 후에 로마에서 개업 의사로 활약하면서 훌륭한 의사로 명성을 떨쳤다. 그리하여 영화 〈글래디에이터 Gladiator〉에도 등장하는 로마 황제 마르쿠스 아우렐리우스Marcus Aurelius의 전속 의사로 활약했고 의학뿐 아니라 철학, 수학 등에서도 많은 업적을 남겼다.

갈레노스가 활약한 2세기는 로마에 그리스 문화가 번지기 시작해 그 문화, 언어, 지식에 정통해야 지식인으로 대우받던 시절이었다. 그의 아버지는 건축가이자 지주이면서 다방면에 관심이 있는 지방유지 중 한 명이었다. 14세가 될 때까지 그의 아버지는 직접 문학, 철학, 수학 등을 가르쳤다. 갈레노스가 15세가 되었을 무렵, 그의 아버지는 꿈에서 아스클레피오스를 만난 뒤, 아들을 의학자로 키우기로 결심하고 의학을 공부시킨 것이 오늘

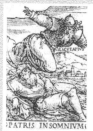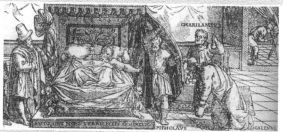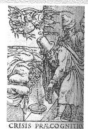

갈레노스 아버지의 꿈, 아우렐리우스 황제를 치료하고 있는 갈레노스와 그를 따르는 다른 의사들,
위험 상황을 예측하는 갈레노스(왼쪽부터)

날 의학사에 갈레노스의 이름을 아로새기는 바탕이 되었다.

152년에 알렉산드리아로 간 그는 체계적으로 교육을 받으면서 독창적인 연구와 집필 활동을 시작했다. 그는 히포크라테스 의학의 이론과 실천을 겸비한 전문가가 되었고, 158년에 귀향해 외과 의사로 활약하면서 골절과 탈구 치료, 외상당한 머리 수술, 찢어진 상처나 잘린 혈관의 실 봉합, 종양과 낭▥ 등의 절단, 방광결석 수술 등 많은 치료법을 개발했다.

검투사를 치료한 의사로도 알려진 갈레노스는 162년에 그 시대의 중심지인 로마로 갔으나 변방에서 온 그를 무시하는 로마 의사들의 태도에 기분이 상해 얼마 버티지 못하고 고향으로 돌아왔다. 그러나 후에 아우렐리우스 황제에게 발탁되어 다시 로마에서 활동하게 되었다. 어의로 활약하면서 황제가 사망한 180년까지 여유로운 생활을 누리며 과학적 연구와 저작 활동에 전념했다.

갈레노스는 의학에서 실습의 중요성을 강조했다. "의사는 자연의 소명자"라는 말을 남겼으며 400여 권의 의학 및 철학 서적을 저술했다. 의학을 인간의 영역으로 바꿔놓은 히포크라테스의 뒤를 이어 의학의 과학적 기초를 닦은 그는 로마 시대부터 중세를 거쳐 근대가 한창 진행되기까지 약 1600년간 서양의학을 지배한 인물이다.

하지만 갈레노스가 아무리 유능한 의학자였다 해도 지금으로부터 1850년 전의 의학에 잘못이 없을 수는 없다. 중세 말기 르네상스를 거치면서 그의 의학에 잘못된 내용이 있다는 것이 서서히 알려지기 시작했지만 그의 학문관이 신학을 중시하는 중세의 상황과 맞아떨어졌고, 보수적이며 권위적이었던 중

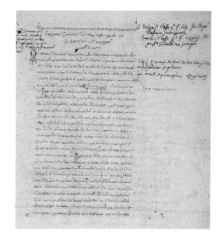

갈레노스가 쓴 맥박에 관한 논문

세의 학문 분위기는 그의 저술을 부정하는 것을 신에 대한 모독으로 취급했으므로 중세 내내 그의 의학은 진리로 받아들여졌다. 그 결과 그는 가장 오랫동안 의학에 영향을 미친 인물로 남게 되었다.

갈레노스는 진단법을 개발하고 질병의 예후를 알아내기 위해 노력했다. 히포크라테스보다 능동적이면서도 복합적인 처방을 통한 방법론적 치료법을 도입했고, 치료보다 예방이 중요하다고 생각했다. 비록 그를 현대적인 의미에서 과학자라 할 수는 없지만, 학문에 대한 체계적인 접근을 시도했고, 이성과 경험에 모두 근거를 둔 체계를 추구했다는 점에서 오랜 시대를 풍미한 그의 면모가 돋보인다.

'로마 최고의 의사', '의사의 왕자', '실험생리학의 아버지'*라는 별명이 붙은 갈레노스는 해부학과 생리학에 훌륭한 업적을 많이 남겼다. 그는 동물

---

* 　갈레노스가 관찰과 실험을 중시한 학자였다는 점에서 '실험생리학의 아버지'라는 별명을 쓰기도 하지만, 19세기에 실험 방법론을 강조함으로써 근대 의학 발전에 크게 기여한 프랑스의 클로드 베르나르(Claude Bernard, 1813~1878)에게 같은 별명을 사용하기도 한다.

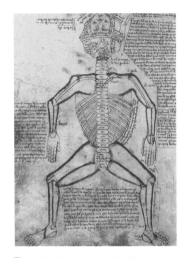

13세기에 그린 사람의 뼈대
스위스 바젤 대학교 소장

해부를 통해 얻은 지식을 토대로 생리학의 포괄적인 체계를 세우고자 노력했으며, "자연에 있는 것 중 헛되이 존재하는 것은 없으며 기능을 하기 위해 존재하는 것"이라는 아리스토텔레스의 목적론적 신념에 근거해 동물 해부를 통해 알게 된 생체 내에 존재하는 모든 조직이나 기관에 의미를 부여하고자 했다.

갈레노스는 인체가 아닌 동물의 해부를 통해 해부학적 지식을 얻었다. 이는 근육과 골격에 대한 지식은 크게 발전시켰지만, 혈관이나 내장에 관련된 지식은 잘못된 것이 많았다. 그런데도 그의 의학적 권위는 베살리우스가 그의 해부학 지식에 문제가 있다는 것을 지적하고, 하비가 혈액순환 원리를 발견함으로써 도전받을 때까지 서양 중세 의학을 지배했다.

갈레노스의 저작 중 대부분은 화재로 소실되었지만, 82권의 저작과 『히포크라테스 전서』에 대한 8권의 주석, 그리고 일부 단편이 남아 있다.

약 1400년간 이어져 온 갈레노스의 의학이 허물어지기 시작한 것은 16세기에 베살리우스를 통해서였다. 베살리우스는 인체 해부를 시행함으로써 동물 해부로 얻은 그의 해부학 지식에 문제가 있다는 것을 발견했다. 1543년에 발행된 베살리우스의 『인체의 구조에 관하여』는 같은 해에 발행된 코페르니쿠스의 『천체의 운동에 관하여』라는 책과 함께 과학계에서 1543년을 중세 몰락의 해로 평가받게 할 만큼 의학계의 패러다임을 바꾸는 위대한 계기가 되었다. 그러나 당시는 오늘날과 같이 교통과 통신이 발달하지

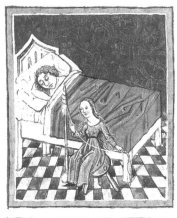
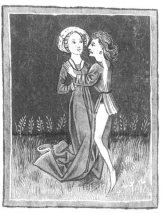
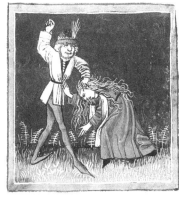
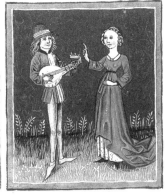

그림으로 나타낸 4체액설
1472년 작, 취리히 중앙도서관 소장. 왼쪽 위부터 시계 방향으로 남성의 4체액 중 흑담즙이 많은 경우, 점액이 많은 경우, 피가 많은 경우, 황담즙이 많은 경우를 그린 것이며, 여성의 성격은 이 그림과는 관련이 없다.

않았기 때문에 갈레노스의 영향력이 사라지기까지는 수많은 세월을 더 기다려야만 했다.

갈레노스의 견고한 아성은 16세기 베살리우스에 의해 금이 간 후 17세기 하비에 의해 완전히 무너진다. 그 당시 갈레노스는 '자연 정기', '생명 영기', '뇌 기저부에 있는 특수 그물' 등 의학계에서 더는 받아들여지지 않는 잘못된 지식을 소개했다.

그런데도 갈레노스가 높은 평가를 받은 것은 수많은 훌륭한 업적을 남겼기 때문인데, 신경계통에 대한 업적 몇 가지만 나열하면 다음과 같다. 이는 모두 인류 역사상 최초의 발견이다.

① 신경이 뇌와 척수에서 나온다는 것을 기술함으로써 오늘날 중추신경계를 이루는 가장 중요한 구조물 두 가지가 하나로 연결되어 있음을 최초로 기술했다.

② 좌우 뇌반구를 연결하는 뇌들보 corpus callosum (뇌량), 네 개의 뇌실, 뇌활 fornix, 사구체 corpora quadrigemina 등 뇌의 주요 부분에 대해 기술했다.

③ 솔방울샘 pineal body(송과체)과 뇌하수체 hypophysis에 대한 기록을 남겼다.

④ 일곱 쌍의 뇌신경에 대한 설명을 그 주행 경로와 함께 기술했다. 12개의 뇌신경 모두가 확인된 것은 18세기 자무엘 죄머링 Samuel Thomas von Sömmerring (1755~1830)을 통해서다.

⑤ 척수에 대한 동물실험 결과와 신경 증상도 기술해 신경계통의 해부, 생리 및 임상에 크게 기여했다.

4원소설과 4체액설

고대 그리스에서는 이 세상이 무엇으로 이루어져 있는지에 대해 관심이 많았다. 히포크라테스보다 30년 정도 먼저 활약한 엠페도클레스 Empedocles(B.C. 490?~430?)는 물, 불, 공기, 흙 등 네 가지가 만물의 근원이라고 하며 4원소설을 주장했다. 히포크라테스와 동시대에 활약한 데모크리토스는 이보다 더 진리에 가까

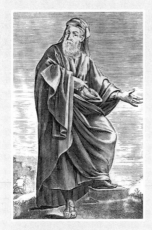
엠페도클레스

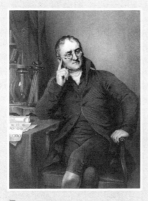
존 돌턴

운 원자론을 확립했지만, 아리스토텔레스를 비롯한 당시의 많은 학자가 엠페도클레스의 4원소설을 받아들이는 바람에 데모크리토스의 주장은 1803년 존 돌턴 John Dalton(1766~1844)이 원자설을 주장할 때까지 받아들여지지 않았다.

4원소설의 영향을 받은 히포크라테스는 만물이 차고, 뜨겁고, 마르고, 습한 네 가지 체액으로 구성되어 있다고 생각했다. 이 네 가지 체액이 균형을 이루고 있으면 건강을 유지할 수 있고, 어느 한 가지가 더 많아지면 반대되는 것을 보충해야 한다는 것이 4체액설이다. 히포크라테스가 인체의 질병과 건강을 결정하는 요인으로 생각한 4체액은 혈액, 점액, 황담즙, 흑담즙이었다. 혈액은 뜨겁고 습한 성질, 점액은 차고 습한 성질, 황담즙은 뜨겁고 건조한 성질, 흑담즙은 차고 건조한 성질을 가지고 있다는 것이 그의 이론이었다.

간에서 생산되고 담도를 통해 샘창자(십이지장)로 분비되어 소화 기능을 담당하는 담즙은 노란색과 초록색을 띠고 있을 뿐이므로 검정색 담즙은 근거를 찾기 어려운 표현이다. 그런데도 히포크라테스와 갈레노스가 주장한 4체액설은 근대가 시작되기까지 질병의 원인을 설명하는 가장 유력한 이론으로 받아들여졌다.

근거 없는 유령 이론이기는 하지만 인체에서 질병과 관련해 내부의 균형을 중시했다는 점에서 그 의의를 찾을 수도 있겠다.

중세 유럽의 의학

원래는 태양신 숭배자였으나 313년 '밀라노 칙령'을 통해 기독교를 공인한 콘스탄티누스 황제가 330년 수도를 콘스탄티노플(현재의 이스탄불)로 옮기면서 로마 제국은 동로마 제국과 서로마 제국으로 갈라졌다. 이후 게르만족의 대이동으로 476년 서로마 제국이 멸망했다. 세계사에서 중세는 서로마제국이 멸망한 476년부터 동로마 제국이 멸망한 1453년까지를 가리킨다.

세계사에서의 시기 구분은 그 시대만의 독특한 특성을 기준으로 하는데, 그중 중세를 대표하는 가장 중요한 특성은 기독교 중심의 사회라는 점이다. 기독교를 공인하고 이를 모든 생활의 지표로 삼았지만, 인간이 도외시되었다. 그런 까닭에 14세기에 활동한 페트라르카는 지나간 시기를 '암흑시대'라고 표현하기도 했다. 이후 인간 중심의 인문주의 운동이 일어나 중세 말부터 근대 초에 큰 변화를 일으켰다.

그리스 문명이 전해준 문헌을 편집해 새로운 의학 책을 만드는 작업이 동로마에서 이루어지기는 했지만 고대와 비교하면 특별한 발전이 없었다. 단지 수도원의 수도사들이 의료 행위를 하고, 의학 서적 편찬에 관심이 있었을 뿐이다. 529년에 건립되어 1944년에 파괴된 몬테카시노Monte Cassino 수도원은 수도사들을 통한 의학 발전의 상징이었다. 이 수도원에는 갈레

▌ 몬테카시노 수도원

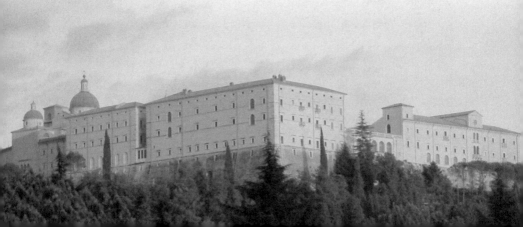

노스를 비롯한 선대의 저술가들이 쓴 의학 서적이 보관되어 있었고, 꾸준히 번역 작업이 진행되었다. 신학 서적과 비교하면 그 작업이 미미한 것이 흠이었다. 수도원이 의학을 주도한 시대는 수도사의 의료 행위를 엄금한 1130년 클레르몽 종교회의에 의해 공식적으로 끝이 났다. 이때 의료 행위를 제한한 것은 세속을 초월한 수도원 생활에서 의료 행위가 장애 요인이라 판단했기 때문이었다.

11세기부터 오늘날 대학의 효시가 되는 교육기관이 출현하기 시작해 살레르노, 몽펠리에 등에 의학 교육을 위한 기관이 설립되었다. 당시 고등교육이 신학, 의학, 법학 중심으로 이루어졌으니 의학 교육기관이 등장한 것은 지극히 당연했다. 이 시기의 의학은 주로 아라비아 지방으로부터 전해진 것이었다. 고대 그리스와 로마 시대에 발전한 문명에 대해 유럽이 관심을 덜 가지고 있을 때 아라비아 의학자들이 갈레노스 의학을 적극적으로 공부하고 연구해 발전시켰고, 이를 방대한 저서로 남겨놓았다. 아라비아 의학자들이 해석하고 발전시킨 고대 의학이 중세 후기에 설립되기 시작한 대학에서 교육되었고, 이를 '스콜라 의학'이라 했다. 스콜라 의학은 갈레노스의 의학과 아리스토텔레스의 자연학을 절충한 것이었다.

아라비아의 의학 지식이 유럽에 전해지는 데는 십자군 전쟁이 큰 역할을 했다. 지리적으로 가까웠던 동로마에는 아라비아로부터 책을 포함한 학술적인 내용이 꾸준히 전해지곤 했으나 오늘날과 같은 통신수단이 갖추어지지 않은 까닭에 이탈리아까지 전해지는 과정은 험난하기만 했고, 이것이 영국이나 프랑스로 전해지기까지는 더욱 험난한 길을 거쳐야 했다. 11세기 말부터 약 200년에 걸쳐 치러진 십자군 전쟁은 중세 사회에 큰 혼란을 발생시켰다. 하나님께서 주신 땅을 찾기 위해 싸움을 걸었는데 이기지 못한 것이다. 기독교 중심의 사회에서 기독교를 지키기 위해 엄청난 투자를 했음에도 원하는 것을 얻지 못했을 뿐 아니라 아라비아 지방은 유럽보다 더 발전된 지식을 가지고 있었다. 게다가 그 지식이 자신들이 무시한 조상들의 업적을 발전시켜 얻은 것이라는 점에서 대상에 대한 혼란은 더욱 커졌다. 이를 감안해 십자군 전쟁이 시작된 시기를 기준으로 중세 전기와 중세 후기로 구분하기도 한다.

성서에도 등장하는 한센병은 두창, 매독과 함께 신체에 변형을 가져온다는 점에서 오래전부터 인류를 공포에 떨게 한 3대 감염병 중 하나였다. 유사 이래 환자가 꾸준히 발생하곤 했으나 십자군 전쟁 시기에 더 크게 유행했다. 천형(하나님이 내린 벌)에 해당한다는 생각으로 환자가 발생하면 마을에서 추방하는 등 비인도적 처사가 행해졌으나, 4세기부터 수도회에서 환자를 돌보는 경우도 있었다.

성 라자루스St. Lazarus 수도회는 환자를 돌보는 데 관심을 쏟았다. 실제로 성경에 등장하는 라자루스는 예수님이 한센병을 치료하는 것을 도와준 사

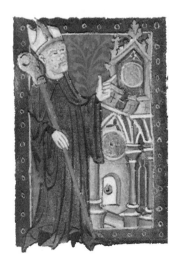
람이기도 하다. 하지만 치료라고 해봐야 환자들을 다른 주거 시설에 격리시키는 것일 뿐 의학적 치료가 행해진 것은 아니다. 레프로사리움leprosarium이라 불린 이 같은 시설은 원래 '한센병 환자들의 병동'이라는 뜻이었으나, 실제로는 치료 설비가 갖추어지지 않은 채 죽을 때까지 목숨을 유지하는 곳에 불과했다. 그러나 박애 정신을 가진 수도사들이 있었기에 어느 정도의 보살핌은 받을 수 있었다.

한센병으로 얼굴이 망가진 세인트올번스의 수도원장 리처드

십자군 전쟁의 발발은 한센병에 대한 일반인들의 태도를 바꿔놓는 계기가 되기도 했다. 전쟁에 참여했다가 병을 얻어 돌아온 병사들은 신성한 전쟁에서 싸웠다는 이유로 존경받았다. 이들은 소속된 집단을 떠나야 하는 경우도 있었지만, 라자루스 수도회가 맡고 있는 은신처에서 도움을 받을 수 있었다. 1098년에 라자루스 수도회는 한센병 환자를 돌보는 의료적인 목적 외에 군사적인 기능을 담당하는 수도회로서의 임무(전쟁 과정에서 질병이 발생한 환자를 담당하는 임무)도 맡게 되었다. 그리하여 12세기에 십자군이 한창일 때 라자루스 수도회는 한센병 환자를 위한 시설을 관리하는 일을 담당함으로써 한센병 역사에 지울 수 없는 족적을 남겼다. 십자군 전쟁이 끝난 후에는 유럽 전역에 걸쳐 한센병 환자들을 위한 병원 네트워크가 갖춰졌으며, 이와 같은 역사적인 이유로 한센병 환자들을 돌보는 것이 종교적으로 중요한 임무가 되었고, 유럽에서 병원 운동이 일어나게 하는 자극제가 되었다.

십자군 전쟁이 가장 맹위를 떨친 12~13세기에 한센병은 유럽에서 가장 큰 힘을 발휘했고, 십자군 전쟁이 끝난 후인 14세기에는 유행이 전보다 약해졌다가 15세기에 페스트가 유행하면서부터 세력이 점차 사그라들었다. 1348년 이탈리아에 페스트가 전파된 후 유럽의 인구 중 4분의 1이 목숨을 잃었다고 할 만큼 맹위를 떨쳤다. 사람이 이동하는 것보다 페스트의 전파 속도가 느리다는 점을 통해 사람에서 사람으로 전파되는 감염병임을 일찍부터 알았지만, 해결책이라고는 병에 걸린 사람과 접촉하지 않는 것뿐이었다. 환자가 발견되면 마을에서 쫓아냈고, 환자가 발생한 곳으로부터 아무도 들어오지 못하게 막았으며, 환자 발생 지역에서 배가 오는 경우에는 배를 항구에 40일간 정박시켜놓았다가 새로운 환자가 발생하지 않을 경우에만 배에서 사람과 물건을 내리게 했다. 여기서 검역quarantine이라는 용어가 유래했다.

중세 아라비아의 의학

페트라르카는 지나간 시기를 암흑기라 했지만, 페르시아를 필두로 한 아라비아 세계는 그들만의 찬란한 문화를 꽃피웠다. 발전이라는 측면에서 중세 유럽이 잠을 자고 있는 동안 아라비안나이트로 대표되는 중세 아라비아는 다양한 분야에서 발전을 이루었다. 알코올의 접두사 'al'과 같이 아라비아 지방의 영향을 받은 용어가 유럽 여러 나라의 언어에 혼합되어 들어갔고, 고대 그리스와 로마의 학문을 받아들여 이를 공부하고 연구하고 새로운 책을 편찬하는 일을 계속해나갔다.

76년 예루살렘을 점령하고 있던 로마 제국이 유대인들을 추방하자 그들은 아라비아 지방으로 피난할 수밖에 없었다. 유대인들은 이주하면서 그리스와 로마의 책을 많이 가져갔는데, 이 중에는 의학 서적도 포함되어 있

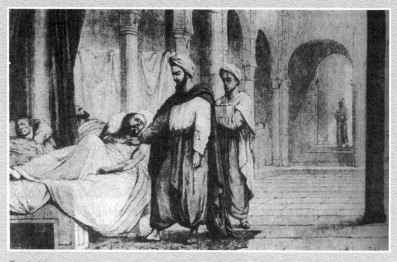

관찰을 강조하는 라제스
바그다드 병원에서는 요양 및 정신 이상자를 위한 방을 별도로 마련하고, 음악과 이야기를 들려주거나 『코란』을 읽게 했다. 이방인들도 그 지역 사람들과 똑같은 치료를 받았으며, 비용은 아주 싼 편이었다.

었다. 7세기에 마호메트가 이슬람교를 창시한 후에도 의학과 의술은 주로 기독교인이나 유대인 의사들을 통해 행해졌다. 그리스와 로마의 의학 지식이 아라비아인들에게 전파되었고, 그리스 의학 지식 중 중요한 대부분이 10세기까지 아라비아어로 번역되었다.

대표적인 의학 저술가라 할 수 있는 라제스Rhazes(865?~925?)는 오늘날의 이란 땅에서 활약하면서 의학, 자연과학, 수학, 화학(연금술), 논리학, 철학 등 다방면에 걸쳐 200권이 훨씬 넘는 저서를 발표했다. 그는 히포크라테스와 갈레노스 등 앞선 학자들의 이론을 총정리하다시피 했다. 그의 학문 세계는 유물론적 경향이 강했고, 육체와 정신 사이에 밀접한 관련이 있을 것이라는 이론을 주장했다. 그는 가난한 사람을 치료하는 일에 앞장섰고, 병든 사람의 고통과 그의 정신적인 기분은 얼굴에 나타나며, 이것이 곧 정신과 육체의 상관성을 보여주는 것이라 주장했다. 그는 원숭이에게 수은을 사용하는 실험을 행했고, 학생은 물론 의사들의 선생 역할을 했다. 중세 아라비아 지역에서는 9세기부터 병원 역할을 하는 기관이 생겨났으며, 라제스가 활약한 10세기 바그다드 병원에서는 임상 증례를 꾸준히 수집하면서 의학 지식을 쌓아갔다.

이 외에도 아비센나Avicenna(980~1037)와 같이 박학다식한 백과사전 편찬자가 있었고, 외과 지식이 충만했던 아불 카심 Abul Kasim(1013~1106)이 활약하기도 했다. 또 12세기에 활약한 아벤조아르Avenzoar (1091~1161)는 점성술과 신비주의를 배격했으며, 그의 저술에서는 갈레노스의 의

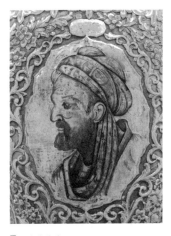

▌ 아비센나

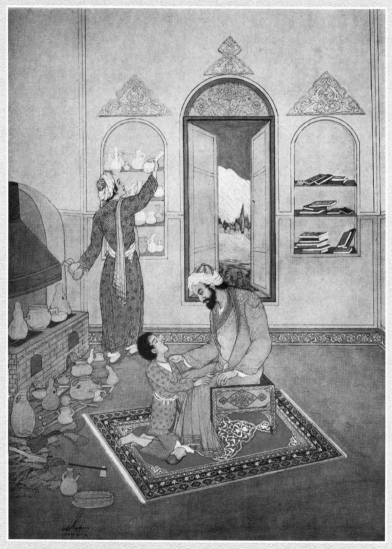

라제스 라제스가 아이의 입을 살펴보고 있다.

학과는 판이하게 다른 독립성이 나타나 있다. 스페인 출신의 아라비아인 모세스 마이모니데스Moses Maimonides(1135~1204)는 의학자이자 철학자로 식이요법, 위생, 응급처치 등에 대한 저술을 남겼고, 아비센나의 『의학 정전』을 헤브라이어로 번역하기도 했다. 그는 갈레노스가 주장한 4체액설을 믿었고, 술탄 살라딘Saladin의 어의를 지내기도 했다.

중세를 빛낸 의학자 페르시아의 아비센나

의학자이자 과학자이면서 철학자로도 활약한 팔방미인 아비센나는 학문적으로 워낙 뛰어났던 까닭에 진실인지 전설인지 모를 많은 이야기를 남겼다. 18세에 모든 학문에 통달했으며, 20대에는 아리스토텔레스의 『형이상학』을 정독하며 자신의 견해를 정리했고, 어디를 가거나 능력을 인정받아 여러 영주들에게 정치적 조언을 한 사람이기도 했다.

또한 아비센나는 유클리드Euclid (B.C. 330~275)의 저서를 번역한 수학자이자 운동, 힘, 빛, 열 등 물리학의 거의 전 분야를 섭렵한 물리학자였으며, 중세 말 서양철학을 지배한 토마스 아퀴나스에게 영향을 준 동방 최고의 철학자였다. 그는 다섯 권으로 구성된 의학 백과사전을 저

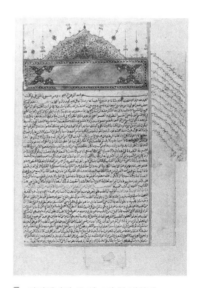
▌아비센나가 쓴 원고의 첫 페이지

술해 의학의 일반 원리, 조직 및 장기와 관련된 질병과 국소 질환, 약제의 사용법 등을 방대하게 소개했으며, 질병의 네 가지 원인으로 질료인質料因, 형상인形相因, 기동인起動因, 목적인目的因을 이야기했다는 점에서 갈레노스의 4체액설과 유사하다고 할 수 있다.

통증이 생명 활동의 중심이 된다고 생각한 아비센나는 이를 연구해 통증에는 15가지 종류가 있다고 주장했고, 신경으로부터 유출되는 것이 통증이라 생각했다. 그의 의학서는 그때까지 발간된 의학서 중 최고로 손꼽히며, 중세 말기 유럽의 의학자들은 갈레노스와 마찬가지로 아비센나를 뛰어넘어야 할 대상으로 여길 만큼 크게 영향을 미쳤다. 또한 아라비아어, 페르시아어로 저술된 그의 의학·과학·철학 책은 유럽으로 전파되어 유럽 사회에 가장 큰 영향을 남긴 동양의 서적이 되었다.

03

근대 해부학의
시작

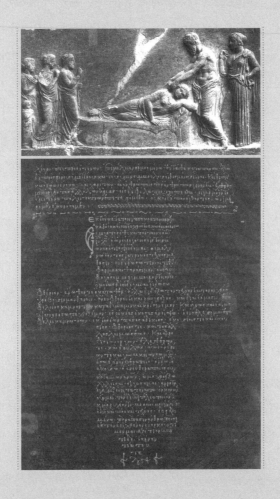

해부학anatomy의 사전적 뜻은 "해부를 통해 생명체의 형태와 구조를 연구하는 학문"이다. 'ana'는 어원이 영어로 'up' 또는 'apart'를 의미하고, 'tom'은 'cut'을 의미하므로, 해부학에 관심을 둔 사람들이 사체에 칼을 대어 연구한다는 말에서 해부학이라는 용어가 탄생했다고 유추할 수 있다. 해부학에서 '해부'란 생명체의 몸 일부 또는 전체를 절개해 장기와 조직의 형태, 구조 등을 찾아보는 과정을 가리킨다. 해부학의 어원만 보자면 사체에 칼을 대는 것을 당연하게 생각할 수 있지만, 실제로 절개를 하지 않은 상태에서도 장기와 조직의 형태 및 구조를 연구하는 것이 불가능하지는 않으므로 해부학 지식을 얻기 위해 반드시 사체에 칼을 대야 하는 것은 아니다.

해부학이 언제부터 시작되었는지를 정확히 이야기하기는 어렵지만 인류의 탄생과 더불어 해부학이 탄생했다고 할 수 있다. 사냥과 수렵 생활을 한 원시인류는 항상 상처 입을 가능성에 노출되어 있었고, 다리에 상처를 입어 피부가 벗겨지고 피가 흐르면 상처를 들여다보며 지혈을 위해 여러 가지 방법을 취했기 때문이다. 물론 원시인류가 탄생한 후 칼을 무기로 사용하기까지 수많은 세월이 흘러야 했으므로 인체 일부를 절개해 연구하는 것이 해부학이라는 데 이의를 제기할 수도 있지만 말이다. 원시인들이 지혈법을 사용했는지 안 했는지는 정확히 알 수 없지만, 일부 동물들은 상처를 입으면 진흙을 바른다든가 하는 방법으로 지혈하므로, 원시인류가 아무에게도 가르침을 받지 않고 경험적으로 지혈 방법을 터득하고 개발해갔을 가능성은 얼마든지 있다.

당시에는 갈레노스의 학설 또는 그의 학설을 계승한 사람들의 저서가 유일한 권위서였고 갈레노스의 의견에 반기를 든다는 것은 꿈도 꾸지 못할 상황이었으므로, 갈레노스의 저술에서 잘못된 내용을 발견해 독자적인 학문 내용을 발표하는 경우에는 타인에게 배척당하는 것이 당연했다. 단지 13세기 이후 법의학적인 이유와 페스트 발병 때문에 시체를 해부하는 사례가 가끔 있었을 뿐이다. 그러나 시체 해부에 참여하는 이들의 태도에는 새로운 것을 찾아보겠다는 의지가 전혀 없었고 그저 갈레노스의 기술을 확인하는 데 그쳤으므로 갈레노스의 기술보다 더 나은 업적은 전혀 나타나지 않았다.

　밤이 지나면 낮이 찾아오고, 괴로운 일이 끝나면 즐거운 일이 찾아오듯 중세라는 암흑기 뒤에는 르네상스라는 문예 부흥기가 기다리고 있었다. 항해술의 발전 덕분에 지리적으로 새로운 항로가 개척되기 시작하면서 상업과 무역이 발전했고, 사람들의 의식에 차차 변화가 생기면서 중세 사회를 좌지우지하던 종교 분야에도 개혁의 물결이 일어났다. 또한 천문학의 발전으로 지동설이 고개를 드는 등 현대 의학과 과학이 시작되는 발전기였으나, 역사에 이름을 남긴 당대의 학자들 대부분이 마녀의 존재를 믿는 등 나름의 한계를 노정하던 시절이었다. 고대의 아리스토텔레스를 연상시키는 만물박사 레오나르도 다빈치 Leonardo da Vinci(1452~1519)가 몇 장의 해부도를 남긴 것을 필두로 의학계에 나타난 여러 가지 변화 중 가장 크게 진보했던 분야는 해부학이었고, 역사적으로 중요한 업적을 남긴 여러 인물 가운데 가장 대표적인 인물은 역시 해부학계의 거두 베살리우스였다.

인류 최초로 해부도를 그린 의학자

본론으로 들어가기에 앞서 해부학에 관해 간단한 질문을 던져보겠다.

① 세계 최초로 인체를 해부한 사람은 누구일까?
② 한국 최초로 인체를 해부한 사람은 누구일까?
③ 세계 최초로 인체 해부도를 남긴 사람은 누구일까?

1번의 답은 '모른다'이다. 원시시대에 누군가가 재미로 시체를 가져와서 해부를 해보았는지 아니면 고대 그리스의 누군가가 해부를 했는지, 그것도 아니라면 수천 년 전에 중국이나 한국의 조상들이 했는지는 모르겠지만, 해부를 했다 안 했다를 증명할 방법이 없으니 '모른다'를 정답으로 선택할 수밖에 없다. 여러 가지 정황을 감안해 알크마이온이나 헤로필로스가 인체 해부를 했다는 사실이 정설로 받아들여지고 있으나, 그 이전에 누가 해부를 했는지 또는 이들이 얼마나 자세히 해부를 했는지에 대해서는 이야기하기 어렵다.

2번 답도 아직까지는 '모른다'이다. 혹시 독자들 중에 소설가 이은성이 쓴 미완의 명저 『소설 동의보감』*을 읽은 후 『동의보감』의 저자 허준이 스승의 유언에 따라 스승의 몸을 해부함으로써 대한민국 역사상 처음으로

---

* 이 소설은 '집념', '동의보감', '허준' 등의 제목으로 1975년, 1991년, 1999년, 2013년에 텔레비전 드라마로 제작되어 김무생, 서인석, 전광열, 김주혁 등이 허준 역을 맡았다. 인체에 대한 허준의 지식을 넓혀주기 위해 그의 스승이 자신의 몸을 해부할 수 있도록 경상남도 밀양에 위치한 얼음골에 해부에 필요한 도구를 남겨두고 세상을 떠났다는 내용이 담겨 있다.

인체를 해부했다는 주장을 하는 사람이 혹시 있을지 모르지만, 이것은 정답이 아니다.

허준이 최초로 해부를 한 사람이 아니라면 그전에 누군가가 먼저 인체를 해부했다는 이야기일까? 물론 허준일 가능성이 없는 것은 아니지만, 사실 여부를 확인할 방법이 없다. 그런데도 허준이 정답이 아닌 이유는 허준이 스승의 몸을 해부했다는 근거가 어디에도 남아 있지 않기 때문이다. 작가가 무슨 근거로 그와 같은 내용을 소설에 담았는지는 알려져 있지 않으며, 허준이 해부를 했다는 증거는 찾을 수 없다. 혹자는 『동의보감』 첫 권에 실린 「신형장부도」를 허준이 해부를 한 뒤 그린 그림이라고 주장할지 모르나, 그것은 해부를 한 후에 그린 해부도로 보기가 어렵다.

「신형장부도」

『동의보감』은 수많은 참고문헌을 토대로 쓰였으며, 『만병회춘』이나 『의학입문』 등의 중국 의학서에는 「신형장부도」와 유사한 해부도가 그려져 있다. 그러나 이 그림들은 다섯 개의 대표적인 장기를 중심으로 그려져 있어 실제와는 다르므로, 해부를 제대로 해본 사람이 그렸다고 보기 어렵다. 신경이나 혈관 등의 작은 기관은 무시하고 큰 장기를 중심으로 대충 배 속을 한 번 들여다본 사람이 그린 정도에 불과하며, 해부학적 지식이 미약하다는 점으로 보아 제대로 된 해부도라고 할 수 없다.

「신형장부도」에서 볼 수 있는 장기의 모양이나 위치가

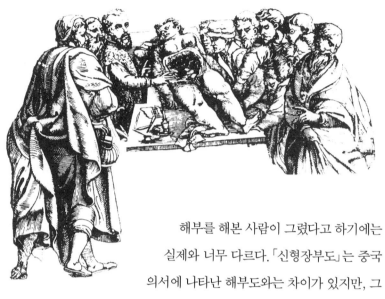

해부를 해본 사람이 그렸다고 하기에는 실제와 너무 다르다. 「신형장부도」는 중국 의서에 나타난 해부도와는 차이가 있지만, 그것은 인체를 대하는 사고방식의 차이에서 비롯된 것일 뿐, 중국 의사를 참고로 해 허준 등 조선 시대 의학자들이 자신의 인체관을 토대로 약간 변형해 그린 해부도일 뿐이다. 결론적으로 한국에서 누가 제일 먼저 해부를 한 사람인가라는 질문의 답은 알 수가 없다.

참고로 우리나라에서 가장 먼저 해부를 했다고 알려진 사람은 임진왜란 때 의병장으로 활약한 전유형이다. 그는 포로로 잡힌 왜병을 해부했으나 의학적 관심이 있어서라기보다는 조선을 침략한 데 대한 보복으로 해부를 한 것으로 생각된다.

3번의 답은 베렌가리우스Berengarius, Beringerius Turonensis(1470~1550)다. 외과학의 발전과 매독에 대해 뛰어난 업적을 남긴 그는 100구 이상의 시체를 해부해 그때까지 알려지지 않았던 많은 조직을 처음 발견했으며 간, 막창자와 그 꼬리(cecum, appendix) 등에 관해 자세한 서술을 남기기도 했다. 베렌가리우

스가 활약한 시기는 중세가 끝나고 근대
에 접어드는 시기였으므로 종교적 영향력
이 전보다 약화되고 있었다. 그러므로 금
기시되었던 인체 해부가 지역에 따라 어
느 정도 허용되기 시작했다. 베렌가리우
스는 수많은 인체 해부를 통해 지식을 축
적한 후 1521년에 발간된 자신의 책에 인
체 해부도를 그려놓음으로써 인류 역사
상 최초의 해부도를 남긴 사람이 되었다.

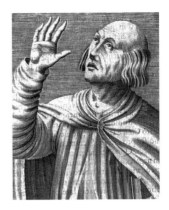

베렌가리우스

그러나 공식적으로 인류 최초로 해부
도를 남긴 사람이 베렌가리우스이기는
하지만 '근대 해부학의 창시자' 또는 '해부
학의 아버지'라는 별명은 『인체의 구조
에 관하여』(1543)를 저술한 베살리우스에
게 돌아가고 말았다. 그것은 베렌가리우
스의 해부학 지식에 한계가 있었기 때문
이다.

히포크라테스 이후 최고의 의학자라
할 수 있는 갈레노스는 실험과 관찰을 바
탕으로 한 의학을 강조하면서 실험동물

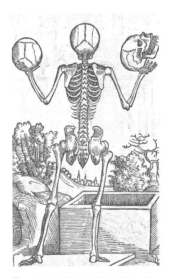

베렌가리우스의 책에 실린 그림

을 해부해 얻은 해부학 지식을 인체에 그대로 응용했으므로 잘못된 점이
많았다. 그러나 중세 내내 갈레노스의 학문에는 이의를 제기할 수 없는 분
위기가 조성되어 1000년이 넘도록 그의 학문을 비판하려면 목숨을 걸어야
했다. 르네상스기가 지나고 사회 문화적으로 많은 변화가 도래하면서 인

체 해부와 같은 오랫동안 금기시된 일들이 조금씩 허용되자 여러 의학자들이 갈레노스의 의학을 비판하기 시작했다. 베렌가리우스는 갈레노스가 전해준 지식이 잘못됐다는 것을 직접 발견하고도 갈레노스의 학문에 틀린 점이 있다는 것은 전혀 깨닫지 못한 채, 갈레노스의 의학에 의심을 품는 다른 사람들을 비판하는 태도를 취함으로써 학자로서 한계를 보여주었다. 그가 후세에 낮은 평가를 받는 이유는 이런 태도 때문이다.

최초(?)의 해부도를 남긴 레오나르도 다빈치

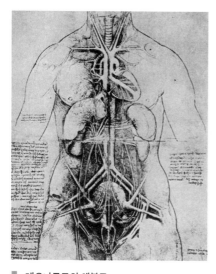
레오나르도의 해부도

베렌가리우스의 이름을 처음 듣는 독자들도 중세의 만능 재주꾼 레오나르도가 해부도를 그렸다는 이야기는 한 번쯤 들어본 적이 있을 것이다. 레오나르도의 생몰 연대를 보면 알겠지만 베렌가리우스의 해부도는 레오나르도가 세상을 떠난 후에 태어났다. 그렇다면 레오나르도가 그린 해부도가 먼저 아닐까?

우리에게 미술가로 알려진 중세의 팔방미인 레오나르도는 의학의 발전에도 큰 업적을 남겼다. 그는 독학으로 해부학을 공부해 해부도를 남긴 것을 비롯해, 심장박동과 혈액순환에 대한 생리학적인 개념을 정립해 훗날 하비가 혈액순환을 입증하는 데 큰 영향을 미쳤다. 또한 밀랍을 인체의 공동 즉 강腔에 주입시켜 그 부피를 측정하는 등 의학에 관한 약 7000쪽 분량의 기술을 남기기도 했다. 후세의 한 역사가는 "레오나르도 시대에 적당한 보존제만 공급되었다면 그는 더 훌륭한 해부학적 업적을 남겨 의학 발전을 진일보시킬 수 있었을 것이다"라며 아쉬워했을 정도다.

회화와 조각 등에 뛰어났던 레오나르도가 인체 해부를 실시한 이유는 인체의 밑바탕이 되는 구조물을 정확히 알아내기 위한 것이었다. 학문에 대한 이러한 태도를 바탕으로 그는 인체의 구조를 나타내는 해부도를 남겼을 뿐 아니라 각 구조물의 기능에 대해서도 자세한 기술을 남겼다. 그러나 그의 해부도는 그가 세상을 떠난 지 200년이 지나서야 발견되는 바람에 해부학 발전에 전혀 기여하지 못했으므로 유럽인들은 공식적으로 베렌가리우스의 해부도를 최초의 해부도로 인식하고 있으며, 레오나르도의 해부도가 베렌가리우스의 해부도보다 앞섰다는 기록은 레오나르도에 관한 설명에서나 발견되고 있다.

「직지심체요절」이 구텐베르크의 금속활자보다 앞선 것이라는 한국인들의 주장을 서양인들이 왜 인정하지 못하는지 이해할 수 없었던 필자는 역사에 관심이 있는 유럽인들과 함께 토론한 적이 있다. 그 자리에서 레오나르도의 해부도나 「직지심체요절」이 시기적으로 먼저였다는 것은 인정하더라도 역사에 미친 영향이 미미하므로, '최초'에서 제외하려는 그들의 논리를 접할 수 있었다. 그러나 어떤 역사관이 옳은 것인지, 또 정확히 측정할 수 없는 '영향력'을 어떤 식으로 평가할 것인지는 앞으로도 계속 연구해야 할 문제인 듯하다.

그렇다면 레오나르도 이전에 그려진 해부도는 없었을까?

정답은 '있다'이다. 중국에서 가장 오래된 해부도는 10세기 전반에 연진

인燕眞人이 그린 것이다. 이를 비롯해 중국에는 해부도가 많이 남아 있지만 해부도에 나타난 인체 내부 구조가 실제와 많이 다르고 지식이 부족하다는 점에서 서양인들은 이를 해부도로 인정해주지 않고 있으며, 베렌가리우스 이전의 서양 해부도도 이와 같은 평가를 받고 있다. 즉 베렌가리우스가 그린 해부도부터 그런 대로 받아들일 만한 해부도로 간주하는 것이다.

그런데 레오나르도 다빈치의 이름을 줄여 쓰면 레오나르도가 옳을까, 다빈치가 옳을까? 언뜻 보면 독자들을 아리송하게 할지도 모를 문제이지만 대답은 의외로 간단하다. '레오나르도'가 옳다. '빈치'는 레오나르도의 출신 지역을 가리키는 명칭이며 'da'는 뒤에 따라 나오는 고장 출신이라는 의미로 영어의 'from'과 비슷한 단어다. 중세 시대에는 자신의 출신 지역을 이름과 함께 표기하는 경우가 흔했으므로 이 때문에 현대의 독자들은 가끔 혼동하기도 한다. 그렇지만 훗날 출신 지역을 성으로 쓴 데 대해 우리가 시비를 걸 수 없으니 '다빈치'라 부르는 것을 그냥 받아들일 수밖에 없다.

근대 해부학의 창시자 베살리우스

베렌가리우스의 뒤를 이어 중세 말기 의학계를 이끌어간 사람은 '근대 의학의 창시자' 또는 '근대 해부학의 창시자'라는 별명을 얻은 베살리우스로, 벨기에 브뤼셀의 의사 집안에서 출생했다. 그의 집에서는 처형된 죄인을 방치하곤 했으므로 시체의 부패 과정을 관찰할 수 있었고, 그 덕에 어린 시절부터 죽은 새나 동물을 해부해보면서 해부학에 흥미를 느꼈다. 어려서부터 직접 해부하는 것에 익숙해진 베살리우스는 전통적인 학교 교육에서 배운 갈레노스 의학에 의심을 품었고, 이때부터 의학적 전통에 회의를 느껴 무엇이든지 직접 해부해 확인한 이후에야 지식으로 받아들이는 태도를 취하게 되었다. 이와 같은 그의 학습 태도는 그때까지 이어진 전통적인 학습법에 배치되기는 했으나, 훌륭한 업적을 남기게 하는 원동력이 되었다.

루뱅 대학교에서 문학을 전공한 베살리우스는 가업을 잇기 위해 다시 의학 공부를 시작했다. 1533년부터 파리에서 의학을 공부하면서 동물 해부와 수집한 사람의 뼈를 통해 본격적으로 해부학을 연구하기 시작했다. 당시 해부학 실습 시간에 신체 해부를 담당하고 지도한 사람은 일반적으로 교육을 제대로 받지 않은 사람들이었다. 이들은 면도를 잘한다는 이유로 선발된 이발사들이 대부분이었으며, 수업은 교수가 갈레노스의 저서에서 실습하고자 하는 부분을 찾아 읽으면 조수들이 그 내용에 따라 실습을 진행해 학생들에게 공부할 내용을 보여주는 것이 보편화된 방식이었다. 이렇듯 수업 과정은 읽어주는 사람(교수)을 통해 진행되었으므로 '강사lecturer'라는 용어가 이때 생겨났고, 오늘날까지도 변함없이 사용되고 있다.

베살리우스는 학교에서 배우는 지식만으로 만족할 수가 없어 뜻이 통하는 몇몇 친구들과 함께 공동묘지나 사형수들의 시체를 찾아다녔다는 기록도 있다. 그러나 그 당시 파리에서는 인체를 함부로 해부하는 데는 여러 가지 제약이 있었으므로, 해부의 기회를 더 많이 얻기 위해 아무 제한 없이 인체 해부를 허용하는 파도바로 옮겨갔다. 의과대학 졸업장을 받지 못한 그가 의학사 학위를 받은 것은 1537년 파도바 대학교에서였고, 자신의 실력을 인정받은 베살리우스는 그해에 의과대학의 해부학 및 외과학 교수로 발령받았다. 파도바 대학교는 학문의 자유가 허락되지 않은 중세 시대에도 학문에 정진할 수 있는 자유로운 분위기를 비교적 빨리 마련해 중세 해부학의 메카로 떠오른 곳이었으며, 그로부터 2년 뒤 그는 해부학 주임교수가 되었고 같은 해에 『해부학적 관과 성Tubulae anatomicae sex』이라는 책을 출간하면서 서서히 학자로서 명성을 얻었다.

베살리우스가 파도바 대학교에서 강의를 맡고 학생 교육을 담당하면서 가장 강조한 교육 방식은 학생들이 실제로 해부를 해 직접 확인하고 밝혀낸 결과를 적극적으로 주장하게 한 것이다. 그는 그리스, 로마, 아라비아 등의 의학서에만 의존해 자신의 손으로 아무 일도 하지 않던 중세 의학의 분위기에 대단히 거부감을 느끼고 있었고, 무엇이든 직접 연구하고 확인하는 방법을 택했다. 이와 같은 그의 교육과 연구 방법을 통해 예로부터 잘못 전해진 인체에 대한 기술을 바로잡을 수 있었고, 갈레노스의 기술이

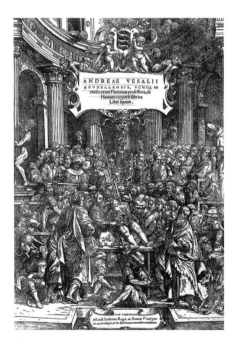

해부를 했을 때 나타난 신체 구조와 다른 점이 많다는 것을 발견할 수 있었다. 따라서 자연적으로 갈레노스의 잘못을 지적하는 경우가 많아졌고, 급기야는 그때까지 모든 의학자들에게 드리워져 있던 갈레노스의 그림자에서 벗어나려는 시도가 시작되었다.

1538년 베살리우스는 베네치아 여행 중에 만난 친구이자 미술가인 얀 스테벤 판 칼카르Jan Stephan van Calcar의 도움을 받아 『해부도집』을 출간했다.

▌ 베살리우스가 해부를 하면서 학생을 가르치는 모습

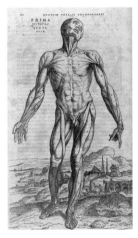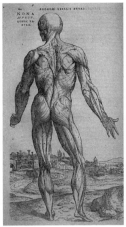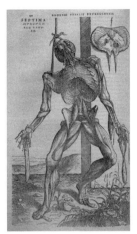

▌ 베살리우스의 『인체의 구조에 관하여』에 삽입된 그림

여기에는 여섯 장의 해부도가 실려 있으며, 훗날 더 훌륭한 저서를 남기는 데 바탕이 되었다.

　지속적으로 꾸준히 인체 해부에 대한 연구 결과를 쌓아간 베살리우스는 마침내 지난 1300년이 넘도록 이어져 온 갈레노스의 인체 해부학이 잘못되었다는 사실을 알리기 위해 1543년 『인체의 구조에 관하여』 초판을 발행한 후 1555년 이 책의 제2판 격인 『인체의 구조에 대한 7권의 책 De Fabrica Humani Corporis, De Humani Corporis Fabrica Libri Septem』, 일명 '인체해부학 Fabrica'으로도 불리는 저서를 출간했다. 이 책은 뼈, 근육, 혈관, 신경, 복부 및 생식 기관, 흉부, 뇌 등 일곱 권으로 구성되어 있으며, 같은 해에 코페르니쿠스가 저술한 천문학 책보다 훨씬 과학적인 태도로 기술되었다는 특징이 있다. 특히 이 책에는 칼카르가 그린 뛰어난 해부도가 실려 있어 더욱 높게 평가받았다.

　『인체의 구조에 대한 7권의 책』에서는 내과학과 외과학을 분리함으로써 야기되는 바람직하지 못한 결과들을 자세히 기술하고 있으며, 그때까지도 남아 있던 시체 해부에 대한 일부 학자들의 보수적이고도 경멸적인 태도에 의해 장차 의료인에게 닥쳐올 수 있는 위험을 기술하고 있다. 칼카르가 이 책에 그려 넣은 여섯 장의 인체 해부도는 1538년에 이미 발표한 것을 삽입한 것이다. 이 책은 의학 전반에 큰 자극을 주어 르네상스기 이후 의학 발전과 뛰어난 의학자를 배출하는 데 크게 공헌했다.

베살리우스가 위대한 이유

베렌가리우스 이후 여러 학자들이 시체를 해부하기 시작했으나, 그렇다고 해서 시체 해부가 유럽 어느 곳에서나 자유로운 것은 아니었다. 그러므로 남몰래 시체를 해부하던 젊은 시절부터 저서를 출간할 때까지 갈레노스의 저술에서 적어도 200개 이상의 잘못을 찾아낸 베살리우스도 여러 차

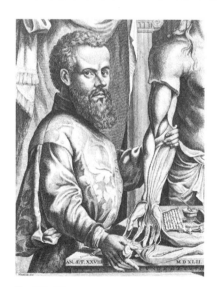

베살리우스
베살리우스는 얼굴이 알려져 있지 않으나 그의 책에 나오는 이 그림이 그의 모습으로 추정된다.

례 정치, 사회, 교회의 상황 때문에 거처를 옮겨 다니며 해부학을 연구해야 했다.

베살리우스의 최대 장점은 자신이 얻은 확정적이고 만족할 만한 결론에 대해 전혀 주저하지 않고 적극적이고도 자신 있는 행동을 보여줌으로써 많은 이들이 그의 발표를 지지하도록 이끌어 냈다는 점이다. 당시만 해도 교회의 이론을 부정하는 것은 쉽지 않았으나, 늘 자신이 확인한 것

을 주장하던 그는 "육체의 뼈대 중 한 개는 불멸성을 가지고 있고, 이 뼈는 육체가 부활할 때 그 육체의 핵심을 형성한다"라는 중세 교회가 꾸민 이야기를 자신 있게 부정했다.

그러나 여전히 중세의 그늘이 짙게 드리운 시기였으므로 그의 이 같은 태도는 교회로부터 적대감을 유발했다. 그의 연구 결과에 냉소적인 반응을 보이던 반대파 학자들이 그의 책을 불태우는 결과를 초래했고, 결국에는 학술적인 연구를 포기해야만 하는 상황에 이르고 말았다.

말년에 스페인 궁정에서 의사 생활을 한 베살리우스는 젊음을 쏟아부으며 연구에만 전념하던 지난 시절을 그리워했지만 끝내 해부학 연구로 복귀하지 못하고 교회로부터 내려진 벌을 받게 되었다. 베살리우스는 갈레노스가 주장한 진리에 위배되고 종교적 가르침에 맞지 않는 연구 결과를 발표한 죄를 사면받기 위해 1563년 예루살렘으로 성지순례를 떠났으나, 돌아오는 길에 타고 있던 배가 난파되어 지중해의 잔트 섬에서 머물게 되었다. 이곳에서 풍토병에 걸린 그는 쓸쓸한 최후를 맞이해야 했다.

베살리우스의 학문적인 최대 성과는 의학을 비롯한 과학 분야에서 최초로 실험적 방법을 도입한 것이며, 그때까지 절대적인 것으로 믿어진 갈레노스의 학설에 의문을 품고 실제 해부의 중요성을 강조했다는 점이다. 또한 갈레노스로부터 전해 내려온 절대적인 내용에 대해 수많은 과오를 지적함으로써 근대 의학 발전의 토대를 세웠다.

사실 갈레노스의 잘못은 베살리우스 이전부터 서서히 발견되고 지적되기 시작했지만, 그들은 자신들의 발견에 확신을 가지지 못했거나 갈레노스라는 이름의 성역을 침범하는 데 두려움을 느껴 주장을 굽혔다. 이에 반해 베살리우스는 자신의 새로운 발견을 거리낌 없이 발표해 잘못 세워진 성곽을 무너뜨리는 데 크게 공헌했으므로 '근대 의학의 창시자' 또는 '근대 해부학의 창시자'라는 별명을 얻을 수 있었다. 이런 별명은 직접적인 조사를 통해 의학적 연구를 성공적으로 수행한 공로를 기린 것이다.

베살리우스의 실험적 방법을 전수받은 몇몇 제자들은 인체 해부학과 생리학에 대한 연구를 계속 발전시켜 다음 세대에 전해주었고, 교회는 코페르니쿠스의 지동설에 대해 보였던 반응을 베살리우스에게도 동일하게 나타냈다. 그렇지만 코페르니쿠스에 대항할 때와 달리 교회의 주장은 오래 지속되지 않고 잠잠해졌다. 그만큼 베살리우스의 업적은 일반인들이 보기에 거부할 수 없는 확실한 결과를 보여주었기 때문이다.

게다가 당시 종교 지도자들은 성경에 나타난 여러 학문적인 문제에 대한 종교적 해석이 어떻든 간에 인체의 실제적 구조를 학자들이 자유로이 연구하도록 내버려 두는 것이 바람직하다는 태도를 취했다. 이와 같은 사회적인 분위기도 베살리우스가 학문적 업적을 달성하는 데 일익을 담당했다.

그렇다고 베살리우스의 업적이 모든 이들에게 좋은 평가를 받은 것은 아니었다. 새로운 이론이 도입될 때면 항상 부딪히게 되는 보수의 벽은 베살리우스에게도 예외가 아니었다. 그중에서도 특히 보수적인 교수들이 그를

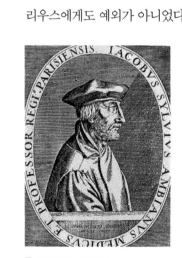

■ 자코부스 실비우스

경멸과 질시의 눈으로 바라보았는데 자신의 스승이었던 파리 대학교의 교수 자코부스 실비우스Jacobus Sylvius(1478~1555)는 베살리우스를 '미친놈'이라고 부를 정도였다. 의사이자 해부학자인 실비우스는 갈레노스에 대한 베살리우스의 도전을 곱게 보지 않았으나, 말년에 제자의 오류를 지적하기 위해 직접 해부를 해본 후에야 갈레노스의 잘못을 인정하게 되었다.

물론 천골Os sacrum과 같은 비정상적인 구조물을 정상적인 구조물로 기술하는 등 베살리우스에게도 잘못이 있기는 했으나 성역과 같은 갈레노스의 주장에 잘못이 있다는 것을 지적하고 이를 실험적 방법으로 증명했기 때문에 그의 실수는 그의 이력에 전혀 흠이 되지 않았다.

학자들은 보수적이다?

사람들은 흔히 학자들이 보수적이라고 한다. 이 말은 진리를 탐구하는 일에 항상 정열과 노력을 불태우는 학자들도 새로운 이론이나 결과를 받아들이는 데 성큼 나서지 못하는 학문적 풍토를 꼬집는 말이다. 실제로 우리는 한 선각자가 자신의 업적을 인정받지 못하고 쓸쓸히 퇴장해야만 했던 수많은 예를 역사 속에서 접할 수 있으며, 베살리우스도 그중 한 사람이었다.

베살리우스의 연구 결과에 반대 의견을 낸 당시 학자들 중 대표 격인 그의 스승 실비우스의 주장 중 하나를 살펴보도록 하자.

갈레노스의 기술에는 잘못이 없다. 베살리우스의 이론은 갈레노스의 잘못을 지적한 것이 아니라 갈레노스 이후 수많은 세월이 흐르는 동안 인체에 생긴 미세한 변화를 갈레노스가 잘못 기술한 것이라고 착각한 것일 뿐이다. 즉 베살리우스가 지적한 대퇴골femur 굴곡의 차이는 세월이 흘러 갈레노스 시대와 달리 좁은 바지가 유행하기 시작하면서 발생한 것이다. 따라서 갈레노스의 기술에는 아무 하자가 없다.

지금 생각해보면 의학사를 뒤바꿔놓을 만한 기가 막히고 황당한 이론이지만, 당시 시대 상황에서는 베살리우스보다 실비우스의 이론이 받아들여지는 분위기였다. 물론 실비우스도 그가 발견해 명명한 수많은 해부학적 명칭이 현재까지 남아 있을 정도로 당대 최고의 해부학자였다. 또한 임상 실습을 의학 교육에 도입한 의학 교육자로서, 이와 같은 그의 교육 방법은 종교적으로 비교적 자유로웠던 네덜란드에서 먼저 실시되었다.

베살리우스 이후의 해부학

베살리우스로부터 시작된 르네상스기 해부학의 발전은 능력 있는 여러 학자들이 그의 뒤를 따르면서 근대 해부학의 기틀을 다져가기 시작했다.

이탈리아의 의사이자 해부학자인 바르톨로메오 유스타키오Bartolomeo Eustachio(1524~1574)는 로마 대학교 해부학 교수와 교황의 어의를 역임했으며, 베살리우스의 잘못을 여러 분야에 걸쳐 바로잡을 정도로 우수한 학자였다. 그는 신장과 치아, 구조

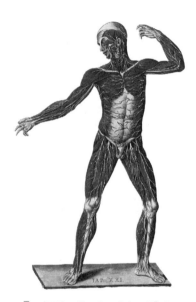

바르톨로메오 유스타키오의 『해부도(Tabulae anatomicae)』에 삽입된 그림

및 청각기 고실鼓室의 소근육을 상세히 조사했으며, 자신의 이름을 딴 유스타키안관Tubae Eustachii(귀관)*을 비롯해 부신Corpus suprarenale(副腎), 흉관Ductus thoracicus, 외전신경Nervus abducens 등 그때까지 잘 알려지지 않은 많은 구조물

에 대한 설명을 남겼다. 유스타키오도 베살리우스와 마찬가지로 직접 해부를 한 후에 관찰 결과를 기술하는 방법을 취했는데, 갈레노스의 잘못을 찾아내 수정은 했지만 그에 대해 반대하는 활동을 하지는 않았다. 그는 병리해부학적 관찰을 토대로 1564년 『해부학 소책Opuscula anatomica』을 저술했다. 이 책에는 치아, 안면 근육, 후두 등의 도해가 수록되어 있어 의학자들의 주목을 받았다. 하지만 이 책은 생전에 발간

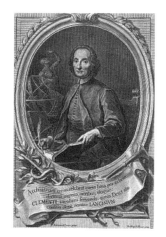

▌ 조반니 란치시

된 것이 아니라 오랜 시간이 흐른 1714년 교황 클레멘스 11세의 어의인 조반니 란치시Giovanni Maria Lancisi (1654~1720)에 의해 출판된 까닭에 그의 실험 성과 중 일부분만 수록되어 있어 아쉬움을 남겼다. 1744년 베른하르트 알비누스Bernhard Siegfried Albinus(1697~1770)가 이를 재편집해 발행했는데, 이 책이 더 좋은 평가를 받고 있다.

---

* 기차를 타고 터널로 들어갈 때 귀가 먹먹해지는 것은 기차에서 발생한 소리가 터널 안에서 빠져나갈 곳을 찾지 못해 공기의 압력을 증가시키는 효과를 가져와 귀 쪽으로 압력을 가하기 때문이다. 이를 해소하려면 입을 벌리면 된다. 유스타키안관은 귀에서 입쪽으로 연결된 작은 관으로 입을 벌리면 귀 쪽으로 전해진 압력이 입을 통해 인체 밖으로 빠져나가므로 인체 밖의 압력과 인체 내의 압력이 같아져 먹먹해진 귀가 정상으로 돌아온다. 유스타키안관과 관련해 잘못 알려진 사실 중 하나는 유스타키오가 이 구조물을 발견하고 자신의 이름을 본떠 명명했다는 것이다. 유스타키오는 단지 이개(auricle)에 위치한 밸브(Eustachian valve)를 발견했을 뿐인데, 청각 기전에 관해 기술하면서 주위 구조물들에 대해 자세한 설명을 남겨 유스타키안관을 그가 발견했을 거라는 오해를 낳았다. 그렇다면 유스타키안관은 누가 발견했을까? 발견자는 확실치 않으나 고대 그리스 시대에도 알려져 있던 구조물임이 분명하다.

이탈리아 모데나에서 출생한 또 한 명의 해부학자 가브리엘 팔로피오 Gabriele Falloppio (1523~1562)는 1548년부터 페라라 대학교의 해부학 교수로 근무하며 해부학 전 분야에 많은 업적을 남겼다. 그중에서도 특히 골격계와 관련해 훌륭한 업적을 남겼다. 측두골, 안면, 신경관 등 해부 용어에 자신의 이름을 남겼으며, 특히 여성의 생식기 중 나팔관을 처음 발견해 '팔로피오관 Fallopian tube'이라 명명했다. 또한 처녀막과 음핵에 관해 처음으로 기술했고, 세반고리관 canalis semicircularis도

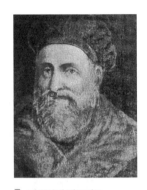

▌ 가브리엘 팔로피오

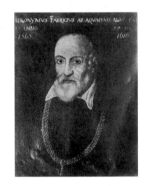

▌ 히에로니무스 파브리치우스

그가 남긴 이름이다. 1561년 『해부학 관찰』을 출간했으며, 12개의 뇌신경 중 11개를 발견한 것을 비롯해 그때까지 알려지지 않았던 수많은 구조물에 대해 기술했고, 자신의 관찰을 해부학적 구조에 따라 체계적으로 정리해 구조해부학 Systemic Anatomy을 발전시킨 인물로 높이 평가받고 있다.

16세기의 마지막 해부학자이자 팔로피오의 제자이면서 하비의 스승인 히에로니무스 파브리치우스 Hieronymus Fabricius(1537~1619)는 한때 외과 의원을 개업했으나 가브리엘로 팔로피오의 뒤를 이어 해부학을 전공했다. 태생학에 많은 관심을 두고 연구에 몰두했으며 하비의 혈액순환 이론에 중요한 역할을 하는 정맥판을 기술해 생리학이 발전하는 데 기본 재료를 제공했다. 1559년 의학사 학위와 함께 철학사 학위를 획득한 그는 후에 『태아의 형성 The Formed Fetus』을 비롯한 많은 저술을 남겼고, 해부학 연구를 할 수 있는 큰

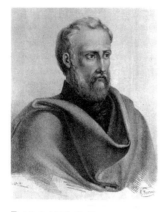

실험실을 파도바 대학교에 건축해 후배들에게 남겨주기도 했다.

역사라는 흙더미에 자신의 존재를 남기지 못한 채 그냥 묻혀야만 했던 해부학자도 있다. 잠바티스타 카나노Giambattista Canano(1515~1579)가 그 주인공이다. 베살리우스보다 1년 늦게 태어난 그는 페라라 대학교에서 해부학을 연구해 1541년 근육을 중심으로 하는 내용의 해부학 책을

잠바티스타 카나노

발간했다. 그는 파브리치우스보다 먼저 정맥판을 발견한 학자로 로마교황의 어의로도 활약한 능력 있는 의학자였다. 그러나 자신의 책이 발간되고 곧이어 출판된 베살리우스의 책을 보고 자신의 능력에 회의를 품어 책을 모두 폐기 처분해버렸다는 이야기가 전해진다.

라이벌의 득과 실

역사 속에서는 라이벌의 존재가 주인공의 가치를 높여주기도 하고, 주인공이 될 뻔한 인물을 역사 속에 묻어버리기도 하며, 선의의 경쟁으로 라이벌 모두가 대업적을 남기기도 하고, 그 시기에는 라이벌로 통했으나 세월의 흐름에 따라 평가가 달라져 한 사람은 뜨고 라이벌은 지는 결과를 초래하기도 한다.

베살리우스의 상황에서 볼 때 스승이면서 자신의 반대 측에 서 있던 실비우스의 존재는 자신의 앞길을 막는 장애물이었으나 결국에는 베살리우

스의 업적을 인정하는 편에 섰고, 당대에 이름을 떨치기도 했다. 그러나 베살리우스는 자신의 업적을 인정받은 후에도 그토록 희망했던 해부학 교수로 복귀하지 못한 채 세상을 떠났다. 이것은 또 다른 라이벌 팔로피오 때문이었다. 베살리우스가 학문적 업적을 남길 수 있게 한 파도바 대학교는 어려운 상황에 처한 그를 해부학 교수로 초빙하려 했다. 그러나 여러 가지 복잡한 사회적 문제를 겪고 있던 베살리우스가 주변 상황을 정리하고 뒤늦게 그 제의에 응하려 했을 때는 팔로피오가 이미 그 자리를 차지한 다음이었다. 따라서 베살리우스는 끝내 해부학 교수로 복귀하지 못하고 세상을 떠나야만 했다.

그러나 베살리우스도 자신 때문에 역사의 뒤편으로 쓸쓸히 사라져야만 했던 카나노에 비한다면 행운이라고 해야 할 것이다.

04

혈액순환의 원리는
성역의 침범으로부터

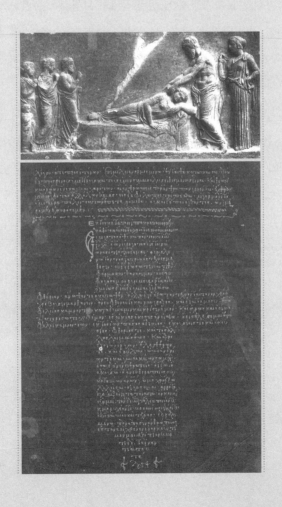

여러분 앞에 영화에서 본 듯한 멋진 타임머신 자동차가 있다고 가정해보자. 소심한 사람은 호기심 어린 눈으로 여기저기 살펴보면서 차가 왜 여기 있는지 미심쩍게 여기겠지만, 성질 급하고 모험심이 충만한 사람이라면 아무 거리낌 없이 당장 차에 오를 것이다. 그러고는 버튼이나 스위치를 아무렇게나 누르고 작동하며 차를 움직여보려 할 것이다. 이것저것 누르다 보니 갑자기 차가 심하게 요동치며 중심을 잃고 만다. 가까스로 중심을 잡고 나자 자동차는 미지의 세계를 날고 있다. 창밖으로 피사의 사탑이 지나간다. 무슨 버튼을 누른 건지 이번엔 로마 근처 풀숲에 사뿐히 안착했다.

풀숲은 뭔가 분위기가 수상하지만 지켜보는 사람이 없어 공포감은 없다. 차를 숨기고 큰 거리로 들어서니 어느 한 건물에서 큰 행사가 있는 듯 많은 사람들이 모여들고 있다. 그들의 차림새로 보아 르네상스기 또는 근대 초기인 듯한데 정확히는 알 수 없다.

무슨 일인지 궁금해하며 사람들 틈에 끼어 건물 안으로 들어선다. 내부가 상당히 소란스럽다. 청중은 웅성이며 잔뜩 불만에 찬 음성으로 누군가를 비판하는 듯 언성을 높이고 있다. 그때 주위가 조용해지면서 단상 앞에 선 사람이 단상 아래 죄인처럼 서 있는 사람에게 질문을 던진다.

"그대는 지구가 돌고 있다고 생각하는가?"

말로만 듣던 갈릴레오의 재판 장면이다. 바로 당신 옆에 앉아 있는 사람이 비웃으며 소리친다.

"뭐, 지구가 돈다고? 미쳤나! 지구가 돌면 몸 안에 있는 피도 돌겠다."

그 광경을 지켜보며 당신은 '당연하잖아. 피가 돌지 않으면 어떻게 사람이 살 수 있단 말이야'라고 중얼거린다. 불현듯 이상한 기운이 감돈다. 주위 사람들의 시선이 당신에게로 향한다. 과연 당신은 어떻게 될 것인가?

답은 하나다. 당신은 종교재판 후 화형대에 서 있을 것이다.

순환 이론의 역사

혈액순환이 문헌에 처음 등장하는 건 아주 오래전으로 거슬러 올라간다. 이집트의 파피루스와 중국의 『황제내경黃帝內經』에서 이미 혈액순환에 관한 기술이 발견된다. 특히 기원전 2600년경 고대 중국 헌원軒轅 황제의 저서로 알려진 『황제내경』에는 "심장이 혈액을 조종하는 기관이며 혈관은 끊어지지 않고 이어져 있다"라는 내용이 기술되어 있다. 그러나 이 책은 헌원이 직접 쓴 것이 아니라 구전으로 전해지던 그의 능력을 기원전 3세기경에 정리해 책으로 엮은 것이다. 파피루스에 남아 있는 기록과 마찬가지로 이 책에 기술된 혈액순환에 관한 내용도 아무 증거 없이 철학적으로 써놓은 이야기에 불과하며, 그 기술에 관심을 기울이는 사람조차 없었다.

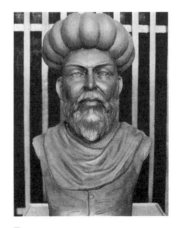

▌ 이븐 알 나피스

13세기에 이집트 카이로에서 살았던 이븐 알 나피스Ibn al-Nafis(1213~1288?)는 최초로 혈액의 폐순환에 관해 실명으로 기술했지만, 타인의 관심을 끌지 못한 채

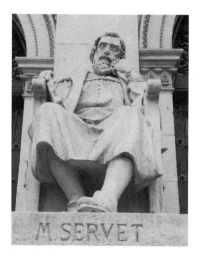
세르베투스 동상
스페인 사라고사 대학교

300년이 넘는 긴 세월을 그냥 흘려보내야만 했다. 17세기에 이르러서야 비로소 혈액순환에 대한 주장이 본격적으로 나오기 시작한 것이다.

베살리우스가 심장을 해부하고 연구하던 시기에 카나노는 정맥판의 존재를 발표했으나, 그 내용이 거의 알려지지 않았다. 그 후 수십년이 지나 이탈리아의 파브리치우스가 하비의 혈액순환 이론에 중요한 논거가 되는 정맥판을 기술하면서 그 존재가 알려지게 되었다.

본격적으로 혈액순환을 주장한 사람은 스페인의 미카엘 세르베투스 Michael Servetus(1511?~1553)다. 이탈리아의 경우 다른 나라에 비해 비교적 인체 해부가 쉽게 받아들여지는 분위기였지만, 여전히 종교계가 영향력을 크게 발휘하던 시기여서 유럽 여타 지역에서는 그때까지도 해부가 강력히 금지되고 있었다. 하나님께서 내려주신 고귀한 인체에 칼을 대는 것은 신의 뜻에 위배된다는 이유였다. 이런 연유로 이탈리아에서 거의 활약하지 않았던 세르베투스는 자신의 학문적 욕구와 호기심을 충족시키기 위해 교회의 눈을 피해 시신을 해부할 수밖에 없었다. 그는 직접 해부를 함으로써 갈레노스의 주장이 잘못되었음을 확인했고 하비보다 훨씬 이른 시기에 혈액은 심장에서 나와 심장으로 되돌아간다고 주장했다.

신학자이던 그의 라이벌은 의학자가 아닌 종교학자 장 칼뱅Jean Calvin (1509~1564)이었다. 세르베투스는 의학뿐 아니라 법학, 신학, 철학, 수학, 천문학 등 여러 방면에 뛰어난 팔방미인이었다. 그러나 신학적으로 칼뱅과 다른 의견을 가졌다는 점이 그에게 공격받는 이유가 되었다. 세르베투스는 1553년에 발행한 책에서 신학적 내용과 함께 해부학적 내용을 담았으나 판매하지는 않았다. 하지만 불행히도 그 책은 라이벌인 칼뱅의 손에 들어갔고, 칼뱅은 그를 이단이라고 공격했다. 그의 혈액 소순환설은 흡사 신이 쓴 것처럼 대우받던 갈레노스의 책 내용과 달랐고, 신학적 견해에서도 칼뱅과 차이를 보인 것이 그 원인이었다. 세르베투스는 그해 10월 27일 제네바

교외에서 발표되지 못한 그의 책과 함께 화형에 처해지는 비참한 말로를 맞이했다. 알려지지 않은 경로를 통해 처음에 제작한 1000권 중 두 권이 남아 후세에 전해졌다. 현재 이 책은 르네상스기의 가장 희귀하고 가치 있는 책으로 평가받고 있다.

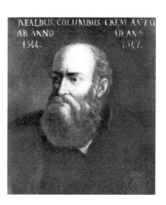

■ 리알도 콜롬보

이탈리아의 해부학자 리알도 콜롬보 Realdo Colombo(1515?~1559?)의 저서에도 비슷한 견해가 있으나, 세르베투스의 이론을 인용한 것인지 독자적인 것인지는 확실하지 않다. 교황 클레멘스 8세의 어의였고 의학자이자 식물학자이며 철학자였던 안드레아 체살피노 Andrea Cesalpino(1519?~1603)는 1593년 혈액순환을 예견하고 순환이라는 용어를 처음 사용했으며, 최초로 소순환과 대순환에 대한 개념을 정립했다.

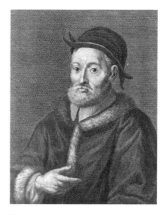

■ 안드레아 체살피노

하비의 생애

순환이론이 설왕설래하던 그 시절 해결사가 등장했으니, 바로 근대 생리학의 창시자라 불리는 하비였다.

생리학 역사상 최대 발견으로 꼽히는 혈액순환을 발견한 하비는 1578년 영국 남해안에 위치한 포크스턴에서 소지주의 아들로 태어났다. 1597년 케임브리지 대학을 졸업한 후 당시 유럽 학문의 중심지로서 세계적으로 유명한 과학자들이 많이 모여 있던 이탈리아

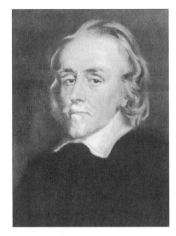

윌리엄 하비

의 파도바 대학교에서 의학을 공부했다. 당시 그 학교에서는 파브리치우스가 해부학 교수로 활약하고 있었다. 이때도 갈레노스의 책이 성서처럼 받아들여지기는 했으나, 자유로이 학문을 연구하는 경향이 조금씩 생겨나 베살리우스와 같이 교회 규정에 위배되는 생각을 하는 사람도 출현하기 시작했다. 또한 교회 세력도 약화되어 전보다 시체 해부가 자유롭게 이루어졌다.

베살리우스가 인체 각 부분의 구조를 연구한 학자라면, 베살리우스의 계승자로 볼 수 있는 하비는 그 기능을 밝힌 학자로 볼 수 있다. 파도바 대학교에서는 갈릴레이가 물리학을 강의하며 실험의 중요성을 강조하고 있었으므로, 이 시기에 학창 시절을 보낸 하비도 그 영향을 어느 정도 받은 것으로 전해진다.

대학 졸업 후 케임브리지 대학교의 의학교수가 된 그는 인체의 중심이

라고 생각한 심장과 혈액에 특히 관심을 기울여 연구의 중점 과제로 삼았다. 1615년 왕립 대학의 해부학과 생리학 교수가 된 그는 연구를 계속해 1628년 『심장의 운동De Motu Cordis』이라는 책을 저술하면서 형태학적·수학적·실험적 증거를 제시해 혈액이 순환한다는 사실을 증명했다. 그의 발표는 이론적인 면과 해부학적인 면에서 흠잡을 데가 없었고, 혈액순환을 실험적이고 정량적으로 확실히 증명함으로써 이전의 연구자들보다 학문 수준을 한 단계 더 끌어올렸다는 평가를 받았다. 따라서 혈액순환 이론은 하비에게서 유래했다는 이야기를 듣게 되었다.

하비는 그 후에도 해부학, 생리학, 발생학 등의 연구를 계속했으며, 1651년에는 또 하나의 명저 『동물의 발생De Generatione Animalium』을 출판하면서 그전까지 진리로 받아들여지던 전성설을 부정하고, 시간이 경과하고 성장하면서 배胚에서 각종 기관이나 조직이 점차적으로 형성된다는 후성설을 주장했다.

찰스 1세Charles I의 어의로서 케임브리지 대학 교수 등을 지낸 하비는 인체에서 일어나는 모든 기능을 연구하는 데 수량적인 측정법을 도입한 최초의 학자라고 할 수 있다.

혈액순환의 증명

하비도 젊었을 때는 갈레노스의 책을 열심히 공부했다. 그러나 이해가 되지 않는 부분이 하나둘 생겨나면서 직접 확인해보기로 마음먹었다. 이 시기에 그의 스승 파브리치우스가 정맥판을 발견해 "혈액은 동맥과 정맥을 통해 따로따로 순환하며, 이 두 혈관의 유일한 연결 장소는 심장막에

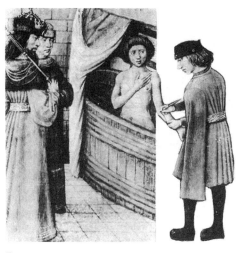

존재하는 미세한 구멍이고, 동맥피는 몸속에 빨려 들어간다"라고 한 갈레노스의 이론을 반박했다. 이뿐만 아니라 정맥의 혈액은 심장을 향해 흘러가며 반대로 거슬러 흐르지 않도록 곳곳에 마개가 붙어 있다고 주장했다.

의사 역할을 하는 이발사가 왕자의 피를 뽑아내는 모습
왼쪽에 왕이 보인다.

하비는 파브리치우스의 주장이 옳다고 생각했다. 하지만 심장을 인체의 중심으로 생각하고, 심장을 통해 혈액순환이 이루어질 것이라는 이 이론은 과학적 증거가 부족했다. 이론은 세웠지만 증명이 문제였던 것이다.

하비는 우선 해부를 해보았다. 베살리우스는 그에 앞서 갈레노스가 주장한 심실로 통하는 작은 구멍이 존재하지 않는다고 이미 발표했다. 하비는 베살리우스의 기술이 옳다는 것을 직접 눈으로 확인했다. 그리고 파브리치우스가 발표한 정맥판도 다시 한 번 살펴보았다. 사람의 시신은 물론이고 동물들도 손에 잡히는 대로 해부해 심장에서 나오는 동맥과 정맥이 나뭇가지처럼 뻗어 있는 것을 관찰했다. 살아 있는 토끼와 개구리를 해부해 피의 흐름을 관찰하기도 했다. 그는 자신이 관찰한 것을 기록으로 남기면서 혈액은 순환한다고 주장했다. 그러나 확실한 증거를 제시하지는 못했다.

하비는 다음으로 혈액의 양을 측정해보았다. 혈관을 흐르는 피는 좌심실에서 배출된 것이다. 성인의 좌심실의 부피가 56ml 정도이고, 맥박이 분당

75회 뛴다고 가정하면, 하루 동안 심장에서 배출되는 혈액의 양은 56ml × 75회/분 × 60분/시간 × 24시간/일=6,048,000ml= 6,048L다. 하루에 심장에서 배출되는 혈액의 양은 평균적인 어른의 체중보다 자그마치 100배에 달했다(6,048kg/60kg =100).

이론적으로 이것은 불가능했다. 어떻게 사람이 자신의 체중보다 100배나 많은 혈액을 죽는 날까지 매일 만들 수 있을까? 하비는 동맥피와 정맥피는 같은 것이며, 동맥피가 몸속으로

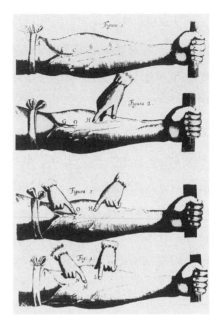

피의 순환을 증명하기 위한 실험
팔을 묶으면 정맥에 피가 차는 것을 나타낸 그림으로, 하비가 쓴 책에 실려 있다.

흡수되는 것이 아니라는 결론을 내렸다. 그러므로 혈액은 순환해야 하는 것이다.

하비는 혈액순환 이론이 옳다는 생각을 완전히 굳혀가고 있었으나 모두를 납득시킬 만한 증거를 찾는 데 어려움을 겪고 있었다. 그러던 중 뱀을 이용해 실험을 하면서 실마리를 찾기 시작했다. 그가 찾은 세 번째 증거는 뱀의 혈관을 묶어 관찰하면서 발견되었다. 뱀의 대동맥을 묶으면 심장에 피가 모이지만, 뱀의 대정맥을 묶으면 심장에 피가 고이지 않는 현상을 발견한 것이다. 즉 심장의 피는 대동맥을 통해 나갔다가 대정맥을 통해 들어오는 것이다. 피가 혈관을 통해 한 방향으로 흘러간다는 것이 증명되었다.

이것을 발견한 순간 하비는 머리가 갑자기 또렷해지면서 또 다른 증거가 떠올랐다. 붕대를 매어 동맥을 누를 경우에는 붕대의 위쪽에 피가 고이지만, 정맥을 누르는 경우에는 붕대 아래쪽에 피가 고이는 현상이 이미 알려져 있었던 것이다. 하비는 자신의 팔목을 구부려 동맥이 뛰는 것을 관찰한 후 끈으로 팔을 묶어보았다. 예상대로 피가 통하지 않는 아래쪽은 동맥피를 공급받지 못해 피부가 파랗게 변했다. 개구리와 토끼를 이용해 실험을 반복했을 때도 결과는 마찬가지였다. 동맥피는 심장의 강한 수축력에 의해 흐르므로 동맥을 끊어버리면 몸속의 피가 밖으로 흘러나가면서 사망한다는 생각이 떠올랐다. 어떻게 생각해보아도 혈액순환은 틀림없는 사실이었다. 뱀에 물리는 경우 혈액이 순환하기 때문에 뱀의 독이 온몸에 퍼지는 것이 아닌가?

하비의 관찰, 계산, 실험에 의해 혈액순환이 증명되었고, 그 이후 하비의 혈액순환 이론에 적극적으로 반대 의견을 내놓은 사람들은 현저히 줄어들었다. 하비의 이론이 다른 학자들의 동의를 구하는 데 성공한 것이다. 그러나 하비는 동맥피가 어떤 경로를 통해 정맥으로 흘러가는지는 증명하지 못한 채 눈을 감았다.

하비가 위대한 이유

하비의 별명은 '근대 생리학의 창시자'다. 하비에 앞서 인체 해부를 연구했던 베살리우스는 하비와 비교해 '근대 해부학의 창시자'라고 한다. 그는 어떻게 이런 별명을 얻게 되었을까?

그것은 그가 시대를 뛰어넘는 업적을 이루었기 때문이다. 하비가 활약한 시기는 17세기였지만, 그때까지도 갈레노스의 책은 의학계에서 절대적인 위치를 차지하고 있었다. 당시 유럽을 지배하고 있던 종교계에서 갈레노스의 책은 신의 마음과 뜻이 담긴 가장 훌륭한 책으로 규정되고 있었고, 이에 따라 갈레노스에 대해 반대 이론을 내놓은 학자는 이단으로 몰려 처형당하는 분위기였다. 비록 베살리우스의 활약으로 수십 년 전보다 분위기가 완화된 것은 사실이지만, 그렇다고 해서 종교재판을 면할 길은 없던 상황이었다. 스페인의 세르베투스는 하비보다 훨씬 앞선 시기인 1553년 갈레노스의 심장 부분에 대한 설명이 틀렸다는 주장이 담긴 책을 발행했다가 이단으로 몰려 종교재판을 받고 화형당했다.

세르베투스는 실패했지만, 하비는 성공했다. 자신보다 앞섰던 선각자를 물리치고 하비가 근대 생리학의 창시자라는 별명을 얻은 것은 갈레노스라는 성역을 침범하기 위해 '관찰과 실험'이라는 전략을 세웠기 때문이다. 그는 목표를 달성하기 위해 완벽한 전술로 전투에서 승리를 이끌어내며 갈레노스가 건설해놓은 성을 함락시켰다. 이 과정에서 하비는 관찰과 실험의 중요성을 후세에 가르쳐주었고, 여기에 그의 위대함이 있다.

베살리우스, 앙브루아즈 파레Ambroise Paré(1510~1590, 외과학의 아버지), 파브리치우스에 이어 하비를 통해 강조된 직접적인 연구, 관찰, 실험의 중요성은 그 뒤를 잇는 학자들이 이런 기법을 통해 학문적인 발전을 크게 이루게 하는 원동력이 되었다.

역사 속에서 볼 수 있는 학자들의 보수적인 태도

하비는 시대를 초월하는 뛰어난 업적을 남겼다. 그러나 이러한 그의 업적에 대해서도 반론이 있었고, 하비 또한 이를 두려워했다.

하비는 혈액순환 이론을 완성하는 결과를 1616년에 얻었으나, 이를 책으로 발표한 것은 1628년이다. 그는 반론이 두려워 자신의 이론에 좀 더 확실한 근거를 마련하기 위해 약 12년을 보낸 것으로 보인다. 이렇게 했음에도 하비의 저서가 발간되었을 때 그를 미친 사람으로 취급하는 이들이 많았고, 그의 진료실을 찾는 환자 수가 크게 줄어들었다는 기록이 있다.

윌리엄 크룩섕크William Cumberland Cruikshank가 1790년에 남긴 글에서 볼 수 있듯이, 자신이 그동안 알고 있던 사실이 틀렸다는 것을 인정해야 하는 순간에 학자들은 대개 보수적인 태도를 취한다.

하비의 반대론자들은 하비의 저서가 발표되었을 때 그의 이론이 틀렸다는 것을 증명하기 위해 애썼다. 그러나 그들이 노력하면 할수록 하비의 이론이 옳다는 결과가 나오자, 다음에는 하비의 이론이 오래전부터 알려져 있던 것이라고 주장했다. 그런데 하비 외에는 그 사실을 알지 못했다는 것이 또 증명되자 하비의 발견은 의학에 아무런 영향도 주지 못하는, 있으나 마나 한 발견이라고 태도를 바꾸었다.

혈액순환설 이후의 학자들

역사를 공부하다 보면 가끔 만물박사가 등장하곤 한다. 고대 그리스의 아리스토텔레스가 여기에 속하며, 중세의 레오나르도도 마찬가지다. 우리나라의 정약용도 이에 뒤지지 않으며, 근대의 루이 파스퇴르Louis Pasteur (1822~1895)도 전공을 꼭 집어낼 수 없을 정도로 다재다능한 과학자였다. 여기에 또 한 명을 보태자면 크게 알려지지는 않았지만, 17세기에 의학계를 빛

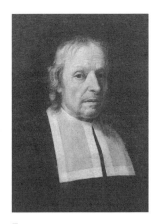
마르첼로 말피기

낸 이탈리아의 마르첼로 말피기Marcello Malpighi (1628~1694)를 들 수 있다.

이탈리아 볼로냐 대학교에서 해부학 교실을 이끌던 그는 생물학 연구를 목적으로 현미경을 처음 사용한 사람이었다. 따라서 조직학의 창시자로 간주할 수 있다. 발생학을 연구한 발생학자이고, 식물병리학자이자 동물학자였다. 그는 적혈구를 발견하는 등 인체와 동식물 조직을 연구해 자신의 관찰 결과를 많은 기록으로 남겼다.

곤충류는 고등동물과 달리 신장으로 노폐물을 배출하지 않는 대신 노폐물을 배출하는 다른 관이 있다는 것을 발견하고 자신의 이름을 본떠 말피기관이라 이름 붙였고, 그때까지 알려지지 않은 신장의 작은 구조물을 발견해 말피기소체라 명명하기도 했다. 그의 대표 저서로는 『식물 해부학 Anatome Plantarum』이 있다.

그가 다방면에서 이룩한 업적 중 단연 으뜸은 1661년 모세혈관을 발견한 것이다. 혈액순환이라는 당시로서는 감히 상상조차 하기 어려운 진리를 밝혀낸 하비가 동맥에서 정맥으로 연결되는 곳이 어디인지 모른 채 임무를 마치자, 다음 타자로 등장한 말피기가 하비가 죽은 지 4년 만에 현미경으로 모세혈관을 발견한 것이다. 그는 이 모세혈관을 통해 동맥의 피가 정맥으로 전해진다는 사실을 확인함으로써 혈액 순환이론을 완성했다.

말피기의 몸은 자신의 유언에 따라 사후 30시간 뒤에 부검이 이루어졌다. 부검 결과 그의 오른쪽 신장은 심각하게 손상되어 있었고, 방광에서는 작은 결석이 여러 개 발견되었다. 또한 왼쪽 심실은 비후해져 있었고, 뇌

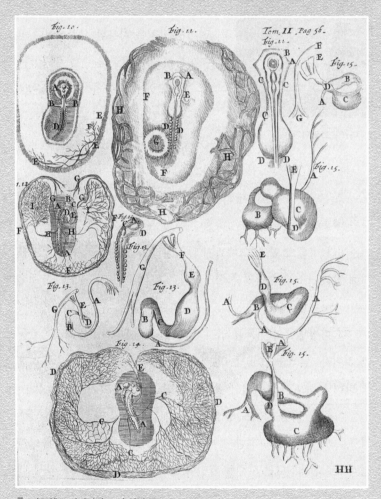

마르첼로 말피기가 그린 심장 구조도

혈관에도 문제가 있다는 것이 판명되었다. 그는 죽기 전에 자신의 여러 질환을 이미 깨닫고 부검을 유언으로 남긴 것일까?

말피기의 뒤를 이어 타석에 나온 리처드 로워Richard Lower(1631~1691)는 수혈법 연구로 의학의 역사에 이름을 올린 인물이다. 1667년 그는 동맥피와 정맥피의 차이는 호흡 때문에 발생하는 것으로 호흡 시 폐에서 일어나는 생체 기능 때문에 혈색이 바뀌게 된다고 발표함으로써, 누상에 나가 있던 하비와 말피기를 모두 불러들이는 적시타를 쳤다. 그의 업적은 1669년에 출간된 『심장의 형태와 기능Tractatus de Corde』에 남아 있다.

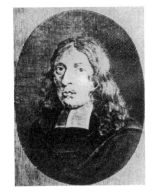
■ 리처드 로워

하비의 행운과 유산

그럼 하비가 손에 넣은 행운과 그가 남긴 유산은 무엇일까?

첫째, 하비는 케임브리지 대학교에서 교수를 지낸 영국의 대표 지식인이었다. 영국은 유럽의 역사에서 드러나듯이 대륙의 나라들보다 나라와 민족 간의 전쟁 위험이 낮은 편이었으므로 국가가 군대를 가져야 할 개연성이 적었고, 따라서 다른 나라들과 비교할 때 왕권이 강하지 못했다. 뒤집어서 이야기하면 국민들이 왕의 권리를 최소화하기 위해 노력했고, 그 결과 민주정치의 역사를 되새겨볼 때 세계에서 가장 먼저 민주주의가 발전한 나라였다. 그런데 하비는 왕에게 충성을 맹세하는 왕당파적인 정치

견해를 지닌 사람이었다. 그는 찰스 1세가 내란에 굴복해 사형을 당할 때도 왕에게 충성을 맹세할 정도로 왕도 정치 신봉자여서, 아무리 옳은 이론이라도 왕권을 축소해야 한다고 생각한 사람들에게는 공격의 대상이 될 수밖에 없었다. 이런 어려움 속에서도 그의 논리가 받아들여진 것은 그의 논리에 전혀 빈틈이 없었기 때문이라고 할 수 있다.

그의 왕당파적 견해가 연구에 반드시 나쁜 결과를 미친 것은 아니다. 찰스 1세의 어의로 봉직하는 동안 실험에 필요한 동물을 쉽게 구할 수 있었고, 보이지 않는 후원을 받아가며 소신껏 연구할 수 있었기 때문이다.

둘째, 혈액순환은 세계적으로 하비의 업적으로 공인되어 있다. 그러나 그에 앞서 많은 선배와 동시대인이 하비와 비슷한 생각을 했다는 것도 분명한 사실이다. 단지 하비에 의해 그 이론이 증명되기까지 공중에 떠 있었을 뿐이다. 이는 과학의 역사에서 흔한 일이지만, 현대에 이르러서는 연구자의 수가 많아지고 통신이 발달하면서 새로운 발명이나 발견 가능성이 감지되면 동시다발적으로 다른 여러 장소에서 비슷한 연구가 이루어지기 때문에, 누구의 업적인지 구별하기 어려워질 가능성이 높다.

이와는 대조적으로 통신의 발달은 자신의 주장을 단시간 내에 전 세계로 공표할 수 있게 만들어 여러 잡지나 매스컴, 인터넷을 통해 독창성과 시간적 우위를 차지할 수 있게 했다. 과학의 발달은 참으로 많은 변화를 가져다주었고, 앞으로도 더 많은 예상치 못한 변화를 가져다줄 것이다.

셋째, 인체 내부와 외부 환경의 부조화로 질병에 걸린다는 원리에 따르면 갈레노스의 4체액설은 인체 내부의 환경을 결정하는 네 가지 액체를 이용해 질병을 해결할 수 있다는 논리의 바탕이 되었다. 그런데 사람의 힘으로 점액, 황담즙, 흑담즙을 조절할 수는 없고 혈액을 외부에서 만들어서 더 넣어주는 것도 불가능했으므로, 내부 환경을 조절하는 유일한 방법은 혈액을 몸 밖으로 배출하는 것이었다. 이를 사혈 또는 방혈이라 하는데 이 방법은 갈레노스 이후 멀게는 20세기가 시작될 때까지 의학에서 널리 행해진 대표적인 치료법 중 하나였다.

　피를 빼내는 것이 치료법이라면 가장 먼저 드는 의문은 '어느 위치에서 얼마나 많은 양의 피를 빼내야 가장 좋은 치료 효과를 얻을 수 있느냐'는 것이다. 갈레노스 이후 1500년 이상이 흐르는 동안 사혈에 관심을 기울인 의학자들은 자신들의 비법을 토대로 각자의 견해를 설파해왔으나 하비의 혈액순환 이론은 이 질문 중 위치에 대한 문제를 깔끔하게 해결해주었다. 어차피 피는 온몸을 돌아다니고 있으므로 병이 생긴 부위로부터 먼 곳에서 피를 뽑든 가까운 곳에서 뽑든 아무 상관이 없었다. 중세에서 근대로 접어들어 의학 역사에 굵직한 족적을 남긴 발견이 꾸준히 이어졌지만, 19세기가 되어 백신 개발, 미생물에 의한 감염병 발생, 세포의 이상이 질병을 일으킨다는 사실이 알려진 후에도 질병 치료법에는 큰 발전이 없었다. 그런 까닭에 사혈은 오래도록 질병 치료를 위한 아주 훌륭한(?) 방법으로 남아 있었다.

　사혈과 반대로 피를 공급해 질병을 해결하려는 노력이 하비가 활약한 직후에 널리 행해졌다. 주로 영국과 프랑스에 수혈에 관심을 가진 이들이 많았으며 그중 로워가 대표적이었다. 초기에는 동물을 이용해 한 동물로부터 피를 뽑아 다른 동물에게 넣어주는 실험을 했다. 간혹 피를 받고도 죽지 않는 경우가 있기는 했지만, 대부분은 실패로 돌아갔다. 지금은 병원이나 헌혈의 집에서 피를 뽑는 경우 피를 모으는 시험관이나 팩에 혈액 응고를 방지하는 물질이 묻어 있지만, 혈액 응고 방지제가 없었던 17세기에는 수혈이 어려울 수밖에 없었다. 피는 혈관 밖으로 나가자마자 응고 과정이 진행되므로, 응고가 일어나기 전에 다른 동물에 주입하기 위해서는 훨씬 더 좋은 기구가 필요했다.

혈액형에 대한 개념이 없었던 것도 수혈에 실패한 원인이었다. 우리가 잘 알고 있는 ABO식 혈액형은 1901년에 카를 란트슈타이너Karl Landsteiner (1868~1943)가 발견했고, 그는 이 공로로 1930년 노벨 생리의학상을 수상했다. 혈액형이 다른 피가 서로 섞이면 침전물이 발생하므로 혈액순환에 문제가 생겨 심하면 죽음에 이를 수도 있다. 간혹 동물실험에 성공해 사람에게 시도되기도 했지만 부작용으로 사망하는 경우가 계속되자 각국 정부는 사람에게 수혈하는 것을 법으로 금지하기도 했다. 오늘날 의학에서 헌혈과 수혈이 널리 이루어지고 있는 것은 20세기에 혈액형이 발견되고 혈액응고 방지제가 개발되었기 때문이다.

05

두창이
세상을 떠나기까지

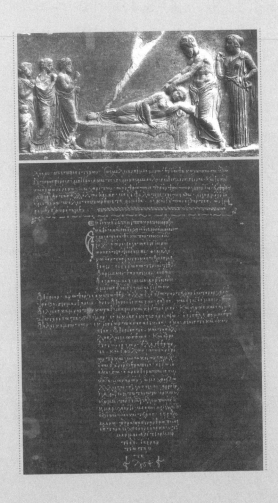

"**천연두**는 예로부터 두창 또는 마마로 알려져 있던 질병이다."

이는 나이가 지긋한 사람들에게 익숙한 질병인 천연두를 소개할 때 사용하는 표현이지만, 필자는 이 표현을 좋아하지 않는다. 과거에 두창 또는 마마로 알려져 있던 질병이라면 오늘날에도 천연두 대신 두창 또는 마마라고 부르면 되기 때문이다. 그런데도 일제의 잔재인 '천연두'가 우리생활에 깊이 파고들어 있어 익숙한 표현으로 받아들여지는 것이 안타까울 뿐이다.

인류에게 가장 폭넓게, 가장 오래 영향을 미친 바이러스 중 하나인 두창 smallpox, variola 바이러스는 오래 전부터 대규모 발생과 소규모 발생을 수시로 반복하면서 수많은 목숨을 앗아간, 인류와는 도저히 공존할 수 없는 바이러스다. 스몰 팍스smallpox라는 이름은 그레이트 팍스great pox 또는 라지 팍스large pox라 불리던 매독과 구별하기 위해 붙인 이름으로 정식 용어는 570년에 제정된 버라이얼러variola이지만, 아직도 많은 사람들이 스몰 팍스라는 이름을 버리지 않고 있다.

약 220년 전 에드워드 제너 Edward Jenner(1749~1823)가 두창 예방접종법을 개발했고, 1966년 세계보건기구 World Health Organization: WHO에서 두창 박멸 운동을 전개했다. 그리고 세계보건기구는 1977년 10월 소말리아에서 발생한 마지막 환자와 1978년 실험실 사고로 발생한 두 명의 환자를 끝으로 지구상에서 두창이라는 질병이 완전히 사라졌다고 1979년 공식적으로 발표했다. 그러나 연구 목적으로 허락을 받은 일부 실험실에서 두창 바이러스를 완전히 폐기하지 않은 채 보관해오고 있으며, 허가를 받지 않은 일부 실험실에서도 두창 바이러스를 폐기하지 않았다는 사실이 최근까지 매스컴에 공공연히 오르내렸다. 생물무기로서의 사용 가능성이라는 점에서 두창 바이러스는 보툴리누스균, 탄저균과 함께 3강 체제를 이루고 있다.

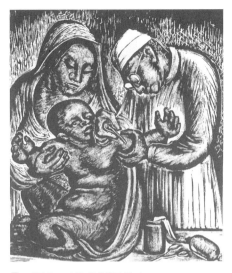

나무에 조각한 예방접종 장면
레오폴드 멘데스(Leopoldo Méndez), 1935년 작

일부에서 우려하는 대로 앞으로 두창에 걸릴 위험이 높아져 전 세계인들이 다시 예방접종을 받아야 하는 시기가 곧 닥쳐올 것이라고 섣불리 예단하기는 어렵지만, 어찌 됐든 두창은 백신이 가장 크게 효과를 거둔 질병이고, 지금까지 인간의 노력에 의해 절멸된 유일한 감염병이다. 한때는 갓 태어난 신생아들과 그 부모, 조부모를 공포에 떨게 했던 두창이 이제 인간세계에서 완전히 사라져버린 것이다. 일단 감염이 되면 '곰보'라는 별명을 얻게 할 정도로 얼굴이 만신창이가 되어버리기 때문에 예방접종이 필수적인 질환이었지만, 이제는 예방접종조차 필요가 없어졌다.

18세기 말에 도입된 공중보건 분야의 가장 획기적인 기여 중 하나라고 할 수 있는 종두법의 도입에 대해 알아보도록 하자.

아즈텍 문명의 멸망

크리스토퍼 콜럼버스Christopher Columbus(1451~1506)가 도달한 후 유럽인들에 의해 아메리카 대륙에 자연스럽게 전파되기 시작한 두창은 카리브 해 사람들을 죽음으로 마구 내몰기 시작했다. 오늘날의 도미니카공화국과 아이티로부터 전파되기 시작한 두창이 푸에르토리코와 쿠바를 거쳐 확산된 것이다.

1519년 스페인의 에르난도 코르테스Hernando Cortes(1485~1547)는 550명의 병사를 이끌고 쿠바에서 멕시코로 쳐들어갔다. 아즈텍 문명이 번성하고 있던 오늘날의 멕시코는 금이 풍부하고, 부유하다는 소문이 있었기 때문이다. 아즈텍 문명의 중심지 테노치티틀란Tenochtitlan에 도착한 것은 그해 11월 초였다.

당시 아즈텍에서는 건축과 공학이 고도로 발전했으며, 오늘날 멕시코시티에 있는 수도는 큰 호수 중간에 일련의 섬들이 모여 있는 모습을 하고 있었다. 코르테스의 군대가 여기에 도달했을 때 그들은 탑과 사원에 놀라 꿈을 꾸고 있다고 착각할 정도였다.

아즈텍인들과 그들의 군주 몬테수마Montezuma는 이들을 자신들이 섬기는 신이 보낸 사람들로 알고 극진히 대접했다. 아즈텍인들은 언젠가 자신들을 다시 지켜주러 온다는 전설의 주인공이 그들이라 생각한 것이다. 그렇지만 코르테스는 몬테수마를 감옥에 가두어버린 후 많은 금을 요구했고, 코르테스는 몬테수마를 대신해 제국을 통치하기 시작했다.

1520년 봄 판필로 데 나르바에스Panfilo de Narvaez(1470?~1528)가 이끄는 또 다른 스페인 군대가 멕시코 동부 해안에 상륙했다. 그런데 하필이면 이들이 타고 온 배 안에서 아프리카 출신으로 추정되는 흑인 노예가 두창에 걸

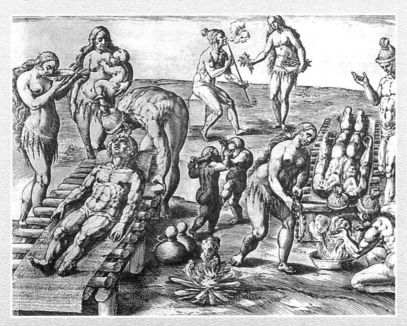

두창으로 고생하고 있는 남아메리카 인디언들
1591년에 조각된 작품으로 전통적인 치료법을 시도하는 모습이 보인다.

렸다. 스페인은 1510년부터 아프리카에서 아메리카 대륙으로 노예를 실어 나르기 시작했는데, 아프리카 노예를 데려온 목적은 카리브 해 사람들을 대신해 금 광산과 사탕수수 밭에서 일할 노동력을 확보하기 위한 것이었다. 아프리카에서 노예를 실어오는 데는 상인뿐 아니라 군대가 관여하는 경우도 많았다.

나르바에스의 상륙 소식을 들은 코르테스는 자신의 군대를 불러 모아 한판 싸움을 계획했다. 같은 나라의 군대이기는 했지만, 이미 왕의 명령 밖에 있던 코르테스가 금을 비롯한 이익을 혼자 챙기기 위해서는 계급이 더 높은 나르바에스의 군대와 싸움을 할 수밖에 없었다. 이 싸움에서 코르테스는 승리했으나 아프리카인들로부터 전파된 두창이 코르테스의 부대에 전해지는 바람에 전투력에 손실이 발생했다.

게다가 아즈텍인들은 코르테스가 떠난 뒤 남아 있던 스페인들에게 반기를 들고 독립을 위한 싸움을 시작했다. 나르바에스는 철수했고, 식량도 부족하고 적당한 배편도 확보하지 못한 코르테스는 남아 있는 군대에 필요한 식량을 얻기 위해 단 하나의 방법 즉 원주민을 정복해 식량을 갈취해야만 하는 상황에 놓이게 되었다. 상황이 불리한 데도 코르테스는 아즈텍을 정벌하기 위해 출발했다. 그렇지만 지형에 능하고 군사작전에서도 코르테스 군대에 뒤질 것이 없었으며, 수적으로도 훨씬 우세한 아즈텍인을 당해낼 수 없었다. 또한 한 차례 전투를 치르면서 스페인인들에게 반감을 품고 있던 아즈텍인들에게 패배한 것은 당연한 이치였다.

코르테스가 정신을 차렸을 때는 1차 전투가 끝난 다음이었다. 그들은 의식주를 해결할 수 없었으므로 정복하지 못하는 싸움은 곧 죽음을 뜻했다. 그런데 이때 아즈텍인 사이에서 두창이 유행하기 시작한 것이다. 아즈텍 군대의 사기는 형편없이 떨어져 싸움에 나서기보다 물러서는 사람들이 훨씬 많아지면서, 코르테스가 부하들을 거우 규합해 쳐들어간 2차 전투에서부터 전쟁 양상이 달라지기 시작했다. 불과 수주 만에 두창이 테노치티틀란 전역에 퍼져 전 인구의 4분의 1이 사망했고, 두창은 나라 전체로 퍼져갔다.

결국 코르테스 군대는 예상을 뒤엎은 승리로 1521년 승리의 깃발을 다시 꽂을 수 있었고, 이것으로 아즈텍 문명은 역사에서 완전히 사라지고 말았다. 그렇다고 이 승리가 스페인 군대의 뛰어난 능력 때문은 아니었다. 어려서부터 두창에 면역력이 있던 코르테스 병사들과 달리 면역력이 전혀 없었다. 아즈텍인들은 두창에 걸린 코르테스 병사들에게 전염되어 수많은 이들이 사경을 헤매다 죽어가곤 했다. 전의를 상실한 그들은 1차 전투에서 크게 승리를 하고도 제대로 전투를 지속하지 못한 채 스페인 병사들에게 나라를 내주고 역사 속으로 사라져야만 했다.

두창의 역사

두창은 수천 년 전부터 인류에게 알려진 질병이다. 두창이 언제부터 기록에 나타나는지 정확히 판단하기는 어려우나 기원전 500년 이전부터 고대 그리스 아테네를 공포에 떨게 했던 감염병의 원인을 두창이라 주장하는 이론(그 원인이 페스트, 홍역, 발진티푸스 등이라는 이론도 있다)이 있을 정도로, 인류의 고대 문명 발생 시기부터 우리와 함께해온 질병 중 하나라고 할 수 있다.

18세기 100년 동안 유럽에서 두창으로 목숨을 잃은 사람은 6000만 명으로 추정되고 있으니 두창이 아니었으면 인류는 오래전부터 심각한 인구 문제에 직면했을지도 모를 일이다. 두창은 이와 같이 인간 생명을 좌우하

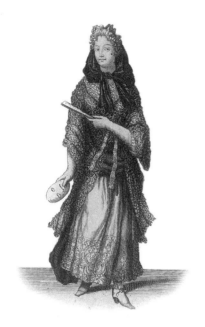

두창 자국이 남은 런던 여성

는 무서운 질병이었지만, 일단 회복된 사람은 이 병에 다시 걸리지 않는다는 것은 오래전부터 알려져 있었다.

중국, 인도, 아라비아 등 아시아 국가들에서는 수세기 전부터 나름의 두창 예방법을 고안해 실시하고 있었으나, 서양에서는 18세기가 되어서야 동양을 방문한 몇몇 관찰력 있는 사람들에 의해 그 예방법이 전파되기 시작했다.

중국에서 오래전부터 실시한 두창 예방법은 인두접종법 variolation 이라는 것으로 이 방법은 환자의 수포로부터 뽑아낸 액체를 정상인의 피부에 소량 주입하는 방법이었다. 이를 현대적으로 해석하면 낮은 수준의 예방주사와 같은 원리라고 할 수 있다. 이 방법은 정상인을 환자로 만들어버릴 가능성이 있는 효과적이지 못한 방법이었으나 운이 좋으면 효과를 볼수도 있었으므로 이란과 터키 등으로 전해졌고, 18세기가 되어서야 영국의 해외 사절이던 터키 대사의 아내 메리 몬터규 Mary Wortley Montagu(1689~1762) 를 통해 영국에 처음 소개되었다. 몬터규는 이 방법으로 자신의 아들, 영국 왕녀, 죄수, 고아 등에게 예방접종을 해 만족스러운 결과를 얻을 수 있었으며, 특히 1722년 왕실의 두 왕자에게 예방접종을 실시한 후 좋은 결과를 얻어 호평을 받았다. 그러나 이 방법은 장차 발병 가능성이 있는 사람들을 보호하기 위해 살아 있는 상태의 두창 바이러스를 직접 인체에 접종

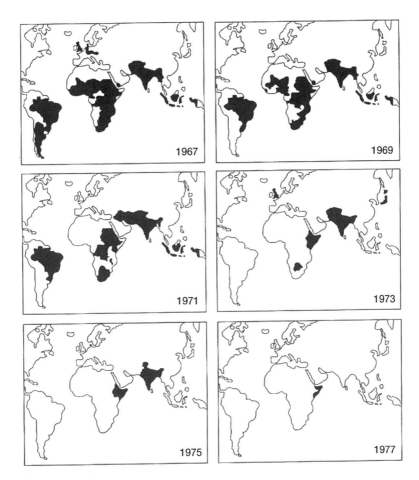

두창 감소 추이
1967년에 세계보건기구에서 두창 박멸을 위한 10년 계획을 발표하고, 예방접종 운동을 전개한 결과 두창 환자의 발생 분포 지역이 줄어드는 추이를 보여준다.

해 면역 기능을 증진시키는 방법이었으므로, 이를 통해 두창에 걸릴 위험이 있다는 점에서 널리 이용되는 데는 한계가 있었다.

영국이 아닌 유럽 대륙에는 몬터규의 아내가 접종을 실시한 그 무렵에 콘스탄티노플의 의사 에마누엘 티모니Emanuel Timoni를 통해 인두접종법이 알려졌다. 두창에 대한 대책이 전혀 없던 시기에는 이 방법 외에 다른 대안이 없었으나, 이따금 예방접종을 통한 감염으로 사망자가 발생하면서 의학자들 사이에 인두접종법 실시 여부에 대한 논쟁이 벌어졌다. 그로부터 수십 년이 지난 후에야 비로소 인류를 구원한 영국 의사 제너에 의해 훨씬 안전한 예방접종법이 개발되고 보편화되었다.

미국에서 처음으로 예방접종을 성공적으로 실시한 사람은 자브딜 보일스턴Zabdiel Boylston(1679~1766)이다. 그는 1721년 그의 두 아들과 두 하인에게 예방접종을 실시해 좋은 결과를 얻었고, 오랜 세월이 흐른 1749년 팸플릿으로 그 내용을 발표해 17%에 이르던 치사율을 1%로 낮추는 데 공헌했다. 이후 하버드 대학교의 벤저민 워터하우스Benjamin Waterhouse(1754~1846)는 현재의 예방법vaccination을 도입했으며, 미국 3대 대통령 토머스 제퍼슨Thomas Jefferson(1743~1826)은 미국에서 종두법이 보편화되는 데 일익을 담당했다.

인기 의사 제너의 등장

지금으로부터 약 220년 전, 영국의 버클리라는 마을에 제너라는 유명한 의사가 살고 있었다. 제너가 살았던 시기인 18세기 말에는 두창이 아동 사망의 가장 큰 원인 중 하나였다. 단지 증상만 알고 있을 뿐 원인이나 치료에 대해 전혀 알지 못했던 그 시기에는 일단 두창에 걸렸다 하면 의사의 치료 여부와 상관없이 죽음을 맞는 것을 당연하게 생각하던 시기였다. 두창에 걸린 환자는 체온이 높이 오르면서 신체 여러 부위에 부스럼과 종기가 생겨날 뿐 아니라 전염성이 강해 한 명의 환자라도 발견되는 날에는 마을 전체가 두창의 공포에 떨어야 하는 삭막한 시절이었다.

그보다 앞선 중세와 근대 초기에는 두창에 걸린 환자가 사용하던 침구 등을 적진에 던져놓고 적군에게 두창이 퍼지기를 기대하는 낮은 수준의 생물전이 자행될 만큼, 두창은 전쟁 무기로서의 가능성까지 지닌 공포의 질병이었다. 심각한 증상, 급속한 전파와 더불어 또 하나의 골칫거리는 운 좋게 살아남는다 하더라도 얼굴에 온통 우묵우묵한 마맛자국이 남는 것이었다. 인간은 사회적 동물이기에 예나 지금이나 남들과 어울리지 못하는 사람들의 고충은 이루 말할 수 없다.

늘 남을 위한 마음으로 살아가던 제너에게 두창이라는 질병은 항상 마음을 무겁게 하는 관심의 대상이자 타도의 대상이었다. 당시 유럽에서는 두창이 전체 사망 원인 중 정상을 달리고 있었고, 어떤 마을은 전체 인구의 40% 이상이 두창으로 사망하는 경우도 있었다. 한 가지 통계를 인용하자면 1760년 당시 런던의 전체 사망자 수 23만 4412명 중 두창으로 사망한 수가 2만 4234명이었고, 이 중 90% 이상이 10세 이하의 어린이였다. 따라서 의사라면 누구나 두창에 관심을 가질 수밖에 없었고, 제너 역시 두창에 관심을 기울이기 시작하면서 치료법과 예방법을 반드시 찾고야 말겠다는 다짐을 했다.

당시 영국에서는 사람뿐 아니라 소도 두창에 걸린다는 사실이 이미 알려져 있었다. 그런데 신기하게도 사람에게 바로 감염된 두창은 예후가 좋지 않아 사망에 이르는 경우가 많았지만, 소로부터 감염된 경우에는 피부에 붉은 발진이 나타날 뿐 전형적인 두창 증상은 발현되지 않았다.

목사의 아들로 태어난 제너는 21세이던 1770년에 런던의 의사 존 헌터 John Hunter(1728~1793)의 제자가 되어 의술을 배우다가 1773년 고향으로 돌아와 개업을 했다. 그는 환자들에게 매우 친절했으며, 항상 연구하고 공부하는 자세로 성실히 환자들을 대해 동네 사람들 사이에 신임이 두터웠다. 실

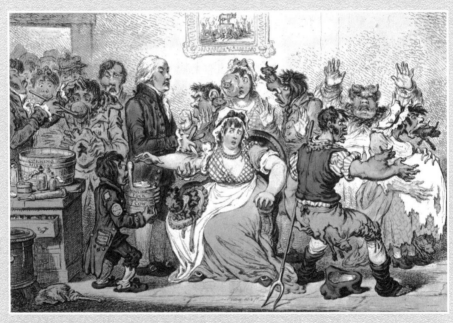

제너의 종두법이 시행된 런던의 성 판크라스 병원을 그린 만화
제임스 길레이(James Gillray), 1802년 작. 동물의 병이 전파될까 봐 걱정하는 사람들의 모습이 생생하게 표현되어 있다.

력은 물론 인격도 훌륭한 의사라는 소문이 널리 퍼져 있었다. 또한 대인 관계가 원만했을 뿐 아니라 음악을 비롯한 여러 가지 분야에 재능이 뛰어 났고, 모르는 일은 알고자 항상 노력해 마을 어른들부터 어린이들까지 그를 졸졸 따라다닐 정도로 마을에서는 인기인이었다.

제너는 환자들이나 마을 어린이들에게 틈나는 대로 여러 재미있는 이야 기를 들려주거나 함께 노래를 불렀다. 또 자신이 지은 시를 들려주는 등 생활의 모든 과정을 남들과 함께하며 보냈으므로 많은 사람들이 그를 따르고 좋아할 수밖에 없었다.

종두법의 발견

그러던 어느 날 제너는 아랫동네에서 신기한 소식 하나를 전해 들었다. 우두에 걸린 적 있는 우유 짜는 여성은 진짜 두창(사람의 두창)에 걸리지 않는다는 것이었다. 그는 이 이야기에 관심을 기울였고, 이를 통해 두창을 해결할 수 있으리라 생각했다.

제너는 실험을 통해 우두에 감염된 사람은 두창에 감염되지 않는다는 사실을 증명하고자 했으나, 목숨을 걸고 임상 실험에 응해줄 사람을 찾기는 쉽지 않았다. 연구가 제대로 진행되지 않아 가끔씩 마음이 가라앉을 때마다 스승인 헌터의 격려가 큰 힘이 되었다. 제너는 우두에 걸린 사람은 두창에 걸리지 않는다고 확신하고 있었으므로, 과거에 두창에 걸렸던 사람, 우두에 걸렸던 사람, 우유 짜는 일에 종사하는 사람들에게 자신의 실험에 참여해달라고 계속 권유했다.

그러던 중 드디어 제너 앞에 자원자가 나타났다. 그 마을에서 노동자로 생활하는 존 필립John Phillip이라는 62세의 노인이었다. 그는 아홉 살 때 우두에 걸린 경험이 있으며, 평소에 제너를 신뢰하고 있었다. 제너에게서 종두법에 관한 이야기를 들은 필립은 그 주장을 확신하며 자청해 실험에 임했다.

제너는 드디어 실험을 통해 자신의 가설을 연구할 수 있게 되었다. 우선 두창을 앓고 있는 사람을 찾아내 그 환자의 상처 부위에서 생성된 액체를 주사기로 뽑아낸 뒤 기대 반, 우려 반의 떨리는 마음으로 필립의 몸에 소량을 주사했다. 얼마간의 시간이 지나자 액체를 주사한 부위에 붉은 발진이 나타났다. 발진 부위가 며칠 동안 점점 넓어지고 어깨 부위에 약간의 통증을 일으키기는 했으나, 닷새째부터 상태가 호전되더니 완전히 정상으로 돌아오기까지 그리 오랜 시간이 걸리지 않았다.

두창에 감염될 상황을 만들어주었으나 필립은 감염되지 않고 정상으로 돌아옴으로써 일단 우두에 걸렸던 사람은 다시 두창에 걸리지 않을 것이라는 제너의 가설이 옳다는 것을 증명해주었다.

제너는 자신의 이 실험 결과를 토대로 두창 예방법을 고안하기 위한 연구를 계속했다. 그 실험 이후 전보다 실험 대상자를 찾기는 쉬웠으나 연구는 아주 느리게 진행되었다. 우두에 감염되면 두창에 걸리지 않는다고 생각한 제너는 정상인에게 인위적으로 우두를 접종할 계획을 세웠다.

희망자가 나타난 것은 1796년 어느 봄날이었다. 제너는 제임스 핍스James Phipps라는 소년에게 세라 넬름스Sarah Nelmes라는 처녀의 팔에서 얻은 우두를 접종하고 세심히 관찰했다. 당시 여덟 살이던 핍스는 접종 부위에 작은 발진이 생기고 열이 나는 등 예상한 것과 같은 증세를 보였을 뿐 더는 이상 증세를 보이지 않았고, 며칠이 지나자 완전히 정상으로 돌아왔다. 이 결과로 확신이 선 제너는 두창 환자의 상처에서 액체를 뽑아내어 핍스

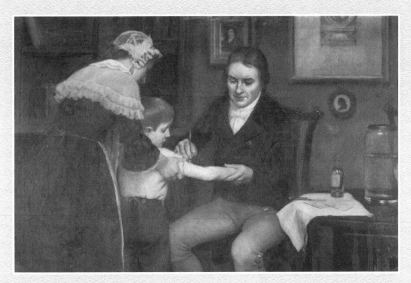

핍스 소년에게 종두법을 시행하고 있는 제너
어니스트 보드(Ernest Board), 1920년대 작, 제너가 제임스 핍스에게 첫 번째 예방접종을 하는 모습을 묘사했다.

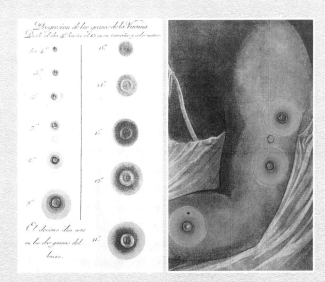

두창 예방접종 후 남은 흔적
스페인, 1803년

의 피부에 주사를 하고 관찰했으나 핍스의 몸에서는 아무런 이상 증세도 나타나지 않았다. 제너는 핍스에게 같은 실험을 수차례 반복했지만, 결과는 같았다. 마침내 제너는 핍스에게 예상한 대로 두창에 대한 면역이 생겼다고 확신했다.

종두법 발견의 뒷이야기

제너는 이 결과를 바탕으로 더 많은 사람들에게 같은 실험을 반복했으나 아무 문제도 야기되지 않았다. 실험에 참여한 모든 사람이 두창에 면역 효과를 나타내자, 제너는 그동안의 연구 결과를 토대로 종두법을 통해 두창을 완벽히 예방할 수 있다는 내용이 담긴 『두창 백신의 원인과 효과 연구An Inquiry into the Causes and Effects of Variolae Vaccine』를 1798년에 발간했다.

이와 비슷한 내용이 여러 문헌에서 발견되지만 "아무 문제도 야기되지 않았다"라는 구절은 사실과 다르다.

1791년 제너에게서 네 번째로 예방접종을 받은 메리 바지Mary Barge는 접종 부위에서 곧바로 붉은 발진이 돋기 시작해 온몸으로 번졌다. 며칠 후 두창 증상은 나타나지 않았으나, 원인조차 밝히지 못한 채 바지는 사망하고 말았다. 바지의 병력을 조사한 결과 그녀가 31년 전에 우두를 앓은 것이 확인되기는 했다. 그 후 오랜 세월이 지나 면역학이 발달하고 난 이후에야 바지는 역사상 최초의 과민 반응anaphylaxis 환자로 기록되었다.

제너는 자신의 책에서 우두접종법을 실시하면 두창에 걸리지 않으며 두창으로부터 완전히 해방될 수 있다고 공표했다. 훗날 파스퇴르가 라틴어

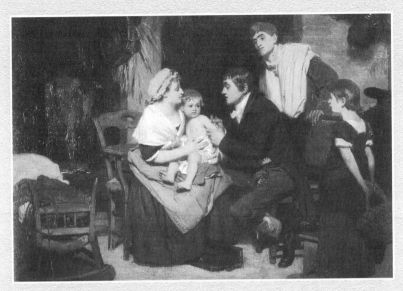

아이에게 접종 중인 에드워드 제너
외젠에르네스트 일마세르(Eugène-Ernest Hillemacher), 1884년 작

로 암소를 뜻하는 바카vacca에 착안해 예방접종vaccination(백신접종)으로 명명한 이 새 방법은 인류에게 신속히 보급되었고, 그전까지 소아 사망의 큰 부분을 차지하던 두창으로부터 완전히 벗어날 수 있었다. 영국의 마음씨 좋은 의사 제너 덕분에 인류는 자신들을 괴롭히던 질병 중 하나에서 해방되는 기쁨을 누리게 되었다.

제너의 책은 그가 경험한 23가지의 접종 기록을 분석해 저술되었다. 그는 20세에 의학 공부를 시작했으나 43세이던 1792년에 성 조지 병원 St. George's Hospital에서 받은 의학사 학위를 인정받지 못하고 있었다. 그러나 1798년에 왕립학회 모임에 참석하며 자신의 연구 결과를 발표했고, 마침내 64세에 옥스퍼드 대학교에서 의학사 학위를 받을 수 있었다. 이는 모두 종두법에 대한 공으로 얻은 결과였다.

종두법의 전파

현대인들이 보기에는 당연한 연구 결과이자 아무 문제가 없는 완벽한 업적이었지만, 종두법을 실시하는 데는 어려움이 따랐다. 다른 역사적인 사실이나 새로 발견된 진리와 마찬가지로 선구자는 외롭다는 사실을 깨달아야만 했던 것이다.

"사람의 몸은 하느님이 만든 신성한 것인데, 여기에 소의 병소를 주사할 수는 없다", "종두를 하면 사람이 소로 변한다", "언뜻 보아서는 제너의 방법이 효과가 있는 듯하다. 그러나 우리가 모르는 부작용이 나타날지도 모른다"라는 등 여러 소문과 반대 의견이 널리 퍼지기 시작했다. 특히 1798년에 결성된 영국 예방접종반대협회가 가장 격렬히 반대했다.

이해하기 어려운 다양한 형태의 반대 운동으로 제너가 발견한 종두법이 다른 모든 문명국에서보다 영국과 미국에서 법률적인 지지를 받지 못했다는 것은 참으로 아이러니한 일이다. 잉글랜드와 웨일스는 다른 모든 유럽의 나라들보다 더 높은 두창 발생률을 기록했으며, 미국에서의 두창 환자 발생 수도 두창과 관련해 통계를 낸 모든 나라 중에서 인도에 이어 2위를 기록했다.

제너는 모국에서 자신의 업적을 인정받지 못했으나 실망하지 않고 꾸준히 연구를 진행했다. 그의 뜻에 동조하는 여러 의학자들도 합세해 종두법에 대한 연구를 계속했고, 그들이 마주치게 되는 반대 의견에는 다양한 방식의 교육과 홍보를 통해 계몽하고자 노력했다.

그로부터 몇 년이 지나지 않아 두창이 다시 유럽을 휩쓸어버렸다. 당시 사람들에게는 불행이었으나, 제너의 종두법을 되도록 많은 이들에게 시험할 수 있었다는 점에서 후세 사람들에게는 좋은 기회가 되었다.

종두법의 효과는 완벽했다. 단 한 명의 예외도 없이 종두법의 효과가 증명되었고, 그때부터 종두법은 아무런 저항도 받지 않고 인류와 함께했다. 1802년 제너에게 1만 파운드의 연구비를 지급했던 영국 정부는 1803년 왕립 제너협회를 발족시켜 종두법을 널리 보급했으며, 프랑스 황제 나폴레옹 Napoléon Bonaparte은 1805년 제너에게 메달을 수여했다. 나폴레옹은 모든 프랑스 병사들에게 예방접종을 실시하고 의회에 압력을 가해 제너에게 상금을 수여하게 했다.

제너의 종두법은 유럽 전역으로 순식간에 퍼져나갔다. 만약 제너의 종두법이 발견되지 않았다면 지구상의 인구 증가는 더 더뎌졌을지도 모른다. 종두법은 당시 어린이 사망률을 떨어뜨리는 데 크게 공헌했으며, 사람들을 두창의 공포로부터 해방시켰고, 얼굴이 얽는 것을 방지해주는 등 위대한 업적을 세웠다. 또한 인류가 감염성 질환을 정복한 첫 번째이자 유일한 사례로 기록되었다.

면역학의 시초와 제너의 스승

제너의 종두법을 다른 관점에서 보면 면역학의 시초라 할 수 있다. 즉 인체의 면역 기능을 미리 항진시켜두었다가 유사시에 이를 이용하는 것이다. 역사적으로 똑똑한 사람들이 많았다면 제너의 방법에서 실마리를 얻어 수많은 예방접종법을 개발했음직도 하건만, 불행히도 그만 한 인물은 오랫동안 등장하지 않았다. 따라서 그의 아이디어를 이용해 새로운 예방접종법을 개발하기까지 약 100년이라는 세월을 그냥 보내야만 했다. 또 한 명의 천재 파스퇴르가 닭 콜레라의 병원성을 약화시켜 동물에 접종한

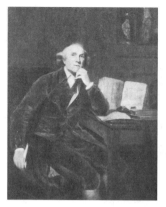
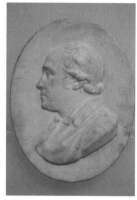

종두법을 개발한 에드워드 제너의 스승 존 헌터(왼쪽)
런던 과학박물관에 있는 존 헌터 석고상

것이 제너 이후 처음 실시된 예방접종이었으며, 모든 미생물학적 바탕이
든든하게 갖추어진 다음에야 면역에 대한 개념이 정립될 수 있었다.

위대한 의학자 제너에게 가장 큰 영향을 준 헌터는 18세기에 영국을 대
표하는 의학자 중 한 명이었다. 그는 제너에게 의학을 처음 가르친 사람이
며 제너가 연구 도중 실의에 빠질 때마다 끊임없이 격려해 오늘날까지 제
너의 이름을 남게 한 인물이다.

헌터는 그의 형 윌리엄 헌터William Hunter(1718~1783)가 세운 런던 최초의 의
학교인 그레이트 윈드밀 해부 학교에서 외과 의사로 활약하며 동맥류 제
거법 등을 연구한 의학자다. 그는 또한 성병에 많은 관심을 쏟아, 성병이
병원성을 가진 한 가지 매체를 통해(당시에는 미생물 개념이 없던 시기였다) 전파된다
는 자신의 가설을 입증하기 위해 임질 환자의 고름을 자신에게 직접 주사
하기도 했다. 이처럼 그의 학구적인 자세는 수 세대가 지나도록 의학자들
의 표본으로 존경받았으나, 정작 자신은 각종 성병에 감염되어 고생을 해
야만 했다.

런던에 자리한 잉글랜드 왕립 의과대학의 헌터 박물관Hunterian Museum에
는 그가 수집한 소장품들이 전시되어 방문객들을 맞이하고 있다. 후세의
역사학자 스티븐 파젯Stephen Paget(1855~1926)은 "파레는 외과의 기술을 진보
시켰고, 헌터는 외과의 과학화에 기초를 닦았다"라고 평가했다.

우리나라에서의 종두법

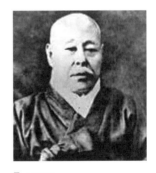

제너의 종두법은 그 후 동양으로 전파되
어 1848년 네덜란드 사람을 통해 일본에
처음 소개되었으며, 우리나라에는 1876년
7월 제1차 수신사로 일본에 파견된 김기수
일행을 수행해간 박영선(지석영의 아버지 지익룡의
친구이자 한의사로 지석영에게 의학과 한문을 가르친 인물)에
의해 종두법이 처음 도입되었다. 박영선은
도쿄에 머물 때 일본인 의사에게 종두법에

▌ 지석영

관한 책『종두귀감種痘龜鑑』을 얻어 지석영(1855~1935)에게 전해 그 내용을 가
르쳐주었으며, 지석영은 이때부터 서양 의학에 많은 관심을 기울이기 시
작했다. 지석영은 1879년 서울에 두창이 유행해 자신의 조카딸을 비롯해
많은 어린이들이 생명을 잃자 서양 의학을 바탕으로 한 종두법 연구에 젊
음을 바치기로 결심했다.

1879년 9월부터 부산의 제생의원에서 약 2개월간 종두법을 배운 후 상
경한 지석영은 충청북도 덕산의 처가에서 당시 두 살이던 처남과 그 동네
사람들을 대상으로 종두법을 시술했다. 1880년 2월부터 한성(지금의 서울)에

우두국을 설치하고 우두를 보급하면서 우리나라에 종두법을 통한 두창 예방법을 전파하기 시작했고, 이때부터 서양에서 들어온 새로운 종두법이 우리나라에서 사용되었다. 지석영은 자신의 경험과 지식을 토대로 1885년 『우두신설牛痘新說』을 저술했다.

그러나 지석영보다 더 앞선 이들이 있었으니 그들은 정약용을 필두로 한 실학자이자 천주교 신자들이었다. 해외 문물을 접할 기회가 많았던 이들은 지석영보다 앞서 우두접종법을 받아들였으나 천주교를 탄압하던 당시 분위기에서는 아무리 좋은 방법이라 해도 널리 퍼뜨릴 수가 없었다. 이뿐 아니라 박제가가 1790년 처음으로 인두 접종을 실시하고 보급했다는 기록이 전해지고 있으며, 정약용은 마진(오늘날의 홍역)에 대한 내용을 주로 담은 『마과회통麻科會通』이라는 저서에 자신이 행한 종두법에 대한 기록을 남겨놓았다.

06

인간을 통증에서 해방시킨
사람들의 발자취

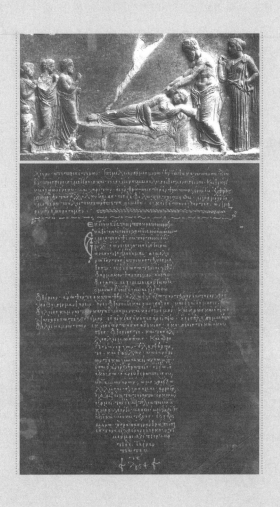

마취제 개발에 대해 이야기를 시작하려니 수술의 역사를 이야기하지 않을 수 없다. 마취제 개발이 수술을 일반화하는 데 크게 공헌했기 때문이다. 마취제가 본격적으로 사용되기 시작한 것은 19세기이지만 수술은 이미 그 이전부터 행해졌다. 따라서 마취하지 않고 통증을 모두 감내하며 수술을 받았을 것이라는 추측이 가능하다. 그러기에 알코올이나 아편 같은 마취 대용품을 쓴 것이다.

'외과학의 아버지'라는 별명이 붙은 16세기 프랑스 의사 파레는 수술에서 다루는 작업을 다음과 같이 다섯 가지로 분류했다.

① 비정상적인 것 제거하기
② 탈구된 것 복원하기
③ 뭉친 것 분리하기
④ 분리된 것 통합하기
⑤ 자연적으로 잘못된 것 바로잡기

수술의 대상이 된 질병 중 가장 오래된 것은 약 50만 년 전 자바 원인의 뼈에서 발견된 종양이라 할 수 있으며, 곪은 부위에 구멍을 내어 쓸모없는 액체를 빠져나오게 하는 방법은 원시시대까지 거슬러 올라가는 외과적 치료 방법 중 하나다. 또한 구석기 시대 유물에서 발견한 뼈바늘을 보고 상처를 꿰매는 데 이용했다고 추정하기도 한다. 원시인들도 찢어진 곳을 봉

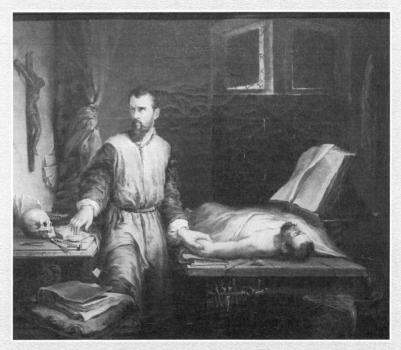

환자를 수술하는 앙브루아즈 파레
장바티스트 베르트랑(Jean-Baptiste Bertrand) 작

합하기 위해 여러 가지 처치 방법을 이용했으리라 추정되지만, 확실한 증거는 없다. 그러나 골절이 치유된 것으로 보이는 유골을 토대로 부목과 같은 골절 치료용 기구가 이용되었으리라 추정하는 것은 개연성이 높다고 할 수 있다.

파레의 정의를 받아들인다면 수술 흔적이 나타난 유물로 구멍 뚫린 머리뼈를 들 수 있다. 이 유골은 유럽 여러 지역과 잉카 문명 지역 등에서 수백 개나 발견되었는데 다양한 크기의 타원형 구멍이 뚫려 있는 것이 특징이다. 머리뼈에 구멍을 뚫는 수술의 역사는 기원전 5000년에서 1만 2000년 전까지로 거슬러 올라갈 수 있다. 구멍이 뚫린 부위 주변으로 새로운 뼈가 자라난 흔적(이를 가골이라 한다)을 볼 수 있으므로, 이 수술을 받은 사람은 그 뒤 꽤 오랫동안 생존해 있었을 것으로 보인다. 특징적으로 이와 같이 새로 자란 뼈의 흔적은 유럽보다는 남아메리카 유적에서 훨씬 많이 발견되는데, 이를 토대로 남아메리카 지역에 살았던 사람들이 유럽인들의 조상보다 수술 기술이 더 발전된 상태였다는 것을 알 수 있다. 무슨 연유로 이런 수술이 시행되었는지에 대해서는 여러 가지 견해가 있지만, 정신과적 치료를 위한 것, 두통이나 압박감 해소, 악령 추출 등이 그 이유로 거론되고 있다.

마취제의 초창기를 장식한 알코올과 아편

술과 수술에 대한 기록을 찾아 올라가면 여러 원시 부족 중에는 수술 시 환자는 물론이고, 의사도 술을 마신 후 수술에 임했다는 기록이 남아 있다. 그런데 현존하는 술에 대한 기술 중 가장 오래된 것은 이집트의 파피루스에 나와 있다. 파피루스에 남겨진 내용을 분석해보면 이집트인들은 여러 가지 종류의 맥주 제조법을 알고 있었고, 또한 맥주 이외에도 여러 가지 종류의 음료수를 제조한 것이 분명하다.

맥주를 비롯한 술을 제조하려면 효모에 대한 개념은 알지 못하더라도 효모를 이용하는 방법은 알고 있었어야 할 것이며, 이집트 파피루스의 기록이 기원전 약 1500년에서 2000년의 것이므로 인류가 술을 제조한 것은 그보다 훨씬 오래전임을 유추할 수 있다. 즉 인간의 역사가 시작되면서 알코올의 역사도 시작되었다고 생각한다. 따라서 고대인들도 알코올을 마시면 취한다는 사실을 알고 있었고, 적당량을 마시면 기분이 좋아지고 노래가 절로 나오며, 춤을 추다 넘어져 상처가 생겨도 평상시와 달리 통증이 감소된다는 사실을 익히 알고 있었을 것이다. 알코올을 마취제라 할 수는 없지만 상대에게 통증을 가해야 할 경우 술을 한 잔 권한 후 통증을 가하면 그 통증이 완화된다는 사실을 이용했다는 점에서 원시적인 마취법 중 하나라고 할 수 있으므로, 술을 진통제 또는 마취제의 역사와 분리해 생각하기 어렵다.

이가 없으면 잇몸으로 버틸 수 있지만, 마취제가 없으면 그냥 참아야 한다. 그런데 그냥 참는 것도 한계가 있으므로 다른 곳에 정신을 팔게 하는 식으로 수술 중 통증을 완화했을 것이다. 마약의 일종으로 분류되는 아편은 이미 수천 년 전부터 중국에 알려져 있었다. 인도에서는 대마초가 오래전부터 알려져 있었고, 이외에도 마약 성분이 함유된 물질들의 존재는 역사를 따지기 어려울 정도로 오랜 시간을 거슬러 올라가야 그 시초를 찾을 수 있다. 그런데 아편의 용도는 집단에 따라 다르게 사용되었다. 백인들은 수면 유도, 통증 완화에 이용했고, 중국과 아시아에서는 환각과 도취를 목적으로 이용했으며, 유럽에서도 역시 정신을 몽롱하게 할 목적으로 이용했다.

사실이라고 단정하기는 어렵지만 아편을 마취에 이용했다고 생각되는 최초의 기록은 기원전 700년경 호메로스가 쓴 서사시『오디세이Odyssey』에서 찾을 수 있다. 헬레네가 고통스러운 기억, 분노, 근심을 모두 날려주기 위해 약을 사용했다고 기록되어 있는데, 이것이 아편이라는 의견이 제기되었다.

의사이자 약물학자이며, 로마에서 외과 의사로도 명성을 날린 디오스코리데스 페다니오스Dioscorides Pedanios(40~90)는 77년(60년경에 저술했다는 기록도 있으나, 방대한 저술을 남겼다는 것을 보아 약관의 나이보다는 37세인 77년이 더 합당하다고 생각한다)에 저술한 자신의 책『드 마테리아 메디카De Materia Medica』에서 약 600가지에 달하는 식물을 줄기와 뿌리로 구분해 약효를 볼 수 있는 사용 방법을 기술하면서 마취 효과를 나타내는 식물을 소개했다. 그는 '의학 식물학의 아버지'라는 별명이 붙은 사람으로, 그가 남긴 책은 그 후 약 1500년 동안 서양의학에서 약용식물에 대한 고전으로 평가받았다. 실제로 만드라고라Mandragora를 마취제로 이용하는 방법은 로마시대에 시작해 오랫동안 이용된 방법이다.

이 외에도 잉카 문명인들과 아메리카 인디언들은 코카 잎을 씹어 통증 완화 효과를 보기도 했고, 중국의 양귀비는 아편의 효과에 만족해 여러 방면으로 이용하면서 이를 "기쁨의 식물"이라 칭했다는 기록이 있다. 또한 중국에서는 통증을 완화하기 위해 양귀비를 사용하기도 했다.

마취제의 시초 아산화질소

1774년에 새로운 기체의 존재를 알아낸 조지프 프리스틀리Joseph Priestly(1733~1804)가 이를 앙투안 라부아지에Antoine Laurent Lavoisier(1743~1794)에게 알려

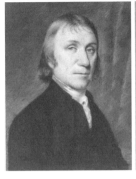 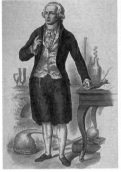 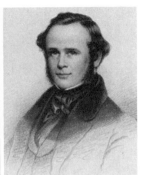

조지프 프리스틀리　　　　앙투안 라부아지에　　　　호러스 웰스

주면서 산소의 존재가 알려진 예를 비롯해, 18세기 후반으로 들어서면서 화학의 발전 속도는 매우 빨라지고 있었다. 특히 액체·고체·기체라는 개념을 알게 되면서 새로운 물질이 발견되는 경우 그 상태를 바꿔가면서 어떤 성질을 가지고 있는지 관찰하려는 경향이 생겨났고, 따라서 액체와 고체에 비해 발전 속도가 느렸던 기체에 대한 연구와 발전이 가속화되었다.

1798년에는 여러 기체에 대한 인체 반응을 연구하기 위한 연구소가 영국의 브리스틀에 설립되었다. 이 연구소의 설립자는 토머스 베도스Thomas Beddoes(1760~1808) 등이었으며, 약관의 의과대 학생 험프리 데이비Humphry Davy (1778~1829)가 베도스를 도와 연구에 종사했다. 이미 의학, 수학, 과학 등에 관심이 있던 그는 라부아지에의 『화학교과서』(1789)를 접한 후 화학에 더욱 관심을 쏟았고, 1797년에 쓴 열과 빛에 관한 논문을 베도스에게 보낸 것이 계기가 되어 새로 생긴 기체 연구소에 들어가게 된 것이다.

당시의 화학자 대부분이 그랬던 것처럼 데이비도 미지의 물질을 보면 냄새를 맡는 습관이 있었다. 소화불량과 두통으로 고생하던 어느 날, 아산화질소를 코에 대고 들이마시는 순간 기분이 좋아지면서 통증이 사라지는 것을 느꼈다. 데이비는 이 경험을 살려 얼마 후 발치를 할 때 다시 아산화질소를 흡입해 그 효과를 확인했으며, 이를 이용해 수술을 하면 통증을 꽤 줄일 것이라고 생각했다. 그리하여 1799년 아산화질소는 신체에 가해지는 고통을 감소시키는 특성이 있으므로 외과 수술에 아산화질소를 이용하자는 논문을 발표했다. 그러나 아쉽게도 이 논문에 관심을 기울이는 사람들은 거의 없었다. 결국 1844년 호러스 웰스Horace Wells(1815~1848)가 데이비가 쓴 논문을 참고로 마취법을 연구하기까지 이 논문은 45년이라는 세월을 잠들어 있어야 했다.

훗날 제자인 마이클 패러데이Michael Faraday(1791~1867)와 함께 전자기학에도 뛰어난 업적을 남긴 데이비는 광부들이 사용하는 안전등(데이비등)의 발견자이기도 하고, 칼륨, 나트륨, 칼슘, 스트론튬, 바륨, 마그네슘, 염소 등을 처음 발견하기도 했다. 두통으로 고생한 데이비는 수시로 아산화질소를 들이켜며 그 효과에 대해 자세히 알고자 노력했으며, 이 내용을 베도스에게도 소개했다. 아산화질소의 효과를 들은 베도스는 남성보다 여성이 실험 효과를 객관적으로 표현할 것이라고 생각해 여성을 대상으로 아산화질소의 효과를 실험하고자 했다. 실험에 참여할 여성을 모집하는 것이 쉽지는 않았지만 베도스는 자세하고 친절한 설명으로 실험 대상자들을 잘 설득했고, 시험 결과 얌전하던 여인들이 무척이나 기분이 좋아져 신나게 웃고 활발히 행동하며, 아무에게나 말을 걸고 이리저리 떠돌아다니는 것을 관찰할 수 있었다.

가끔씩 아산화질소를 흡입하곤 했던 데이비는 아는 사람들을 초대해 같이 아산화질소를 마시기도 했다. 이때 초대받은 데이비의 친구 중에서 철학자이자 시인인 새뮤얼 콜리지Samuel Taylor Coleridge(1772~1834)가 포함되어 있었다. 아산화질소를 흡입해 기분이 좋아지는 효과를 체험한 콜리지는 이

신비의 기체에 대해 글을 남겼고, 이에 따라 아산화질소에 대한 소문이 더 멀리 퍼져나갔다. 1800년에 설립된 왕립 연구소의 강사로 임명된 그는 일반인들에게 자신의 경험담을 이야기하고, 청중을 불러내어 그 냄새를 맡아보게 했다. 아산화질소 체험을 시현할 때면 덩치가 큰 사람들이 무대 앞쪽에 앉아 혹시 일어날지도 모를 위험에 대비했으며, 콜리지의 행적이 호응을 얻으면서 아산화질소의 효과가 널리 알려졌다. 콜리지 외에도 아산화질소의 효과를 경험한 여러 사람들이 신비의 기체를 널리 홍보하면서 아산화질소는 서서히 유명세를 타기 시작했다.

이렇게 되자 아산화질소를 마시면서 떠들고 웃으며 노는 것이 유행했다. 하지만 들뜬 기분에 자신의 태도를 통제하지 못해 타인에게 피해를 주고 반사회적인 행동을 저지르자 아산화질소 흡입에 대한 비판적 여론이 일었다. 이런 연유로 기분이 좋아지기 위해 아산화질소를 흡입하는 경우는 감소했다. 우리나라에서는 이 가스를 맡으면 사람들이 잘 웃게 된다고 하여 오래전부터 '소기笑氣 가스'라고 불렀다.

발치에 아산화질소를 이용하기 시작한 웰스

신체의 고통을 덜어주는 아산화질소의 효과에 관심을 기울인 사람은 없었으므로, 아산화질소의 응용은 약 반세기 동안 별 진전 없이 제자리걸음을 하고 있었다. 아산화질소의 효과를 아는 일부만이 유럽과 미국 등지에서 고통과 시름을 잊고 즐거운 세상을 맛보기 위해 간헐적으로 이를 사용하고 있었다. 이 무렵 미국 코네티컷에서 치과 의원을 운영하던 웰스가 아산화질소를 발치할 때 마취제로 사용하고자 마음먹었다.

웰스는 1844년 12월 10일부터 마취에 관심을 두기 시작했다. 유럽에서는 이미 오래전에 시작되었으나 미국에서는 그보다 조금 늦게 유행된 아산화질소를 즐기는 모임에 아내와 함께 우연히 참석한 그는 아산화질소를 들이킨 사람이 몸을 제대로 가누지 못할 정도로 즐거워하며 흐느적거리는 것을 다른 구경꾼들과 함께 지켜보았다. 이것은 1842년부터 의학을 공부하기 시작한 가드너 콜턴Gardner Quincy Colton(1814~1898)이 진행하는 일종의 쇼였다. 아산화질소를 마시고 취한 사람은 중심을 잃고 벤치에 넘어지기도 하고 의자 모서리에 몸을 부딪혀 상처를 입기도 했으나, 여전히 기분 좋은 상태로 계속 무대 위를 돌아다니고 있었다.

여기에서 실마리를 얻은 웰스는 공연이 끝난 후 콜턴을 만나 다음 날 발치를 할 환자를 대기시킬 테니 아산화질소를 흡입하도록 도와줄 것을 부탁했고, 콜턴의 도움을 받은 웰스의 조수 릭스는 환자가 전혀 통증을 느끼지 않는 상태에서 이를 뽑는 데 성공했다. 이는 마취제를 사용해 최초로 효과를 거둔 사례다. 콜턴은 이 발견에 대한 모든 권리를 웰스에게 양도했다. 이때부터 웰스가 내원한 환자들에게 아산화질소를 이용한 마취법을 실시함으로써, 마취제의 효과에 대한 소문이 널리 퍼져나갔다.

아산화질소의 마취 효과를 발견하면서 치과 의사로서의 능력을 한순간에 인정받은 웰스는 자신의 위대한 발견을 세상에 알리고자 공개 실험을 계획했다. 보스턴에 자리한 하버드 대학교 의과대학 부속 매사추세츠 종합병원에 근무하던 윌리엄 모턴William Thomas Green Morton(1819~1868)은 치과학을 공부한 후 한때 웰스의 조수로 일했다. 웰스의 제안을 들은 모턴은 그 병원의 외과 의사 존 워렌John Collins Warren(1778~1856)에게 설명해 공개 실험을 해도 좋다는 허락을 받아냈다. 하버드 대학교를 졸업한 후 의학을 공부한 워렌은 훗날 하버드 의과대학을 설립해 1816년부터 1819년까지 초대

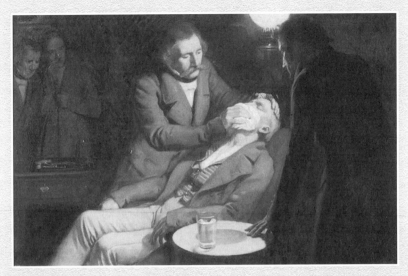

윌리엄 모턴이 에테르를 이용해 마취하는 모습
어니스트 보드, 1920년 작

학장을 지내기도 했고, 오늘날 세계 최고의 학술지라 할 수 있는 ≪뉴잉글랜드 저널 오브 메디신New England Journal of Medicine≫의 모태가 된 ≪뉴잉글랜드 저널 오브 메디신 앤드 서저리New England Journal of Medicine and Surgery≫를 1812년에 창간한 인물이기도 하다.

워렌은 마취제가 수술을 도와줄 것이라는 모턴의 이야기에 귀를 기울이지는 않았지만, 그래도 혹시나 하는 마음으로 웰스에게 기회를 주기로 했다. 1845년 1월 20일 웰스는 워렌의 수업을 받기 위해 모인 의과대 학생들 앞에서 치과 환자에게 아산화질소를 흡입시킨 후 발치를 시작했다. 그러나 결과는 실패였다. 환자가 통증을 참지 못하고 비명을 지른 것이다. 모턴은 슬그머니 도망을 가버렸고, 웰스는 주위의 비웃음을 받을 수밖에 없었다. 뒤늦게 밝혀진 실패의 원인은 학생들 앞에서 웰스가 사용한 아산화질소의 양이 너무 적었던 것이다.

이때의 충격이 얼마나 컸는지 웰스는 치과 의사를 그만두고 2년 동안 평범한 세일즈맨으로 생활했다. 그러던 중 에테르를 마취제로 이용해 무통 수술에 성공했다는 소식을 들은 그는 파리로 건너가 마취제 실험과 관련 분야에서 명성을 얻고자 했다. 에테르에 이어 클로로포름의 마취 효과가 밝혀진 1848년 1월, 일주일 동안 클로로포름을 이용한 실험을 하다가 중독 상태에 이른 웰스는 거리로 뛰쳐나가 한 여성에게 황산을 뿌리는 만행을 저질렀다. 정신을 차린 뒤 자신의 행위에 절망을 느낀 웰스는 클로로포름에 마취된 상태에서 다리 동맥을 면도칼로 절단해 삶을 마감했다.

에테르의 일반화

웰스의 시연이 실패로 돌아간 후 한동안 잠잠히 지내고 있던 모턴은 세일즈맨으로 살아가고 있던 웰스를 찾아가 마취제를 이용한 발치가 왜 실패로 돌아갔는지 설명과 의견을 들었다. 이때부터 모턴도 마취제에 관심두기 시작했고, 마취 효과를 지닌 물질을 찾아내기 위해 문헌을 검색하는 등 나름의 노력을 기울였다. 모턴이 제일 먼저 관심을 기울인 물질이 에테르였다. 1540년에 발견되어 1730년에 에테르로 명명된 이 물질은 아산화질소가 쇼와 파티에서 사람들의 기분을 들뜨게 하기 위해 사용된 것처럼 이 물질을 아는 이들 사이에서 환각 효과를 이용한 파티가 횡행하고 있었다.

모턴은 에테르가 마취제로 사용이 가능한지 알아보기 위해 개를 이용한 동물실험을 실시해 효과를 확인한 뒤 자신에게 직접 사용하기도 하고, 돈을 주고 지원자를 모집해 시험을 하기도 했다. 그는 1846년 9월 30일 환자에게 에테르를 흡입시켜 통증 없이 발치하는 데 성공한 뒤 이 사실을 보스턴에서 발행되는 ≪데일리 저널Daily Journal≫에 게재했다. 그러나 모턴은 이 기사 때문에 자신에게 닥칠지도 모르는 비판을 최소화하고자 무슨 물질을 마취제로 사용했는지는 밝히지 않았다. 그는 단지 통증을 없애기 위해 사용할 수 있는 물질을 발견해 시험해본 결과 효과를 확인할 수 있었다고만 발표했다. 확인되지 않은 소문에 의하면 모턴이 학술지 대신 신문에 먼저 발표한 것이 학술적인 반론에서 비교적 자유로울 뿐 아니라 학술 논문으로 발표하는 것보다 신문 기사로 발표하는 것이 자신의 업적을 과시하는 데 더 용이했기 때문이라고 한다.

모턴은 매사추세츠 종합병원의 외과 의사 헨리 비글로Henry Jacob Bigelow (1816~1890)에게 무통 발치에 대한 자신의 경험을 설명하면서 외과 수술에도 이용할 수 있을 것이라는 견해를 피력했다. 이에 관심을 기울인 비글로는 외과 과장 워렌을 설득해 다시 한 번 공개 실험 기회를 얻어내는 데 성공했다.

두 번째 공개 실험 장소 역시 매사추세츠 종합병원이었는데, 마취제가 아산화질소에서 에테르로, 실험 내용이 발치에서 종양 제거 수술로 바뀌었으며 워렌이 직접 집도했다. 1846년 10월 16일 실시된 공개 실험에서 워렌은 애벗이라는 환자를 에테르로 마취한 후 목 부위에 생긴 종양 조직을 통증 없이 무사히 제거함으로써 모두가 만족할 만한 결과를 얻었다. 뒤를 이어 11월 3일에는 비글로가 다시 한 번 에테르 마취를 이용해 통증 없이 대퇴골을 절단하는 수술에 성공함으로써 마취제가 본격적으로 무통 수술에 이용될 수 있는 길을 닦았다. 비글로는 이 사실을 1846년 11월 18일 발간된 ≪보스턴 의학과 외과 학술지Boston Medical and Surgical Journal≫에 발표했으며, 이것이 논문으로 발표된 세계 최초의 마취제가 되었다.

보스턴에서 이뤄낸 무통 수술 성공 소식은 논문으로 발표되자마자 유럽

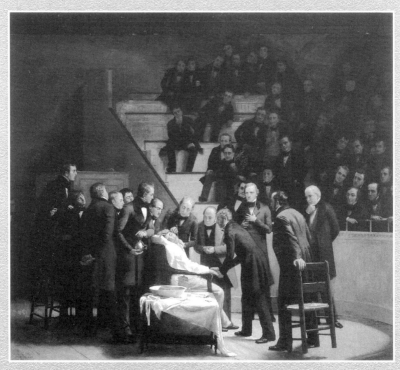

1846년 10월 16일에 행해진 에테르를 이용한 최초의 수술 장면
로버트 힌클리(Robert C. Hinckley), 1881~1894년 작, 보스턴 의학도서관 소장

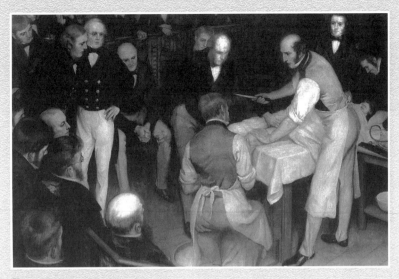

수술 중인 로버트 리스턴
어니스트 보드, 1912년 작. 19세기 영국 의사로 가장 빨리, 가장 많이 수술을 한 의사로 명성이 높던
그는 말년에 마취제를 이용해 수술했다.

으로 전파되었다. 수술을 잘해 당시 유럽 최고의 외과 의사로 평가받고 있
던 런던 대학교의 외과 의사 로버트 리스턴 Robert Liston(1794~1847)에 의해 에테
르를 이용한 수술이 행해졌다. 그는 1846년 12월 21일 에테르를 이용한 무
통 수술로 다리를 절단하는 데 성공함으로써 유럽 최초로 무통 수술 기록을
남겼다. 그 뒤 이 방법이 프랑스를 비롯한 유럽 여러 나라로 전해지면서 유
럽에서도 마취제를 이용한 무통 수술이 일반화되었다.

에테르를 마취제로 이용한 최초의 인물

모턴에 의해 에테르가 등장하기 전, 에테르로 무통 수술을 실시해 좋은
결과를 얻은 의사가 있었다.

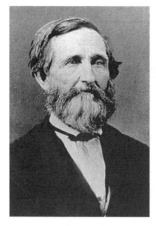
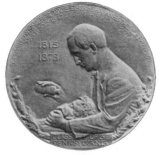

미국 조지아 주에서 의사로 일하고 있던 크로퍼드 롱Crawford Williamson Long(1815~1878)은 수술 시 통증을 참지 못해 괴로워하는 환자들을 지켜보며 가슴 아파하던 중 우연히 에테르가 마취 효과가 있다는 것을 깨달았다. 웰스가 처음 아산화질소를 발견할 때 그랬던 것처럼, 롱도 에테르를 이용한 파티에 참가한 사람들이 에테르 냄새를 맡고 환각 상태에 빠진 후에는 상처를 입어도 통증을 느끼지 못한다는 것에서 실마리를 얻었다.

롱은 1842년 3월 30일 베너블이라는 환자의 목에 생긴 종양을 통증 없이 제거하기 위해 에테르를 사용함으로써 공식적으로 무통 수술을 위해 에테르를 처음 사용했다는 기록을 남겼다. 그 후에도 마취제를 이용해 통증 없이 어린이의 다리를 절단하기도 하는 등 무통 수술을 여러 차례 성공적으로 시행했으나, 이 방법을 개선하거나 일반화하기 위해 큰 노력을 기울이지는 않았다. 자신의 수술 결과도 마취법이 의학계에서 화제가 된 뒤인 1849년에야 발표했다. 그런 까닭에 단순한 발견이나 시행보다는 파급효과를 더욱 중시하는 서양인들의 특성상 그는 최초의 마취제에 대한 논쟁에서 항상 배제되고 있다.

그러나 오늘날 미국 50대 의과대학에 항상 이름을 올리는 애틀랜타의 에모리 의과대학 부속병원Emory University Hospital Midtown에 그의 이름이 남아 있으며, 역시 조지아 주 제퍼슨에는 그의 박물관이 방문객을 기다리고 있다.

클로로포름의 등장

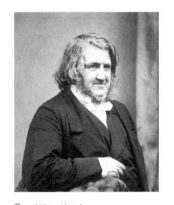
▌ 제임스 심프슨

마취학 역사에 기록되어야 할 또 한 명의 인물 제임스 심프슨James Young Simpson (1811~1870)은 에든버러 대학병원의 산부인과 의사였다. 그는 수술 시 에테르를 이용해 환자들의 고통을 덜어줄 수 있다는 미국으로부터 날아온 소식에 관심을 기울여 어떻게 하면 분만 시 통증으로 고통스러워하는 산모들이 힘들지 않게 순산할 수 있을지를 고민했다. 그러나 여러 가지 면에서 민감할 수밖에 없는 산모에게 특이한 냄새가 나며 코에 대기만 해도 구토를 유발하는 에테르를 마취제로 사용하기는 쉽지 않았다.

심프슨은 1847년 1월 19일 마침내 무통분만을 위해 산모에게 에테르를 사용하는 시험을 강행했다. 그는 시험에 앞서 수많은 반대에 부딪혔다. 위험한 물질을 산모에게 사용해야 한다는 것뿐만 아니라 이런 행위가 신의 말씀에 어긋난다고 생각했기 때문이다. 실험 결과를 놓고 성공적이었다는 기록과 성공적이지 못했다는 기록이 모두 있으므로 어느 쪽이 옳은지 정확히 판단할 수는 없지만, 다른 마취제를 찾기 위해 계속 노력한 것으로 볼 때 성공하지는 못한 듯하다.

이미 수세기 전부터 영국은 물론이고 유럽 또는 세계 과학의 중심지 역할을 한 영국 왕립협회 회원이던 심프슨은 에테르를 이용한 무통분만에서 만족스럽지 못한 결과를 얻은 후 지금까지 알려진 것보다 마취제로서 더 뛰어난 물질이 존재할 것이라고 생각했다. 그리하여 50여 년 전 과학자들이 시도했던 방법을 답습하다시피 하면서 자신의 조수들과 함께 수많은 기체를 수집했다. 그는 이런 기체들을 흡입하면서 마취 효과가 있는 물질을 찾아내고자 했다.

운명의 날인 1847년 11월 4일, 심프슨은 친구인 키이쓰 박사, 조수인 던컨과 함께 그동안 수집한 여러 기체를 차례로 흡입하며 효과를 시험하고자 했다. 그러던 중 클로로포름 냄새를 맡고 난 직후 서서히 기분이 몽롱해지면서 기대했던 효과가 나타나는 것을 느낄 수 있었다. 1831년에 발견된 클로로포름이 16년 만에 진가를 드러내기 시작한 것이다.

클로로포름 냄새를 맡은 시험자 모두가 즐거운 기분을 느꼈으며, 새로운 발견을 했다는 성취감과 클로로포름 자체의 효과로 기분이 좋아져 말이 많아지고 행동이 흐트러지기 시작했다. 그들은 클로로포름의 향기와 효과에 대해 서로 간의 느낌을 이야기하면서 무엇인가를 이루었다고 기뻐하고 찬사를 건네며 신나는 시간을 보내다 잠이 들었다. 의식이 돌아온 후에는 각자의 체험을 나누며 토론했고, 미리 준비된 클로로포름이 기체로 변해 모두 사라질 때까지 냄새를 실컷 맡으면서 실험을 반복해 클로로포름의 효과가 에테르보다 더 뛰어나다는 사실을 알게 되었다.

클로로포름의 대중화

심프슨은 클로로포름을 여러 가지 방법으로 시험했다. 1847년이 저물기 전, 클로로포름에 적신 손수건으로 네 살배기 어린아이의 얼굴을 덮어 마취시킨 뒤 통증 없이 팔을 절단했고, 자신의 관심사였던 산모의 무통분만에 이용해 좋은 결과를 거두기도 했다. 그는 클로로포름을 이용한 마취법의 발견으로 환자들을 통증에서 해방시킨 공로를 인정받아 의학계 인물로는 최초로 기사knight 칭호를 받았으며 빅토리아 여왕의 어의가 되었다.

그런데 문제가 생겼다. 클로로포름 사용자 중 예기치 못한 사망자가 발생한 것이다. 1848년 1월 엄지발톱을 수술하기 위해 찾아온 15세 소녀에게 마취를 실시하자마자 심장이 한순간에 멈춰버렸다. 이후에도 통증 해소를 위해 사용된 클로로포름이 환자의 생명을 이따금 앗아갔고, 동물실험에서는 집단적으로 생명을 잃는 경우가 발생하기도 했다. 클로로포름에 의한 사망 원인은 그로부터 반세기 이상이 지난 후에야 결론이 났다. 클로로포름을 급작스럽게 과다 사용하면 사망에 이를 정도로 부작용이 크다는 것이었다. 그러나 당시만 해도 부작용이 널리 알려지지 않은 탓인지 예상치 못한 사망자가 발생하는 데도 클로로포름을 이용한 마취법이 널리 퍼져나갔다.

산부인과 의사보다는 공중보건 문제를 해결한 사람으로 현대에 널리 알려진 존 스노John Snow (1813~1858)는 1853년 빅토리아 여왕이 레오폴드 왕자를 분만할 때 여왕이 일정한 간격으로 클로로포름 냄새를 맡게 함

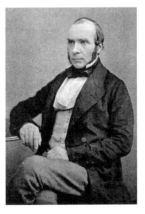

▌ 존 스노

으로써 통증 없이 분만을 유도하는 데 성공했다. 이 효과에 만족한 빅토리아 여왕은 베아트리스 공주를 낳을 때도 클로로포름을 이용한 무통분만을 시행해 좋은 결과를 얻음으로써 클로로포름 마취법의 일반화에 공헌했다. 스노는 여왕의 무통분만을 위해 통증 발생 초기에 마취제를 흡입시켜 진통효과를 확인한 뒤 통증이 올 때마다 소량씩 반복해 흡입시키는 간헐 마취법을 처음 시도한 것이다.

클로로포름을 소개한 심프슨은 마취법 외에도 한센병에 관심을 두고 많은 연구를 진행했고, 지혈용 기구를 고안하는 등 여러 가지 업적을 남겼다. 심프슨이 세상을 떠났을 때 스코틀랜드의 모든 대학이 휴교를 선언했고, 증권 거래를 비롯한 모든 상업 활동이 중지되었다. 그의 장례식에는 3만 명 이상이 참석해 스코틀랜드 역사상 가장 성대한 장례식 중 하나로 기록되었다.

마취는 하나님의 뜻에 어긋나는 행동인가?

심프슨이 시도한 무통분만은 시작도 되기 전부터 많은 반대에 부딪혔으며, 특히 목사들의 반대가 컸다. 역사의 흐름을 바꾸는 획기적인 사건이 일어날 때마다 반대 의견에 부딪히는 것은 어쩌면 당연하다고 치부할 수 있다. 이그나즈 제멜바이스Ignaz Philipp Semmelweis(1818~1865)와 조지프 리스터Joseph Lister(1827~1912)의 무균 처리법도 마찬가지였다. 의사들에게 위생 관념이 없다 보니 수술 후 합병증이 흔히 발생했고, 이는 무균 처리법을 이용해 부작용을 줄일 수 있었다. 하지만 당시 의사들은 과거의 잘못을 인정하기 싫다는 이유로 새로운 업적을 받아들이지 않았다.

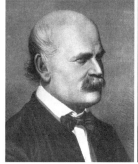
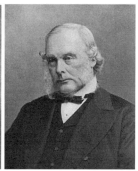

이그나즈 제멜바이스(왼쪽)
조지프 리스터

그런데 심프슨이 맞닥뜨린 반대 이유는 특이하게도 무통 수술이 의사와 환자가 짜고 하는 쇼에 불과하다는 폄하와 함께 『성경』 「창세기」 3장 16절 "또 여자에게 이르시되 내가 네게 임신하는 고통을 크게 더하리니 네가 수고하고 자식을 낳을 것이며 너는 남편을 원하고 남편은 너를 다스릴 것이니라"에 나타나 있듯이 여성이 분만할 때 출산의 고통을 받는 것은 하나님의 섭리이므로 이를 피하는 것은 곧 하나님의 말씀을 거역하는 행동이라는 것이었다.

이와 같은 반대 의견에 심프슨은 다음과 같이 답했다.

마취는 쇼가 아니다. 마취제의 효과를 믿지 못하겠다면 반대하는 사람들은 마취를 하는 대신 통증을 느끼고, 비명을 지르면서 수술 등 치료를 받으면 될 것 아닌가?

분만할 때 통증을 느끼는 것은 하나님의 뜻이 아니다. 우리가 믿고 있는 가장 명확한 증거인 성서를 다시 한 번 잘 읽어보라. 「창세기」 2장 21절에 "여호와 하나님이 아담을 깊이 잠들게 하시니 잠들매 그가 그 갈빗대 하나를 취하고"라는 구절에서 아담이 통증을 느낀다는 표현이 없지 않은가? 마

취법을 처음 실시한 분이 바로 신이다. 이래도 신께서 마취를 반대하신다고
할 것인가?

클로로포름의 진짜 발견자

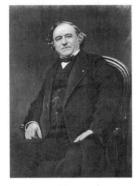 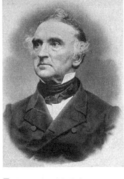 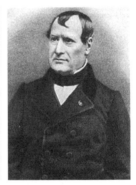

▌ 장바티스트 뒤마　　　　▌ 유스투스 리비히　　　　▌ 피에르 플루랑스

　클로로포름은 1831년 6월, 미국 의사 새뮤얼 거스리 Samuel Guthrie(1782~1848)
가 가장 먼저 발견했고, 뒤이어 프랑스의 외젠 수베이랑 Eugène Soubeiran(1797~
1859)과 독일의 유스투스 리비히 Justus von Liebig(1803~1873)가 독립적으로 발견했
다. 1834년에 장바티스트 뒤마 Jean-Baptiste Dumas(1800~1884)는 화학적 특성을
규명하고 클로로포름이라는 이름을 처음 사용했으며, 클로로포름의 마취
효과는 심프슨 외에 피에르 플루랑스 Marie Jean Pierre Flourens(1794~1867), 로버트
피글 Robert James Fegle(1790~1842) 등이 1847년에 발견했다.
　그러나 같은 해에 클로로포름 마취 효과를 발견했다 해도 심프슨보다
늦은 피글의 발견은 말할 것도 없고, 심프슨보다 9개월이나 앞서 실시한
동물실험에서 클로로포름이 마취 효과를 지닌다는 것을 발견한 플루랑스

의 발견도 파급력을 중시하는 서양인들이 보기에는 한 일이 별로 없었다. 따라서 서양의 역사책에서는 심프슨이 클로로포름의 마취 효과를 처음 발견했다고 기술하는 데 이의가 없다. 그런데 빅토리아 여왕의 무통분만 이후 클로로포름을 이용한 마취법이 일반화되기 시작하면서 심프슨의 명성이 날로 커지자 자신의 공로를 인정하라는 사람이 나타났으니 그 주인공이 바로 데이비드 왈디David Waldie(1813~1889)다.

에테르를 이용한 무통분만에서 만족할 만한 성과를 얻지 못한 심프슨이 여러 가지 물질의 냄새를 맡으며 마취제로서의 가능성을 시험하고 있던 1847년 10월에 에든버러에서 열린 내과 학회에서 왈디를 만났다. 왈디는 리버풀에서는 이미 클로로포름을 거담제로 사용하는 사람이 있다는 이야기를 해주었고, 이에 관심을 보인 심프슨에게 시험용 클로로포름을 제공해주기로 했으나 실험실에 화재가 발생하는 바람에 약속한 클로로포름을 제공하지 못했다.

이후 클로로포름 마취법을 발견한 영광이 모두 심프슨에게 돌아가자 왈디는 크게 불평했고, 이 사정을 알게 된 몇몇 사람들이 왈디에게 영광이 돌아가야 한다거나 돌아갈 필요가 없다는 등의 이야기를 남겼다. 다만 단순한 발견보다는 발견에 따른 파급효과를 중시하는 서양인들의 사고방식에 맞지 않은 탓인지 왈디의 이름은 단지 일화로만 남았을 뿐이다.

최후의 승자

마취제 발견에 관해 이야기를 하면서 결코 빠뜨릴 수 없는 도시가 하나 있으니 바로 하버드 대학교가 위치한 보스턴이다. 1965년 10월 16일 보스

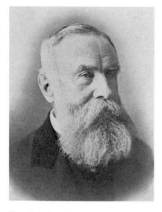
헨리 비글로

턴에서는 '에테르의 날 Ether's day'을 제정해 선포했다. 이날은 누구를 기념하기 위한 날일까?

그로부터 119년 전인 1846년 10월 16일은 비글로가 처음으로 외과 무통 수술에 성공한 날이다. 따라서 비글로 또는 첫 번째 무통 수술을 기념하기 위해 '에테르의 날'을 선포했다고 할 수 있다.

또 한 명의 승자 롱은 20세기 들어 업적을 인정받기 시작해 1912년에는 펜실베이니아 의학관에 그를 기념하는 청동 메달이 걸렸다. 그 후 미국 국회는 1916년 에테르의 발견자가 롱이라고 공식적으로 발표했으며, 1936년에는 출생지 조지아 주 다니엘스빌에 동상이 세워졌고, 1940년에는 그의 얼굴이 담긴 기념우표가 발행되었다.

07

외로이 삶을 마감한 선각자
제멜바이스

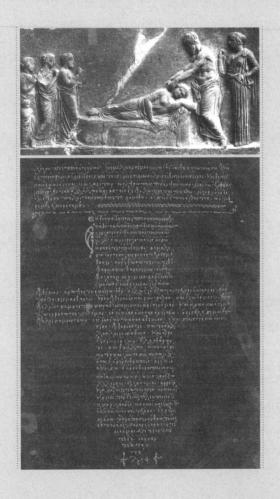

여러분들은 드라마를 통해 수술실 장면을 본 적이 있을 것이다. 헤아릴 수 없는 밝은 조명 아래 패션 감각이라고는 전혀 찾아볼 수 없는 자루같이 생긴 녹색 옷을 입고, 양손에는 칼이나 핀셋을 든 채 전원이 마스크를 쓰고 여러 의사와 간호사가 환자를 둘러싸고 있는 그 모습 말이다. 다급한 상황을 암시하는 음악이 흐르고, 집도한 의사가 수술실 밖으로 나오면서 환한 표정을 짓거나 침통한 표정을 짓는 장면을 보면서 여러분은 무슨 생각을 하는가?

원시인들이 수술을 어떻게 받아들였는지는 확실치 않으나, 중세가 끝나고 근대 사회에 들어서기까지 유럽인들에게 수술이란 죽음 바로 전 단계를 의미할 정도로 공포의 대상이었다. 당시에는 위생이나 미생물에 대한 개념이 없었으므로 무균 처리를 제대로 하지 않은 탓에 수술 후 흔히 따라오는 2차 감염의 부작용으로 패혈증과 같은 심각한 질병이 발생해 사망하는 경우가 부지기수였기 때문이다.

이러한 수술의 공포로부터 인류를 해방시켜준 사람이 리스터로 알려져 있으나 실제로 무균 처리를 처음 시도한 사람은 리스터가 아니었다. 현대인들은 리스터의 무균 처리법을 받아들여 별 위험 없이 수술에 임하고 있고, 무균 처리법을 후세에 물려준 리스터에게 감사하고 있지만, 리스터보다 먼저 무균 처리의 중요성을 설파한 제멜바이스는 자신의 주장이 실현된 직후 정신병동에서 한 많은 인생을 마감했으며, 그 이름조차 후세에 널리 알려지지 않았다.

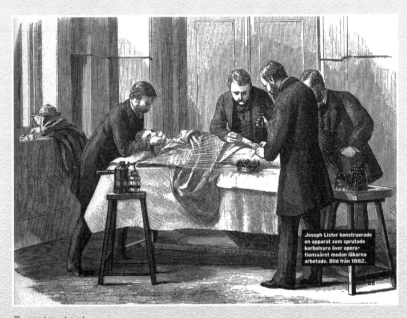

Joseph Lister konstruerade en apparat som sprutade karbolsyra över operationssåret medan läkarna arbetade. Bild från 1882.

조지프 리스터
의사들이 수술을 하고 있는 가운데 리스터가 환자를 페놀로 마취하고 있다.

수술법의 역사

수술이 언제부터 인류의 생활에 파고들었는지는 확실하지 않지만, 신석기시대의 두개골에서 외과적 수술의 흔적이 발견되는 것으로 보아 아주 오래전부터 수술적 처치가 행해졌던 것으로 보인다. 이 두개골에는 예리한 부싯돌을 이용해 구멍을 뚫어 수술한 듯한 자국이 있는데, 수술 후 생긴 구멍에 새로운 뼈세포가 자라난 흔적이 있는 것으로 보아 수술 후에도 꽤 오랜 시간 생존했으리라 추측된다. 신석기인들이 무슨 목적으로 이와 같은 수술을 행했는지는 확실하지 않으나 정신과적 질환을 앓고 있는 환자들을 치료하기 위한 방법으로 추정된다.

또 다른 수술 흔적을 찾아보자. 인류가 최초로 행한 수술은 어떤 수술일까? 눈치가 빠른 사람이라면 정답을 금세 떠올릴 것이다. '할례' 즉 포경수술이 수술 역사의 초창기를 장식하고 있다.

반만년이 넘는 역사를 자랑하는 포경수술은 반드시 필요한 수술은 아니지만 배변 시 불편을 느끼고 감염원이 되는 잔여 소변을 방지하기 위해 실시되었는데, 기원전 4000년경 이집트 사원 벽화에서 후세의 수술과 거의 흡사한 형태의 수술 광경이 발견되었다.

의학의 시조 히포크라테스는 그의 별명에 걸맞게 여러 가지 업적을 남겼는데, 특히 근대적 방법과 유사한 외과적 수술을 실시하기도 했다. 근막염이 진행된 환자의 가슴 부위를 절개해 만든 배출구를 통해 폐 벽에 축적되어 있는 고름을 제거하는 수술법 및 현대의 응급치료법과 유사한 원리로 골절이나 탈구 등에 대한 정형외과적 수술법을 남기기도 했다.

그로부터 약 500년이 흐른 후 등장한 갈레노스는 18세기가 저물 때까지 그 영향력이 유지될 만큼 수많은 업적을 남겼다. 동물실험을 위한 수술은 물론 소화기계, 두뇌와 척추를 포함하는 신경계에 대한 수술을 시행해 척추의 손상 부위에 따라 어느 부분에 마비 증상이 나타나는지를 아주 정밀하게 파악했으나, 중세가 끝나고 16세기에 파레가 나타날 때까지 그 이상의 큰 발전은 없었다. 물론 암흑기라는 시대적인 상황이 의학을 비롯한 학문의 발전을 저해하기도 했지만 말이다.

중세 사람들은 당연히 수술을 두려워했다. 몸에 칼을 대면 아프기 때문이다. 수술 시 느껴지는 통증의 공포를 해결하는 데는 마취제가 아주 큰 역할을 했다. 따라서 마취제가 개발된 후 많은 사람들이 수술의 공포에서 해방되어 전보다 훨씬 많은 수술이 이루어졌다. 그러나 문제가 있었다. 통증으로부터의 해방은 많은 이들이 수술 시 발생하는 통증에 대한 공포를 없애는 데는 성공했으나, 수술 후 경과가 좋지 못해 사람들은 여전히 수술을 두려워했다.

수술을 끝내고 회복을 기다리는 중에 수술 부위가 곪아 열이 나는 등 여러 증상이 나타나다가 결국에는 의식을 잃고 사망에 이르는 패혈증이 흔히 발생한 것이다. 일단 패혈증이 발생하면 곧바로 죽음으로 이어진다는 것을 의미하므로 수술은 그에 임하는 환자나 의료진에게 공포의 대상이었다. 수술을 받은 사람의 약 70%가 패혈증으로 발전해 이 세상과 작별을 해야 했으니 그럴 수밖에 없었다.

무균 처리의 역사

멸균이나 소독에 대한 개념은 이집트로 거슬러 올라간다. 이집트인들은 상처의 예방을 위해 불로 그 상처를 지져야 한다고 믿어, 흉터가 남는 거친 방법인데도 계속 이어졌다. 프랑스의 현명한 외과 의사 파레는 1537년 난황과 테레빈유를 혼합해 총상 치료에 이용했다. 난황에는 항미생물제 역할을 할 수 있는 라이소자임이 들어 있고, 테레빈유에는 화학적 소각 작용을 일으키는 특성이 있어 현대 과학으로 분석하면 근거가 있는 방법이었다.

1750년대에는 여러 종류의 염의 농도를 조절해 쇠고기의 부패를 방지하는 데 이용했다. 오늘날 생선이 상하지 않도록 소금을 뿌리는 것과 마찬가지 원리다.

19세기 중엽까지 수술 후 발생하는 패혈증의 공포가 여전히 유럽인을 괴롭히고 있었다. 당시 빈에서 일하던 헝가리 출신 의사 제멜바이스는 의사가 산모를 대하기 전 소독 액으로 손을 씻기만 하면 산욕열을 방지할 수 있다는 사실을 발견했다. 당시 산욕열은 유럽의 산실産室에서 약 10~30%의 사망률을 기록하던 또 하나의 공포 질환 중 하나였다.

제멜바이스가 조금만 더 응용 능력이 뛰어나거나 스쳐가는 생각이 '맞아', '그래, 바로 그거야'라며 무릎을 칠 정도로 그에게 자극을 주었다면 리스터 대신 후세에 이름을 날릴 수 있었을 것이다. 그러나 무균 처리법을 패혈증에 적용하는 대신 산욕열에 적응하는 데 그쳤기 때문에 '무균 처리법 발견'의 영예를 리스터에게 넘겨줘야 했다.

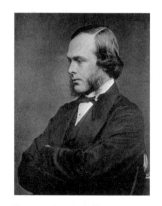

▌ 조지프 리스터

그래도 우리는 제멜바이스의 업적을 낮게 평가해서는 안 된다. 지금 이 자리에 그의 이름이 오르내리고 있다는 사실만으로도 그의 인생은 성공한 인생이니까.

선각자 제멜바이스의 업적

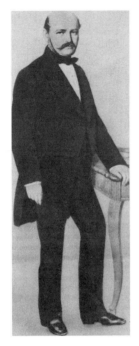

이그나즈 제멜바이스

이 장의 주인공 제멜바이스는 1818년 헝가리 부다(1872년 부다페스트로 합병되었다)에서 출생했다. 페스트 대학교에 진학한 그는 2년 동안 법학을 공부한 후 더 심도 깊게 공부하기 위해 오스트리아 빈에 유학했으나 법학 대신 의학 공부를 하게 된 것이 의학도로서의 첫걸음이었다. 그는 26세에 의학사 학위를 취득하고 내과에 자리를 잡으려 했으나 뜻을 이루지 못한 상태에서 산부인과에서 일을 시작하는 바람에 빈에 계속 머물 수밖에 없었다. 그런데 이것이 위대한 발견의 시작이 되었다.

패혈증이 일반인들에게 수술의 공포를 불러일으키던 1840년대 말 빈에 자리한 산부인과 병원에서 근무하던 제멜바이스는 우연히 신기한 발견을 했다. 이 병원에는 인접한 두 개의 병동에 각각 분만실이 설치되어 있었는데 제1 병동에는 학문적으로 충분한 교육을 받은 의사들과 의과대 학생들이 근무하고 있었고, 제2 병동에는 별다른 교육을 받지 않고 경험만으로 근무하는 조산사들이 산모를 담당하고 있었다. 그런데 의사들이 담당한 분만실보다 조산사들이 담당하는 분만실에서 산모들의 사망률이 훨씬 낮았던 것이다. 1841년부터 1846년까지 제1 병동 산모의 사망률은 9.9%였으나 제2 병동 산모의 사망률은 3.4%였다.

제멜바이스는 이 현상의 원인을 밝히기 위해 연구를 거듭했다. 그런 중에 의사들이 시체를 만지거나 감염성 질환을 앓고 있는 환자들이 사용한 기구 등을 다루고도 아무런 조치 없이 분만실로 들어온다는 것을 발견했다. 당시만 해도 전염원에 대한 개념은 거의 없었지만 경험적으로 감염병에 대한 지식은 어느 정도 축적된 상태였으므로, 제멜바이스는 분만실에 근무하는 의사들에게 분만실 출입 시 항상 가지고 다니는 장비와 손을 비누와 염소로 소독하도록 조치했다. 이렇게 하자 1848년에는 제1 병동의 산욕열에 의한 사망률이 제2 병동보다 처음으로 낮아졌다.

1848년은 오스트리아에서 정치적으로 자유주의를 희망하는 혁명이 일어난 해였다. 정치에 관심이 있던 제멜바이스도 이 자유주의 운동에 참여하는 등 자신의 연구를 깊이 있게 진행하기보다 정치 활동으로 관심을 돌렸다. 그의 행동을 못마땅하게 여긴 병원의 고위층에 의해 그는 병원을 그만둬야 했고, 더는 진일보한 업적을 남기지 못한 채 1850년 고국인 헝가리로 돌아가고 말았다.

한때의 정치적인 방황을 청산한 제멜바이스는 페스트의 센트 로쿠시 Szent Rókus 병원에서 의학 연구를 계속했는데, 특히 산부인과에서의 소독이 사망률 감소에 미치는 영향을 꾸준히 연구했다. 10년 이상의 연구와 경험을 토대로 멸균법의 우수성에 관한 방대한 연구 결과를 축적했다. 그는 이를 바탕으로 1861년, 무균 처리가 산욕열 때문에 발생하는 사망률을 감소시키는 데 지대한 공헌을 한다는 내용을 담은 『산욕열의 원인, 개념과 예방The etiology, concept, and prophylaxis of childbed fever』을 발간해 유럽의 주요 산부인과 의사들에게 발송했다.

그러나 대부분의 경우가 그렇듯 시대를 앞서가는 이들은 외로운 법이다. 당시 산욕열이 유럽의 모든 산부인과 병원을 점령하고 있었음에도 그의 책을 받아본 산부인과 의사들은 거의 대부분 이를 무시했다. 당시의 통

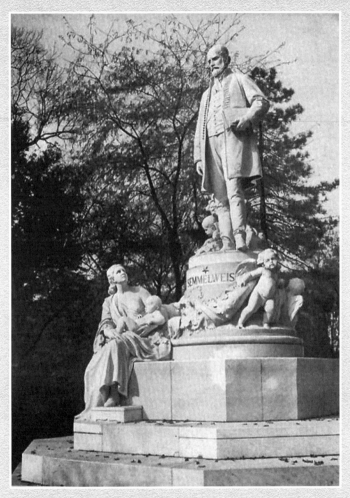

센트 로쿠시 병원에 설립된 제멜바이스 동상

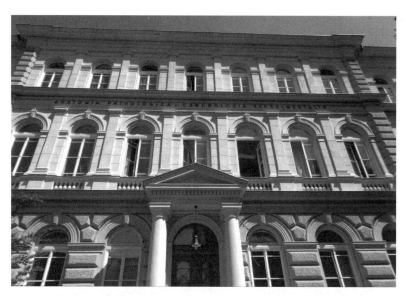

■ 제멜바이스 대학교 외관   헝가리 부다페스트 소재

계를 살펴보면 1860년 가을 제멜바이스가 산욕열 예방법을 연구하고 발표
했던 바로 그 병동에서 101명의 산욕열 환자가 발생해 35명이 세상을 떠
났고, 제멜바이스가 머물고 있던 페스트에서는 1861년 전체 산모의 4%와
신생아의 22.5%가 사망하는 등 산욕열이 일반인들에게는 여전히 공포의
대상이었다. 그러나 산부인과 전문의들은 그렇게 쉽고 간단한 제멜바이스
의 주장을 실행에 옮겨볼 생각도 하지 않은 채 휴지통에 넣어버렸다.

제멜바이스는 이렇게 무시를 당하면서도 산부인과 의사들에게 계속해
서 자신의 주장을 알리려 했다. 그러나 산부인과 의사들은 그의 태도를 독
불장군식이라고 생각했고, 이를 받아들일 경우 자신들이 과거에 행한 잘
못을 인정해야 할 처지이므로 의사들은 제멜바이스의 이론을 완전히 무시
해버렸다. 유연한 성격이 아닌 제멜바이스는 이에 대항하면서 점차 피폐
해져 갔다.

제멜바이스는 1865년 급기야 친구들에 의해 정신병 환자 수용소로 끌려가 강제수용되었고, 불과 2주 후인 1865년 8월 13일 손가락 상처로 발생한 봉와직염이 패혈증으로 발전하는 바람에 이 불행한 천재는 세상과 작별해야 했다.

산욕열에 대한 업적을 받아들이지 않는 타인들을 향해 강한 어조로 자신의 주장을 강요하기보다 자신의 스트레스를 더욱더 심오한 연구로 전환하고 그 이론을 패혈증에 적용해 또 다른 주장을 펼 수 있었다면, 더 나아가 전염성 질환에 대한 연구로 확장할 수 있었다면 제멜바이스의 연구는 훨씬 더 빠른 시기에 빛을 볼 수 있었을지도 모른다. 하지만 역사에 가정은 없다. 제멜바이스는 딱 그만큼의 운만 타고난 것 아니겠는가.

오늘날 헝가리에서 가장 큰 의료 기관이면서 제멜바이스가 말년에 교수로 일한 의과대학은 1951년 부다페스트 의학대학교라는 이름으로 독립했다가 1969년 제멜바이스 대학교로 이름을 바꿈으로써 비운에 간 그의 이름을 영원히 남겨놓았다.

리스터의 무균법 발견

제멜바이스가 일생을 마감하기 몇 해 전, 자연발생설을 부정하면서 당대의 또 다른 유명인이 되었던 파스퇴르는 눈에 보이지 않는 작은 미생물의 존재를 주장했다. 즉 인체에 병원성 세균을 주입시키면 질병이 발생하지만 약독화된 병원성 세균을 소량 주입해 가벼운 병을 일으키면 세균의 더 강한 공격에 저항할 수 있는 항체를 형성할 수 있다는 이론을 비롯해, 과일 술은 '발효'라는 일종의 생화학적 반응으로 만들어지는데 이는 '효모'

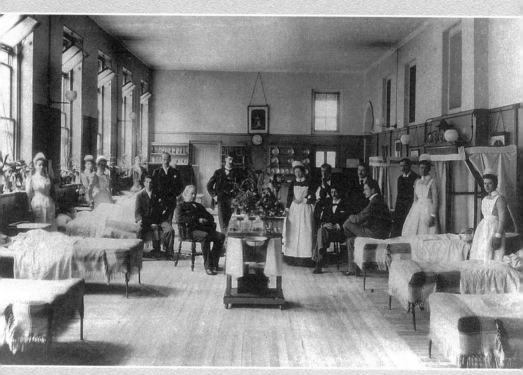

런던 킹스 칼리지 병원에서 의료진들과 회의 중인 조지프 리스터
1893년

라는 미생물에 의해 일어나는 현상이라는 등 미생물의 발견과 미생물에 의한 피해를 줄일 수 있는 방법을 주장해 과학자들과 일반인들의 관심을 불러일으켰다.

영국 런던의 한 외과 의사는 파스퇴르의 주장을 토대로 자신의 생각을 정리해나갔다. '수술 때문에 생긴 상처가 곪는 것은 상처 부위에 세균이 침입해 생기는 현상 아닐까? 인체에 해를 일으키는 미생물이 상처에 침입한 증식해 온몸으로 퍼지면 의사도 손을 쓸 수 없는 상태에 이르게 되고 그것이 바로 패혈증 아닐까? 만약 그렇다면 패혈증을 예방하기 위해서는 어떤 조치를 취해야 할까?'

이 외과 의사가 바로 훗날 무균 처리법을 개발해 이름을 떨친 리스터다.

런던 동쪽에 위치한 에식스 주에서 태어나 런던 대학교에서 의학을 공부한 리스터는 졸업 후 3년 만에 의학사 학위를 인정받았다. 그는 왕립 외과 의학교의 연구원과 에든버러 대학교 교수를 거쳐 1960년에 글래스고 대학교의 외과학 교수가 되었다. 수술 후 감염으로 생기는 사망자를 줄이는 데 관심을 쏟던 그는 1863년 파스퇴르가 발표한 미생물이 질병을 일으킨다는 논문을 접하고는 수술 시 발생한 상처가 미생물에 감염되지 않도록 하는 방법을 찾겠다고 목표를 정했다. 그는 상처 부위가 공기 중에 노출된다는 점 외에 다른 차이가 없는 단순골절과 복합골절이 사망률에서 차이를 보인다는 것을 근거로 자신의 이론을 확신했다. 그러나 당시 리스터에게는 기발하고 획기적인 아이디어는 있었지만, 미생물학적인 지식은 별로 없었다. 그런 까닭에 패혈증이 세균에 의해 발생하고 패혈증을 예방하기 위해 대책을 세워야 한다는 원론적 목표만 세운 채 연구를 잠시 미뤄놓아야 했다.

그로부터 몇 달이 지난 어느 날, 리스터는 그가 살고 있는 고장의 농부

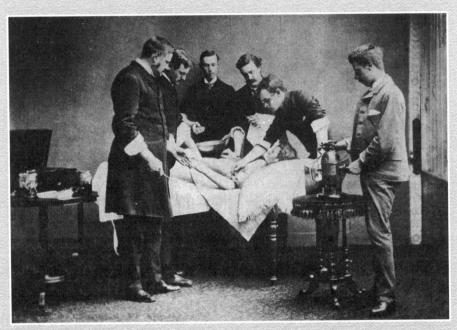

▊ 무균 처리를 위해 외과의사가 석탄산을 분무하는 장면

이야기에서 싱싱하고 상큼한 아이디어를 선사받는다. 한 목장에서 가축들이 알 수 없는 원인으로 죽어가기 시작했고, 갑작스러운 사고에 어쩔 줄 모르던 목장주가 주변 사람들의 의견에 따라 하수로에 석탄산(후에 페놀로 명명되었다)을 타서 흘려보내자 가축의 죽음이 크게 감소했다는 내용이었다. 이 이야기를 전해들은 리스터는 가축들의 질병이 세균 때문에 발생했으며, 석탄산을 이용하면 이를 예방할 수 있다고 생각했다.

이를 인체에 적용하기로 마음먹은 리스터는 화학 교수인 앤더슨에게서 석탄산을 구해 1865년부터 실험에 착수했다. 비록 첫 번째 환자는 석탄산 사용 시기가 늦어 세상을 떠났으나, 리스터는 이에 굴하지 않고 연구와 실험을 계속해 몇 명의 환자를 상처의 감염으로부터 해방시킬 수 있었다. 이렇게 해서 총 12명의 환자 중 아홉 명은 정상적으로 회복했고, 두 명은 2차 출혈로 사망했으며, 한 명은 다리를 절단하는 결과를 얻었다.

리스터는 이 결과를 1867년 3월 「복합골절 시 발생하는 농양 등의 새로운 치료 방법」이라는 논문으로 발표했다. 그는 석탄산에 적신 붕대를 수술 후 생긴 상처에 감으면 세균의 침입과 증식을 억제할 수 있고, 상처 부위로 세균이 침입하는 것을 막을 수 있다고 주장했다. 또한 그해 8월에 열린 제35회 대영제국 의학협회 학술 대회에서는 방부법에 대해 발표했다.

리스터의 주장은 독일을 비롯한 여러 나라에서 어느 정도 호응을 얻었으나 모국인 영국에서는 제멜바이스의 경우처럼 다른 의사들의 동의를 구하는 데 실패하고 따돌림을 받았다. 그러나 리스터는 제멜바이스처럼 자신의 주장을 타인에게 강요하는 대신 연구를 계속했고, 수술실에 석탄산을 분무해 수술실 전체를 무균실화하는 방법, 수술 시 의사의 손은 물론이고 모든 수술 기구와 장비를 소독하는 방법, 또 상처와 접하는 모든 물체를 소독하는 방법 등 오늘날 수술실에서 행해지는 대부분의 작업을 고안해 연구를 진행해갔다. 리스터의 제안을 받아들여 소독 작업을 한 후 진행된 수술에서 패혈증 발생 빈도가 현저히 감소하자, 리스터의 제안에 코웃음을 치던 당대의 많은 의사들이 차차 리스터의 의견을 받아들이게 되었다.

리스터는 자신이 개발한 이 방법을 방부법 asepsis이라 명명했다. 마취제 개발이 수술에 대한 일차적인 혁명이었다면, 리스터에 의해 시행된 무균 처리는 이차적인 혁명이 된 셈이다. 훗날 리스터는 무균법의 원리를 외과학에 도입한 데 대한 찬사는 제멜바이스의 몫이라고 인정함으로써 비운에 간 제멜바이스의 공을 기렸다.

파스퇴르의 업적을 수술실에 적용한 영국의 의사 리스터는 외과적 수술에 무균 처리를 최초로 도입함으로써 의학사에 길이 남을 인물로 자리 잡았다.

그러나 산부인과 병원에서 산욕열 예방을 위해 임산부를 대하기 전 손을 소독하자는 제멜바이스의 주장은, 리스터의 주장이 인정되어 수술실에서 무균 처리가 이루어지고 파스퇴르가 미생물의 존재를 증명해 광견병 예방 백신을 개발하는 등 수많은 업적을 이룬 뒤 강산이 세 번이나 변하고 나서야 비로소 실현되었다.

리스터는 제멜바이스와 달리 업적을 인정받은 학자로 1896년 은퇴해 조용한 말년을 보냈다.

제멜바이스의 주장이 무시된 이유

의사들 특히 산부인과를 담당하던 의사들은 왜 제멜바이스의 주장을 무시했을까?

앞에서 소개한 베살리우스와 하비가 위대하다는 평가를 받는 이유는 그들이 오랜 시간에 걸쳐 진실이라 믿어온 고정관념을 깼고, 그 과정에서 새로운 연구 방법을 도입했기 때문이다. 오늘날의 관점에서 보면 그들의 연구는 전혀 시비를 걸 수 없는 것이었지만, 당시에는 부정적인 견해를 피력하는 학자들도 많았다. 자신들이 옳다고 가르치고 주장한 내용이 잘못되었다는 걸 인정하기보다는 어떤 이유를 붙여서라도 자신의 말을 번복하지 않는 것이 학문 세계에서 흔히 일어나는 현상이다. 진리를 추구하면서 새로운 것을 찾아가는 학자들도 자신과 다른 견해에는 보수적인 태도로 임하는 경우를 흔히 볼 수 있다.

독자들도 한번 자신을 돌아보기 바란다. 진리라고 철석같이 믿고 행해온 일이 어느 순간 누군가에 의해 부정되면 상대방의 의견이 무엇인지 들어보지도 않고 '말도 안 된다'는 한마디로 단정해버리지는 않았는가? 특히 잘못을 지적하는 상대방의 태도가 자신을 완전히 무시하는 것 같으면 더욱더 그렇지 않은가?

당시 의사들에게는 제멜바이스의 의견을 인정할 만한 학문적인 지식이나 용기가 없었고, 제멜바이스에게는 통계적으로 분명 의미가 있는 자신의 주장을 상대방에게 이해시킬 만한 능력이 없었다.

제멜바이스의 주장은 의사들의 사정을 전혀 감안하지 않은 것으로, 그의 주장을 받아들이기 위해서는 그때까지 자신들이 행한 방법이 대단히 잘못된 것이며, 이 때문에 수많은 사람이 죽음에 이르렀다는 것을 인정해야만 했던 것이다. 따라서 제멜바이스는 의학의 역사를 뒤바꿀 만한 위대한 발견을 했지만 전혀 인정받지 못한 채, 다른 의사들과 함께할 수 없는 이상한 사람으로 변해갈 수밖에 없었다.

의료계를 자신의 주장대로 이끌겠다는 혁명적인 생각 대신 평생을 걸고

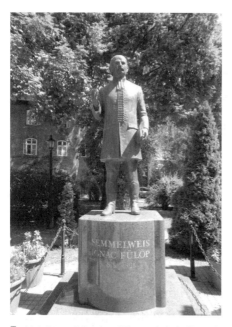
▌부다페스트 제멜바이스 대학교 교정에 서 있는 동상

산부인과 전문의를 한 명, 한 명 설득하겠다는 생각으로 자신의 주장을 전파해나갔다면 불행한 말년은 없었을지도 모른다. 그러나 그럴 만한 인격을 갖추지 못한 그는 "산모와 태아를 위해 산부인과 의사를 부르는 것은 그들을 죽음에 직면하게 하는 것"이라든가 "의사가 소독액으로 손을 씻는 것을 확인하지 않은 보호자는 아내를 그 의사에게 맡겨서는 안 된다"는 등의 표현이 담긴 편지를 산부인과 의사들에게 보냈으며, 이 편지를 받은 산부인과 의사들은 자존심을 세우기 위해서라도 제멜바이스의 주장을 무시할 수밖에 없었다.

제멜바이스가 살던 부다페스트의 집은 현재 그를 기념하는 박물관이 되어 관광객을 맞이하고 있다. 그가 교수로 일한 제멜바이스 대학교 곳곳에는 동상, 그림, 그의 이름이 붙은 현관이 방문하는 사람들을 반기고 있다. 이 대학교에서 가장 중요한 결정을 할 때 사용하는 큰 방에는 학교의 역사를 빛낸 많은 이들의 초상화가 걸려 있는데, 그중 가장 큰 것이 제멜바이스의 초상화다. 당대에는 인정받지 못하고 비운에 갈 수밖에 없었던 선각자에게는 그나마 다행스러운 일이라 하겠다.

무균법의 진짜 선구자 홈스

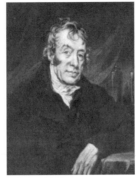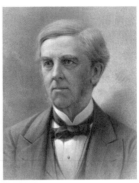

찰스 화이트(왼쪽)
올리버 홈스

그렇다면 제멜바이스의 발견이 과연 당시에는 상상할 수도 없는 획기적인 발견이었을까?

'예'라고 답하기에는 어려운 점이 있다. 제멜바이스보다 먼저 멸균 소독에 대해 의견을 피력한 이들이 있기 때문이다. 스코틀랜드 애버딘 출신의 알렉산더 고든Alexander Gordon(1752~1799)과 맨체스터 출신의 찰스 화이트Charles White(1728~1813) 등 18세기 영국의 산과 의사들은 자신들이 산욕열 전염의 원인일 것이라고 이미 생각했다. 그들은 청결한 분만실 관리가 산욕열에 의한 사망을 감소시킨다는 사실을 이미 알고 있었고, 화이트는 환자와 산모에게 사용되는 도구를 깨끗이 유지해야 한다는 논문을 발표하기도 했다. 또한 고든은 1795년 산욕열에 의해 패혈증이 생긴 산모들이 건강한 여성들과 접촉을 하는 것은 위험하다고 발표했다.

미국의 시인이자 의사 올리버 홈스Oliver Wendell Holmes(1809~1894)는 1843년 「산욕열의 전염성On the Contagiousness of Puerperal Fever」이라는 논문을 통해 산욕열이란 산모에게 전파되는 전염성 질환이며 청결이 중요하다는 의견을 표명했으나, 제멜바이스와 마찬가지로 반발에 부딪히자 자신의 주장을 관철시키는 것을 포기한 채 해부학 교수, 수필가, 강연자로서의 인생을 살아가는 데 만족했을 뿐이다.

하버드 대학교 법과대학과 의과대학을 졸업한 홈스는 다음과 같은 방법으로 감염병 전파를 막을 수 있다고 주장했다. 독자들은 이 내용을 읽어보면서 현대의 이론과 비교해보기 바란다.

① 의사는 산모나 중년의 여성 환자를 대하기에 앞서 산욕열과 같은 전염성 질환의 검사에 결코 참여해서는 안 된다. 의사는 계속 환자들을 대해야 하므로 의사를 통한 전파를 막기 위해서는 감염성 질환의 진단에 참여한 후 다른 환자의 진료에 임해서는 안 된다는 이야기로 해석할 수 있다.

② 부검에 참여할 경우 의사는 철저히 손을 씻고 새 옷으로 갈아입어야 하며, 부검 후에는 24시간 이상 지난 뒤 진료에 임해야 한다. 단순한 복막염과 같은 질병을 대하는 경우에도 같은 방법으로 하는 것이 좋다.

③ 이와 같은 주의 사항은 단독丹毒을 수술할 경우에도 해당되며, 의사가 이와 같은 환자와 산모를 계속 진료하는 것은 가장 부적절한 치료로 생각해야 한다.

④ 진료 중 단 한 차례라도 산욕열 환자를 대할 경우 적어도 몇 주 동안은 산모를 진료하지 말아야 한다. 그렇지 않으면 의사 때문에 산모가 산욕열을 앓게 될 수 있으므로, 의사는 산모의 질병과 죽음의 위험을 줄이기 위해 주의를 기울여야 할 의무가 있다.

08

의사가 아니면서도 의학의 대가가 된

파스퇴르

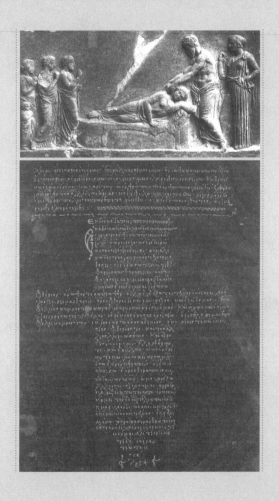

파스퇴르의 업적을 이야
기하라고 하면 무엇이 제일 먼저
떠오르는가? 참고로 파스퇴르의
별명은 '미생물학의 창시자'다.
자연발생설을 부정한 백조 목처
럼 생긴 긴 플라스크 실험을 기
억할 수 있다면, 적어도 학교에

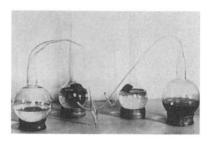

▌ 백조 목 플라스크

서 배운 내용 중 일부는 기억하고 있다고 자부해도 좋다.

또한 파스퇴르 하면 우유 이름을 떠올리는 독자도 있을 것이다. 일반적
으로 고온 멸균법을 이용해 우유를 제조하는 데 비해 파스퇴르사를 인수한
롯데유럽에서 만든 우유는 저온 멸균법을 이용한다고 한다. 이 저온 멸균법
을 처음으로 주장한 사람이 파스퇴르다.

파스퇴르는 19세기 과학계의 만물박사였다. 그는 원래 화학을 전공했
지만 의학, 생물학, 농학, 축산학, 화학, 생화학, 미생물학 등 어느 한 분야
에서도 빼놓을 수 없을 만큼 다방면에 그의 이름을 각인시켜놓았다.

6년만 더 생명을 유지했더라면 첫 노벨 생리의학상 수상이 유력했을 의
학자 파스퇴르. 그가 어떻게 그런 다재다능한 능력을 발휘할 수 있었는지
하나하나 살펴보기로 하자.

파스퇴르의 생애

파스퇴르는 1822년 12월 27일 프
랑스 동부 산지에 위치한 쥐라에서,
나폴레옹 군대에서 은퇴한 피혁상
의 장남으로 태어났다. 1842년 대
학입학자격시험에서 수학과에 합격
한 그는 의지와 노력, 행운이 한데
모이면 충실하고 행복한 인생을 보
낼 수 있을 것이라 생각하며 자신의
일에 최선을 다하기로 마음먹었다.
대학 입학 후 그는 물리와 화학에
관심을 두었고, 후에 소르본 대학교

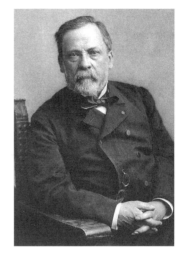

▌ 루이 파스퇴르

가 되는 고등사범학교École Normale Supérieure에서 장바티스트 뒤마 교수의 강
의에 자극을 받아 전공을 화학으로 정한 후 1846년부터 앙투안제롬 발
라르Antoine-Jérôme Balard(1802~1876)의 조수로 화학 연구에 참여했다.

1848년에 파스퇴르가 발표한 주석산 결정의 선광성 연구는 유기 입체
화학 및 결정물리학 분야에서 선구적인 역할을 할 만한 내용이었으며, 이
연구 업적으로 그는 이학박사 학위를 취득했다. 이때부터 그는 학자로서
의 입지를 다지기 시작했다.

1854년 릴레 대학교 화학 교수가 된 그는, 1856년 포도주가 쉽게 부패
하는 이유를 알려달라는 양조업자들의 부탁을 받고 발효를 연구하기 시작
했다. 당시의 화학자들은 발효 현상을 화학반응으로만 설명하려 했는데,
이와는 달리 그는 눈에 보이지 않는 작은 미생물이 관련되어 있을 것이라

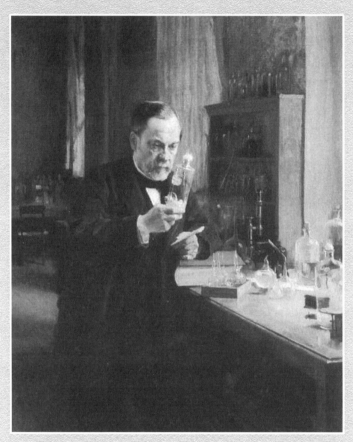

백신을 연구 중인 파스퇴르
알베르트 에델펠트(Albert Edelfelt), 1885년 작

예상했다. 결국 알코올 발
효는 효모균에 의해 발생
하고, 비정상 발효는 젖산
균과 같은 다른 미생물에
의한 것임을 발견해 자신
의 생각이 옳다는 것을 증
명했다.

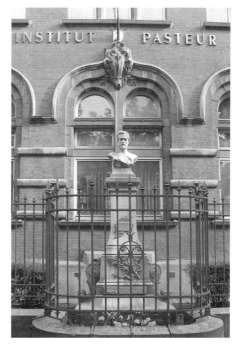

파스퇴르 연구소

이 연구로 그는 미생물의
존재를 의식했고, 1861년
에는 백조 목 모양의 플라
스크 실험을 통해 생물이
자연적으로 생겨날 수 있
다는 자연발생설이 잘못된
이론이라는 것을 증명해 명
성을 얻었다. 그는 미생물이 음식물을 상하게 하고 질병의 원인이 될 것이
라고 생각했는데, 음식물의 변성을 예방하기 위해 고안한 것이 1863년에
발표된 저온 살균법이다.

1865년에는 생사 제조업자들과 농림부 장관으로부터 당시 유행하던 누
에병 해결책을 마련해달라는 요청을 받고 연구를 시작했다. 그는 누에병
이 병원 미생물에 의해 발생한다는 것을 밝혀내어 예방책을 마련했다. 이
연구를 진행 중이던 1866년 『포도주의 발효 Etude sur le Vin』를 출간해 발효의
종류와 미생물과의 관련성을 밝히고 포도주가 만들어지는 과정을 과학적
으로 설명했다.

1868년 뇌졸중으로 건강이 악화되었으나 그는 연구를 멈추지 않았다. 몸

이 회복되면서 질병의 고통이 조금씩 사그라들자 1877년부터 인간과 고등 동물에게 발생하는 감염성 질환의 해결로 관심을 전환했다.

1880년 58세가 된 그는 연구에서 서서히 손을 뗄 나이였지만, 가축 감염병인 탄저와 닭 콜레라를 연구하기 시작했고, 얼마 지나지 않아 예방접종을 개발했다. 탄저는 주로 가축이 걸리는 병이지만 사람에게도 감염될 수 있는 인수 공통의 아주 강력한 감염병이었다. 그런데 파스퇴르의 연구 덕에 많은 사람들이 새 삶을 얻게 된 셈이다.

과학 연구를 향한 파스퇴르의 끝없는 노력은 1885년 광견병 예방접종법을 개발해 어린 소년을 치료함으로써 절정을 이루었다. 각 분야에 걸쳐 수많은 공적을 남긴 그를 기념하고자 프랑스의 과학 아카데미에서는 1886년부터 파스퇴르 연구소를 설립하기 위해 모금 운동을 전개했고, 1888년 드디어 준공식이 열림으로써 결실을 맺었다. 이로써 프랑스가 낳은 19세기 위대한 과학자의 이름이 사람들의 뇌리에 영원히 남게 되었다. 파스퇴르가 초대 소장으로 취임했던 이 연구소는 현재도 프랑스는 물론이고, 세계적인 기초의학 연구의 중심지로 굳건히 자리하고 있다.

연구소가 한창 건설 중이던 1887년 파스퇴르는 두 번째 뇌졸중이 발생해 연구를 계속하기 어려울 정도로 건강이 악화되었다. 대통령의 부축을 받으며 참석한 1892년 70회 생일 축하연의 답사를 아들이 대신 읽을 정도로 기력이 급격히 쇠퇴했다. 1895년 9월 28일 73세를 일기로 그 시대 사람들과 작별 인사를 나눈 그는 파스퇴르 연구소 지하에 새로운 보금자리를 얻었다.

닭 콜레라 예방 백신을 개발하다

예방접종 원리를 처음 발견한 사람은 영국의 제너였지만, 이 원리를 기초로 차후 수많은 예방접종 약을 개발하는 데 도움을 준 사람은 파스퇴르다. 파스퇴르는 제너가 토대를 닦아놓은 예방접종 원리를 더욱 발전시켜 탄저와 광견병의 예방접종 약을 만들었을 뿐 아니라 여러 가지 방법으로 이 원리를 적용하고 발전시켜 그와 동시대를 살았던, 그리고 그의 뒤를 따른 과학자들이 새로운 예방접종 약을 개발할 수 있도록 길을 닦아놓았다.

19세기 후반 프랑스에는 닭 콜레라라는 질병이 유행하고 있었다. 이 병에 감염되면 건강한 닭도 몸이 축 늘어지고 병색이 완연해지면서, 시름시름 앓다가 하루 이틀도 버티지 못하고 죽음에 이르는 치명적인 급성 질환으로 전체 닭 사망률의 10%를 차지하는 무서운 병이었다. 따라서 양계장을 운영하는 농부들은 언제 이 병이 유행할지 예측하지 못해 항상 긴장된 나날을 보내야만 했다.

이를 해결하기 위해 실험실에서 현장으로 파견된 '농부들의 희망' 파스퇴르는 감염병은 미지의 미생물에 기인한다는 자신의 이론대로 닭 콜레라도 마찬가지일 것이라고 생각해, 그 미지의 미생물을 찾아내기 위한 연구를 고안했다.

우선 파스퇴르는 병에 걸린 닭의 벼슬에서 혈액을 소량 채취해 미리 준비한 따뜻한 닭고기 수프에 떨어뜨렸다. 이 수프를 실온에 며칠간 방치해 둔 뒤 현미경으로 수프 액을 관찰하자 엄청난 양의 세균이 배양된 것을 확인할 수 있었다. 이 수프를 떨어뜨린 빵을 닭에게 먹이자 닭은 곧 닭 콜레라 증세를 나타내며 죽고 말았다. 현미경에서 본 엄청나게 많은 수의 세균이 닭 콜레라의 원인균으로 밝혀지는 순간이었다.

파스퇴르는 기뻐하며 실험을 다시 재현할 계획을 세웠는데, 그때가 여름휴가를 떠나기 며칠 전이었다.

전과 같은 방법으로 닭 콜레라에 걸린 닭의 벼슬에서 혈액을 채취한 후 닭고기 수프에 이 혈액을 첨가했다. 그리고 이를 며칠 동안 실온에 방치해 두자 파스퇴르의 기대대로 닭 콜레라를 일으키는 병원성 세균의 수가 급격히 불어났다. 이 수프를 건강한 닭에게 먹이자 금방 골골거리며 비실비실하다가 얼마 지나지 않아 숨을 거두었다. 그는 같은 실험을 반복했고, 원인균을 찾았다는 생각에 기쁜 마음으로 휴가를 떠났다.

휴가에서 돌아온 파스퇴르는 건강한 암탉에 닭고기 수프를 먹였다. 그런데 건강하던 닭이 갑자기 닭 콜레라 증세를 나타내자 깜짝 놀랐다. 자신이 준 닭고기 수프에는 닭 콜레라균이 들어 있지 않았기 때문이다. 이를 이상하게 여긴 파스퇴르는 실험 내용을 자세히 검토해 자신이 닭에게 먹인 닭고기 수프는 조수가 금방 준비한 것이 아니라 닭 콜레라균을 배양한 후 여러 날이 지난 것임을 알아냈다.

놀라운 일은 그다음에 일어났다. 닭 콜레라 증세를 보이던 닭이 차차 기력을 회복하더니 며칠 뒤 정상적인 상태가 된 것이다. 이 결과를 놓고 원인을 곰곰이 생각하던 파스퇴르의 뇌리에 번개처럼 아이디어가 스쳐 지나갔다.

파스퇴르는 이 실험을 하며 제너의 종두법을 떠올렸다. 배양 후 여러 날이 지나 닭고기 수프에 들어 있던 닭 콜레라균의 병원성이 약화되었고, 이 균에 감염된 건강한 닭은 병색을 드러내기는 했지만 곧 회복되었다. 이를 통해 파스퇴르는 며칠간 보관해둔 닭고기 수프가 예방접종 약의 역할을 했다는 결론에 도달했으며, 이후 파스퇴르는 닭 콜레라 예방법을 개발하기 위해 새로운 실험을 진행했다.

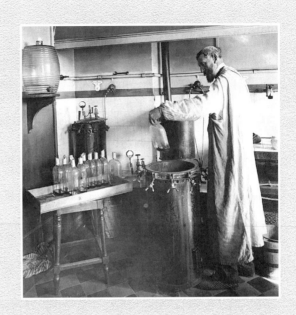

연구실에서
실험 중인 파스퇴르

　전과 같이 준비한 닭고기 수프를 건강한 닭에게 먹이되, 수프를 실온에
방치해두는 일수를 달리해 닭의 증세를 관찰하고자 했다. 이를 위해 그는
건강한 닭을 10마리씩 여러 군으로 나눈 다음 1군 10마리에는 금방 만든
닭고기 수프를, 2군 10마리에는 만든 지 하루가 지난 닭고기 수프를, 3군
10마리에는 만든 지 이틀이 지난 닭고기 수프를, 4군 10마리에는 만든 지
사흘이 지난 닭고기 수프를, 5군 10마리에게는 만든 지 나흘이 지난 닭고
기 수프를 먹이는 방법으로 실험을 진행했다. 그 결과 금방 만든 닭고기
수프를 먹인 닭은 닭 콜레라에 감염되어 모두 죽었으나, 날이 지날수록 치
사율이 낮아지는 것을 관찰할 수 있었다.

　이를 통해 파스퇴르는 닭 콜레라 예방법을 개발할 수 있었고, 독성을 가
진 닭 콜레라균을 약하게 만들면 면역반응을 일으킬 수 있다는 사실을 확
인했다. 제너의 종두법에서 실마리를 얻은 파스퇴르는 라틴어로 암소를

뜻하는 'vacca'에서 착안해 이 방법에 사용한 약독화된 균을 백신vaccine이라 명명했고, 자신이 고안한 방법을 예방접종vaccination이라고 이름 붙였다.

"준비된 사람만이 기회를 얻을 수 있다."

우연히 관찰한 결과에서 제너의 종두법을 연상해 닭 콜레라 예방법을 발견한 파스퇴르가 남긴 말이었다.

탄저를 해결하라

닭 콜레라를 해결한 파스퇴르는 탄저 연구에 매달렸다. 파스퇴르는 닭 콜레라 연구에서의 경험을 바탕으로 탄저균을 약독화하기 위한 조건을 확립하고자 연구를 진행했다. 탄저균의 경우 치명적인 질환을 일으키기는 하지만 균 자체는 환경 변화에 민감하고 안정적이지 못했으므로, 죽이지 않고 약화할 수 있는 조건을 찾기는 쉽지 않았다.

그러나 파스퇴르에게 일단 마음먹은 일은 정복의 대상이었고, 대부분 그의 뜻대로 이루어졌으니 탄저균도 또한 파스퇴르의 공격을 벗어날 수 없었다. 여러 조건을 바꿔가며 연구하던 파스퇴르는 드디어 42~44°C에서 탄저균이 약독화되어 동물에게 거의 해를 끼치지 못하는 것을 발견했고, 14마리의 양을 이용해 예방접종 가능성을 검사했다. 당연하게도 결과는 성공이었다. 파스퇴르는 또 하나의 어려운 문제를 해결했다.

그러나 파스퇴르는 유연한 성격이 아니었다. 학문을 향한 열정은 대단했지만, 그 열정으로 얻은 결과에 대해서는 워낙 단정적이고 고압적인 태도로 일관해 다른 의사나 수의사 또는 관련된 학자들의 동의를 구하기 위해서는 그들의 반론을 잠재워야만 했다.

파스퇴르는 자신의 연구 결과를 발표하면서 결과를 믿지 못하겠다면 당장이라도 동물실험을 할 준비가 되어 있다고 큰소리를 쳤다. 이에 한 수의사가 그러면 자신이 실험 준비를 책임질 테니 당장 날을 잡자고 야유 섞인 반응을 보여 공개 실험이 결

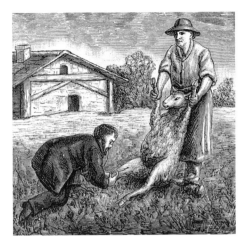

양에게 탄저 백신을 주입하는 파스퇴르

정되었다. 농업과 관련된 많은 사람과 단체에서 실험 비용을 부담하겠다고 제의해왔다.

1881년 5월 5일 오후 2시 따뜻함이 더위로 변해가던 봄날, 파스퇴르가 개발한 탄저 백신의 예방접종 가부를 결정하기 위한 공개 시험이 실시되었다. 시험장에 모인 수많은 인파가 이 실험에 쏠린 뜨거운 관심을 보여주었다. 곧 생사의 기로에 선 60마리의 양과 10마리의 소가 시험장으로 들어왔다.

60마리 양 중에서 25마리는 백신 투여 후 탄저균을 주입하고, 25마리는 백신을 투여하지 않은 채 탄저균을 주입했다. 나머지 10마리는 아무 처리도 하지 않기로 했다. 10마리의 소 중 6마리에는 백신을 투여한 후 탄저균을 주입하고, 나머지 네 마리는 백신을 투여하지 않고 탄저균을 주입하기로 결정했다. 그러고 나서 소에게 백신을 투여한 지 12일 후에는 처음 백신보다 더 독성이 강한 백신을, 그로부터 14일 후에는 탄저균을 주입했다.

6월 2일 오후 2시, 또다시 수많은 사람들이 모여들었다. 결과를 공개하

는 순간이었다. 백신을 투여하지 않은 25마리의 양 중 22마리가 사경을 헤매고 있었으나, 백신을 접종받은 25마리의 양은 모두 생생히 살아 움직이며 풀을 뜯거나 여름을 재촉하는 따가운 햇살을 즐기고 있었다. 소는 저항성이 강해 모두 살아남기는 했지만, 파스퇴르가 개발한 탄저 백신의 효과를 검증하는 데는 전혀 문제가 없었다.

파스퇴르의 성격을 싫어하던 학자들도 그의 실험 결과에는 결국 손을 들고 말았다.

가축이 전해준 질병 탄저

탄저를 일컫는 '앤스랙스anthrax'는 그리스어 'anthrakis(석탄)'에서 유래했다. 사람에게 탄저가 발생하면 피부에 물집이 생기고, 검은색 딱지가 앉기 때문이다.

우리나라에 탄저라는 이름이 널리 알려진 것은 2015년 5월 28일 오산미군 기지로 탄저균이 배달되면서부터다. 이는 한미 협정을 위반하는 행위였다. 공교롭게도 이보다 8일 앞서 메르스(중동호흡기증후군)가 우리나라를 강타하고 있었기에 비교적 조용히 넘어갔지만, 2001년 가을에 있었던 '백색 테러의 공포'의 주인공이 탄저균인 걸 떠올린다면 이것은 결코 간과할 수 없는 사건이다.

2001년 9월 11일 뉴욕 맨해튼 한복판의 쌍둥이 빌딩으로 날아든 비행기 두 대는 미국의 상징이라 할 수 있는 건물 두 개를 완전히 박살내버렸다. 그리고 얼마 후 탄저균 포자를 담은 흰 가루가 미국은 물론 네덜란드, 스위스, 영국, 호주, 이스라엘, 아르헨티나, 폴란드 등 여러 나라로 배달되어 세계인들의 이목을 끌었지만 범인은 끝내 잡히지 않았다. 이때 미국에서는 23명(호흡기형 11명, 피부형 12명)의 탄저 의심 환자가 발생해 다섯 명이 목숨을 잃었으며, 사망자는 모두 세균이 호흡기를 침범하는 증세를 보인 사람들이었다.

탄저는 소, 말, 양, 염소 등 초식동물이 탄저균에 감염되어 발생하는 질병이지만, 사람이나 육식동물도 감염된 동물과 접촉하면 전염될 수 있다. 탄저를 감염경로에 따라 분류하면 피부(의 상처)를 통해 감염되는 피부형, 음식을 통해 감염되는 소화기형, 공기 중의 탄저균이 호흡기를 통해 들어오는 호흡기형이 있다. 피부형은 사람에게만 나타나며, 농부들이 양털을 깎는 과정에서 탄저균에 감염된 양으로부터 전파되는 경우가 흔했으므로 '양털을 정리하는 사람들의 병woolsorter's disease으로 알려져 있었다.

피부와 소화기에 발생한 탄저는 상대적으로 증상이 약하지만, 호흡기를 통해 감염될 경우 즉시 항생제를 투여받지 않으면 치사율이 80~95%에 이른다는 연구 결과가 있다. 세계보건기구의 보고서에 의하면 최적의 기상 조건에서 50~500만 명의 인구가 있는 20km² 넓이의 산업화된 도시에 바람이 부는 방향과 수직 방향으로 50kg의 탄저균 포자를 2km의 선 모양으로 살포할 경우 수만 혹은 수십만 명이 사망하거나 무능화될 것이라고 한다.

19세기 이전에는 이 병에 걸리면 그저 기다리는 것 외에 방법이 없었으나 1876년 로베르트 코흐Heinrich Hermann Robert Koch(1843~1910)가 탄저의 원인이 되는 병원균을 발견했고, 1881년 파스퇴르가 탄저 예방 백신을 개발함으로써 해결의 실마리를 찾아주었다. 20세기 중반 이후에는 페니실린을 비롯해 각종 항생제가 발견됨으로써 이제는 특별히 면역력이 아주 약한 사람을 제외하고는 탄저가 발생하더라도 적절히 치료를 받으면 해결할 수 있을 정도로 의학이 발전했다는 것을 위안으로 삼을 수 있다.

탄저는 흔히 발생하는 질병은 아니지만 탄저가 토착화된 나라에서는 농가의 풍토병처럼 널리 퍼져 있기도 하다. 우리나라에서는 1990년대 초에 경주와 2000년 창녕에서 오염된 쇠고기를 먹고 탄저 환자가 발생한 예가 있으므로, 가축이 이상 증세를 보일 경우에는 즉시 수의사에게 데려가야 한다. 한국에서 발생한 환자는 탄저에 걸린 소를 제대로 처치하지 않고 섭취해 생긴 소화기 탄저였다. 소화기 탄저는 비교적 예후가 좋으나 탄저균이 혈액으로 침투해 패혈증으로 발전하면 생명을 위협할 수 있으므로 의심되는 환자는 즉시 병원에서 치료를 받아야 한다. 호흡기 탄저는 감염 초기에 적절한 항생제를 투여받지 않으면 치사율이 높게는 95%에 이를 정도로 치명적이다. 기도를 통해 들어온 탄저균이 초기에는 감기와 비슷한 증상을 일으키지만 결국에는 호흡곤란으로 사망에 이르게 된다. 이 과정에서 탄저균 포자는 폐 주위의 림프계에 침투하고, 탄저균 독소는 폐 조직에 출혈, 괴사, 부종 등을 일으켜 호흡곤란을 가져온다.

탄저가 테러용 무기로 사용될 수 있는 것은 포자라는 특수한 형태로 수십 년 이상 생존이 가능하기 때문이다. 주변 환경이 생존에 적합하지 못하면 포자를 형성해 잠자는 듯이 존재하고 있다가 기회가 오면 다시 활성화될 수 있으며, 2001년 백색 가루가 세계를 떠들썩하게 한 것은 포자 상태의 탄저균이 들어 있었기 때문이다. 실제로 탄저균을 전쟁 무기로 사용하기 위한 연구는 1940년대에 영국을 비롯해 여러 나라에서 진행되었으며, 구소련에서는 1983년 스테프노고르스크에 탄저균을 무기로 이용하기 위해 거대한 배양 시설을 마련한 적이 있다. 영국은 70년이 지났음에도 탄저 실험을 한 스코틀랜드 연안 그리나드Gruinard 섬에 대한 출입을 금지하고 있다. 그러나 붕괴된 소련에서는 무기에 대한 통제가 제대로 이루어지지 않았으므로, 당시 기술이나 인력이 현재는 테러 집단을 위해 일을 하고 있을 지도 모를 일이다.

후세인이 이끄는 이라크가 화학무기와 함께 생물무기를 대량으로 준비해놓고 전쟁을 기다리고 있다는 정보가 입수되면서, 미국은 1991년 걸프전을 시작할 때 전 병사들에게 탄저 백신을 투여했다. 그러나 당시만 해도 탄저 백신의 효과가 완벽하지 못했고, 사용하기도 까다로운 상태였다. 탄저균은 보툴리누스균, 두창 바이러스와 함께 생물학 무기로 사용될 가능성이 높다는 점에서 지금도 유력한 생물무기 중 하나로 취급되고 있으므로, 각국은 효과가 더 뛰어난 백신을 개발하기 위해 노력하고 있다. 우리나라도 국내에서 개발한 백신이 식품의약품안전청의 허가를 받아 임상 시험을 시행한 후 지금은 생산 시설을 보유하고 있다. 우리나라에서 발생한 탄저 환자는 주로 소를 통해 발생했으므로 소와 가까이에서 생활하는 사람들은 소의 건강 상태를 세심히 관찰해야 한다.

목숨을 건 실험: 광견병 백신을 이용한 치료

파스퇴르의 제물이 된 질병 중에는 광견병도 포함되어 있었다. 광견병은 바이러스 때문에 발병하는 질환이지만, 그때까지 바이러스에 대한 개념이 없었으므로 연구를 진행하기에는 많은 어려움이 따랐다. 바이러스는 당시 현미경으로 관찰할 수 없을 만큼 작을 뿐 아니라 배양이 어려워 실험에 많은 시간이 필요했기 때문이다.

1880년이 저물어가던 시기에 파스퇴르는 광견병 연구를 시작했다. 이 바이러스에 적합한 배양액을 찾지 못하고 있던 파스퇴르는 우선 광견병에 걸린 개에서 얻은 추출물(혈액, 침 등)을 토끼의 뇌에 주입해 토끼에서 인위적으로

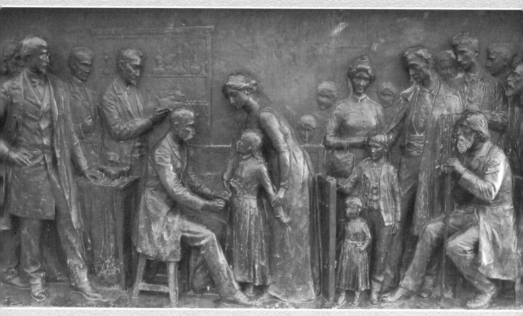

▌파스퇴르가 광견병 백신을 접종하는 모습 　프랑스 쥐라의 아르부아

광견병이 발생시키는 실험을 했
다. 실험은 성공적이었고, 후속
실험을 통해 토끼에 주입된 미
지의 미생물은 척수에서 그 수
가 급격히 늘어난다는 사실을
발견할 수 있었다. 일단 원인을
찾는 데 성공한 것이다.

이제 이 바이러스를 약독화
해야 했다. 여러 가지 방법을
검토하며 시행착오를 거듭하던
파스퇴르는 토끼의 척수에서
이 바이러스의 독성이 일정하
게 유지된다는 사실을 발견했
다. 연구를 거듭하던 파스퇴르

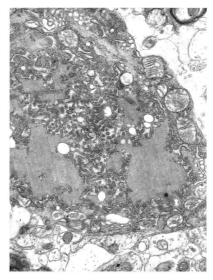

광견병 바이러스의 전자 현미경 사진
미국 질병통제센터(CDC), 1975년. 작은 짙은 회색
의 막대 모양 입자들이 광견병 바이러스다. 네그리
소체(신경세포에 생긴 광견병 특유의 원형 바이러
스 집합체)가 함께 보인다.

는 광견병으로 죽은 토끼의 척수를 수 센티미터 길이로 잘라 공기 중에서
건조시키면 독성이 서서히 약해진다는 것을 알게 되었다. 그래서 그는 토
끼의 척수를 일정한 크기로 자른 다음 14일간 공기 중에 보관했다가 정상
적인 개에 투여했다. 이 개는 광견병 증세를 보이지 않고 정상적으로 활동
했다. 더 정확한 결과를 얻기 위해 14일이 지난 척수, 13일이 지난 척수,
12일이 지난 척수, ……, 하루가 지난 척수를 차례로 개에게 투여해 광견
병의 원인 바이러스의 독성을 측정하는 데 성공했다. 어린 시절 광견병에
걸린 개에 물린 어린이들을 대장간에서 불에 달군 쇠로 지지는 것을 본
뒤 이 방면을 공부하겠다고 마음먹은 어린 소년의 꿈이 이루어지는 순간
이었다.

당시 많은 감염병이 그랬듯이 광견병도 불치의 병이었다. 예방 백신을 접종한 후 예방 효과를 얻으려면 최소한 2~6주는 필요했다. 파스퇴르는 광견병에 걸린 개에게 신경 부근을 물리지만 않으면 신경 침범 증상이 나타나기까지 적어도 수개월이 걸리므로, 개에 물린 후 백신을 주사해도 효과가 있을 것이라고 생각했다. 다행히 파스퇴르의 예측은 맞아 떨어졌다. 광견병 백신은 예방 효과뿐 아니라 일단 감염이 되었더라도 치료 효과가 있다는 것을 보여주었다.

그러나 문제가 있었다. 그때까지는 광견병에 걸리면 죽는 것이 당연했으므로, 동물실험에 성공했다고 해서 무턱대고 사람에게 임상 시험을 할 수 없었다. 게다가 부작용도 정확히 검증되지 않은 상태였으므로 백신을 개발하고도 덧없이 시간만 보내고 있었다.

그런데 1885년 7월 6일 광견병에 걸린 개에 물린 어린 소년이 엄마와 함께 파스퇴르를 찾아왔다. 아들을 불에 달군 쇠로 지지는 것을 받아들일 수 없었던 어머니는 파스퇴르가 광견병 백신을 가지고 있다는 소문을 듣고 찾아와 백신을 놓아달라고 요청했다. 하지만 임상 시험을 거치지 않은 까닭에 백신의 부작용 등을 알 수 없어 목숨까지 걸어야 하는 상황이었다.

미확인 상태의 백신을 선뜻 사용할 수 없었던 파스퇴르는 주위의 여러 의사와 과학자에게 조언을 구했다. 파스퇴르의 연구를 알고 있던 대부분의 사람들이 찬성했다. 그는 어머니의 간청에 용기를 냈다.

파스퇴르는 자신이 만든 광견병 백신을 약한 것부터 강한 것으로 바꿔가며 14차례 접종했고, 그 어린 소년은 7월 27일 건강한 얼굴로 퇴원해 별 탈 없이 생활했다. 이렇게 해서 광견병조차 파스퇴르에게 백기를 들었다.

생각해볼 이야기

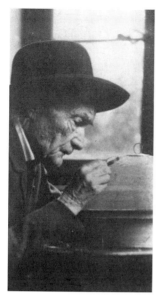

장앙리 파브르

1865년 파스퇴르가 누에 감염병을 연구해달라고 의뢰받았을 때의 일이다. 그는 화학자로 출발해 기초 화학을 연구하다가 우연히 알코올과 발효를 연구하게 되었고, 그 과정에서 미생물의 정체를 확인했다. 이때까지만 해도 파스퇴르는 만물박사가 아니었다. 농민들과 농민 단체, 농림부 장관까지 나서서 의뢰한 것이라 어쩔 수 없이 맡기는 했으나, 지식이 부족하다는 것을 깨달을 수밖에 없었다.

누에에 관한 지식이 필요했던 파스퇴르는 장앙리 파브르Jean-Henri Fabre (1823~1915)를 찾아갔다. 곤충기로 유명한 파브르는 당시 프랑스 최고의 생물학자였다. 같이 토론을 하던 파브르는 누에와 누에병에 대해 파스퇴르가 너무도 얕은 지식을 갖고 있어 깜짝 놀랐다. 뒤돌아서서 웃을 수밖에 없었던 파브르는 파스퇴르가 알고자 하는 것을 찬찬히 가르쳐주었다.

수년 후 파스퇴르는 누에병 원인균을 발견하고 예방 대책을 수립해 뒤에서 비웃었던 파브르를 놀라게 했다. 맨땅에서 해결책을 찾아내는 데 성공한 파스퇴르가 대단한 인물인 것은 자명하다. 그러나 파스퇴르의 머리에 누에에 관한 지식을 채워준 사람이 파브르였다는 사실을 생각하면, 한 방면의 최고 권위자와 동시대를 살아간다는 것이 얼마나 큰 행운인지를 다시 한 번 떠오르게 한다.

파스퇴르가 광견병 백신을 개발하고 임상 시험을 하지 못해 허송세월을 보내고 있을 때, 엄마와 함께 찾아온 소년이 9세의 조제프 마이스테르 Joseph Meister였다. 그의 어머니는 그에게 늘 파스퇴르를 공경해야 한다고 가르쳤고, 파스퇴르는 어머니의 말씀대로 감사하는 마음을 늘 잊지 않았다.

그로부터 50여 년이 지난 어느 날, 제2차 세계대전을 일으킨 독일은 프랑스가 자랑하던 마지노선을 피해 벨기에를 경유해 프랑스로 들어온 후 일사천리로 전진해 파리를 점령했다. 각종 주요 기관을 점령한 독일군은 파스퇴르 연구소를 찾아가 인수 작업을 시작했으나 연구소를 지키던 수위가 지하실 문은 절대로 열어줄 수 없다며 버티는 바람에 잠시 지체할 수밖에 없었다.

총칼을 들고 군인들이 다가오자, 수위는 자살을 택했다. 그가 바로 마이스테르다. 죽는 날까지 파스퇴르를 지키겠다고 마음먹은 그는 독일군이 파스퇴르의 묘지로 들어가는 데 결코 협조하지 않았고, 파스퇴르에 대한 고마움을 죽는 순간까지 간직했던 것이다.

09

인류에게는 구원자, 세균에게는 원수
코흐

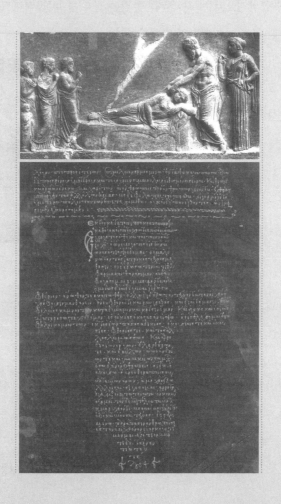

파스퇴르의 미생물 병인설이 유럽을 강타한 후 19세기 말 의학계의 중심에 서서 한 시대를 풍미했던 독일의 코흐가 1905년 노벨 생리의학상을 수상했다. 공식적으로는 '결핵균을 발견한 공로'를, 비공식적으로는 '세균학을 창시'한 공로를 인정받았기 때문이다.

노벨재단의 공식 홈페이지를 비롯해 수많은 자료에는 코흐가 결핵균을 발견한 공로를 인정받아 수상했다고 적혀 있다. 그런데 그보다 4년 앞서 첫 노벨 생리의학상의 영광을 안은 에밀 베링Emil Adolf von Behring(1854~1917)의 업적이 디프테리아 치료제 개발이었으므로 감염병의 원인균인 결핵균 발견보다 한 단계 높다고 할 만한 치료법 개발로 상을 받은 것이다. 물론 이때까지 효과적인 결핵 치료제

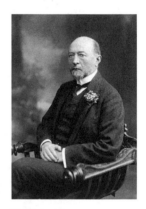

▌ 에밀 베링

는 개발되지 않고 있었다. 그러나 결핵균에 앞서 발견된 세균이 여러 가지 있었다는 것을 감안하면 세균 한 가지를 발견했다는 이유로 노벨상을 수상한다는 것은 설득력이 약하다고 볼 수 있다.

산업화가 진행되면서 그리 위생적이지 못한 도시화와 집단생활로 결핵이 큰 문제가 되었던 것은 사실이지만 19세기 후반에는 콜레라도 큰 문제였다. 콜레라균 발견이라는 코흐의 또 다른 업적을 생각해볼 때 그가 노벨상을 수상하게 된 것은 결핵균을 발견한 업적보다는 당시 세균학 발전에 빼놓

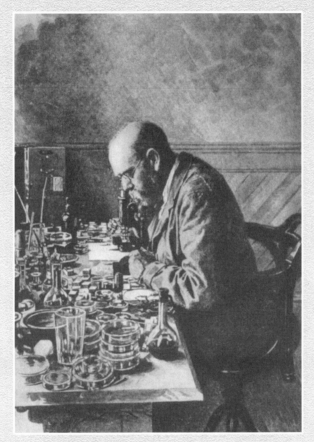

현미경으로 세균을 관찰하고 있는 코흐

을 수 없는 역할을 한 그의 종합적인 능력이 높이 평가받았다고 보아야 합당할 것이다.

결핵의 역사

결핵은 인류와 함께 역사의 주인공으로 살아왔다고 할 수 있을 정도로 오랜 역사를 자랑하는 질병이다. 독일 하이델베르크에서 발견된 기원전 4500년경의 유골에서 결핵에 의해 손상된 척추 뼈를 발견할 수 있고, 기원전 1000년경의 이집트 미라에서도 결핵에 의한 척추 질병이 발견되어 유구한

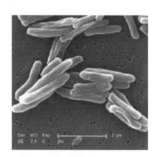

결핵균의 전자현미경 사진

역사를 증명해주고 있다. 뼈 이외의 인체 조직은 보존이 어려운 까닭에 결핵의 흔적을 찾는 것은 아직까지 불가능하지만, 뼈에 결핵의 흔적이 남아 있는 것으로 보아 결핵의 역사를 추정할 수 있다.

기원전 1000년경에 발행된 인도의 문헌에도 폐결핵에 관한 기록이 있고, 중국 수나라의 의학 책에도 폐결핵으로 추정되는 기록을 찾아볼 수 있어 동서고금을 막론하고 결핵이 널리 퍼져 있었다는 것을 알 수 있다. 히포크라테스를 비롯한 그리스의 의사들도 폐결핵에 관해 알고 있었던 것으로 추측되며, 아리스토텔레스는 결핵이 공기를 통해 전파된다고 처음으로 주장했고, 로마의 갈레노스도 폐결핵에 관한 기록을 남겼다.

유사 이래 한시도 인류의 곁을 떠나지 않은 결핵은 중세 시대를 거쳐 르네상스기에 이르기까지 가장 흔한 질병 중 하나였으며, 문명이 재탄생하

던 르네상스 시대에는 여러 예술 작품에 작가의 의도와 상관없이 결핵 환자들이 등장하곤 했다. 중세를 거쳐 근대 산업혁명 시기에 이르자 집단생활에 의한 보건 위생상의 문제로 다른 폐 질환과 함께 결핵 환자의 수도 현저히 늘어났다.

근대 유럽에서는 일반인들보다 국왕, 왕족, 귀족의 결핵 유병률이 높았는데, 이는 당시 상류 사회 사람들이 집단적인 사교 생활을 했기 때문이라고 생각된다. 철학자이자 과학자인 르네 데카르트René Descartes(1596~1650), 계몽 사상가인 볼테르Voltaire(1694~1778, 본명은 François Marie Arouet)와 장 루소Jean Jacques Rousseau(1712~1778), 시인인 프리드리히 실러Johann Christoph Friedrich Von Schiller(1759~1805)와 존 키츠John Keats(1795~1821), 철학자인 바뤼흐 드 스피노자 Baruch de Spinoza(1632~1677)와 이마누엘 칸트Immanuel Kant(1724~1804), 과학자인 조지프 프리스틀리, 문학가인 에드거 앨런 포Edgar Allan Poe(1809~1849)와 에밀리 브론테Emily Bronte(1818~1848), 음악가 프리데리크 쇼팽Fryderyk Franciszek Chopin (1810~1849) 등의 유명인과 수많은 무명인이 결핵으로 목숨을 잃은 후에야 결핵이 감염병이라는 사실이 알려지게 되었다.

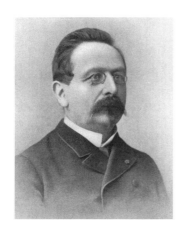

장앙투안 비예맹

1865년 프랑스의 장앙투안 비예맹 Jean-Antoine Villemin(1827~1892)은 사람의 결핵 병소를 토끼에 주입시켜 토끼에서 결핵이 발생하는 것을 확인해 결핵이 감염병이라는 것을 증명했고, 그로부터 17년이 지난 1882년에 코흐가 결핵의 원인균을 분리하는 데 성공함으로써 인류가 결핵으로부터 해방될 수 있는 실마리를 제공해주었다.

코흐의 생애

코흐에 앞서 파스퇴르는 질병이 눈에 보이지 않는 미생물에 기인해 발생한다고 주장하면서 생명체의 자연발생설을 부정했고, 리스터는 이러한 병원성 미생물에 의해 인체에 발생하는 질병을 퇴치하기 위해서는 멸균 처리법을 실시해야 한다고 주장했다. 그러나 이들은 실험과 경험을 토대로 사실을 유추한 것뿐이며, 실제로 그 과정을 과학적으로 설명할 수 있도록 개념을 정립해 세균이라는 미생물의 존재를 확실히 밝힌 인물이 바로 코흐다. 즉 학문 발전 과정에서 코흐는 파스퇴르와 리스터의 주장을 진리로 판명해 인간이 세균에 어떻게 대처해야 하는지를 의학 전반에 걸쳐 가르쳐주었다는 점에서 '세균학의 창시자'라는 별명을 얻게 된 것이다.

코흐는 1843년 독일(당시의 이름은 프러시아) 하르츠 산의 한 탄광촌에서 광산 기사의 아들로 태어났다. 1862년 괴팅겐 의과대학교에 입학한 그는 1866년 졸업 후에는 세포병리학의 창시자 루돌프 피르호 Rudolf Virchow(1821~1902) 밑에서 6개월간 수학했다. 함부르크에서 정신과 의사 생활을 하며 탐험가가 되겠다고 생각한 그는 프로이센-프랑스 전쟁에 군의관으로 참전했으나 몇 달 지나지 않아 전쟁이 끝나자 고향으로 돌아왔다. 이 전쟁으로 프랑스와 독일은 적대감이 강화되었고, 파스퇴르와 코흐가 의학계에서 훌륭한 업적을 내놓기 시작하면서 상대를 이기기 위해 이들을 적극 지원하는 분위기가 만들어졌다. 이는 의학의 발전 에서 중요한 계기가 되었다.

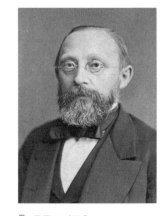

▌ 루돌프 피르호

학생 시절부터 짝사랑해온 에미 프리츠Emmy Freats와 결혼한 코흐는 모험가적인 기질을 접어두고 개업 의사로 조용히 살겠다는 아내와의 약속에 따라 병원을 개업해 따분한 일상을 보내고 있었다. 남편이 자신을 위해 모험가적 기질을 감춘 채 생활하고 있는 것을 익히 알고 있던 아내는 남편을 위로하고자 현미경을 선물해주었고, 이것이 코흐의 인생을 세균학자로 이끄는 계기가 되었다.

코흐는 이 현미경을 이용해 당시 유럽에서 큰 문제가 되고 있던 탄저 연구에 집중했고, 결과적으로 탄저에 감염된 쥐의 혈액에서만 특이하게 관찰되는 간상체 모양의 미생물을 발견해 1876년 발표했다. 그리고 한 종류의 병원균만을 순수 배양하기 위한 방법을 정립하고자 연구를 진행했다.

자신의 병원을 돌보는 일보다 현미경으로 각종 세균을 연구하는 데 몰두한 개업 의사는 수입이 없어 생활고를 겪던 중 독일 정부로부터 그 능력을 인정받아 베를린 감염병 연구소에 소장으로 취임했다. 그 연구소는 1880년부터 전 세계의 연구자들이 모여드는 중심지에 자리하고 있었다. 코흐는 1882년 결핵균의 병원체를 발견했다는 연구 결과를 발표할 수 있었고, 뒤이어 유럽을 거쳐 아프리카에서 맹위를 떨치고 있던 콜레라를 뒤좇아 아프리카로 날아가 1883년 콜레라의 원인균도 발견했다.

코흐의 다음 목표는 결핵 치료제를 개발하는 것이었다. 이를 위해 그는 결핵균 배양액으로부터 투베르쿨린을 제조했다. 이것은 오늘날 결핵의 감염 여부를 판정하는 즉 결핵의 진단을 위한 투베르쿨린 반응에 이용되고 있으나, 코흐가 치료제로 개발한 투베르쿨린은 치료 효과가 없는 것으로 판명되었다. 이 때문에 코흐의 명성에 금이 가게 되었고 그를 따르던 연구자들 사이에 반목이 생겨나기 시작했으며, 코흐도 실의에 빠져 한동안 답보 상태에 머무를 수밖에 없었다.

1891년 코흐는 그를 위해 설립된 베를린 감염병 연구소의 책임자로 취임했으나, 결핵 치료제의 개발 실패는 독일 정부와 국민에게 실망을 안겨줌과 동시에 그의 명성에 크나큰 흠집을 남겼다. 실의에 빠진 그를 건져낸 것은 18세의 젊은 여배우 헤트비히 프라이베르크Hedwig Freiberg였다.

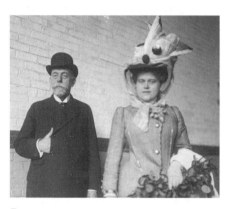
코흐와 그의 두 번째 아내 헤트비히 프라이베르크

현미경을 선물한 첫 번째 아내와 이혼한 코흐는 헤트비히와 결혼했고, 두 번째 아내의 도움으로 서서히 실의에서 벗어난다. 코흐는 1896년 이후 다시 학문적 능력을 발휘하기 시작했다. 1896년 남아프리카에서 우두 예방법을 정립한 그는 1897년에 인도에서, 1903년에는 아프리카에서 말라리아, 수면병, 페스트 등을 연구했다. 이뿐만 아니라 여러 나라를 돌아다니며 연구를 진행해 수많은 국가와 학회에서 셀 수 없을 만큼의 상과 감사패를 받았고, 1905년에는 노벨 생리의학상 수상자로 결정되어 과학자로서의 일생에 절정을 구가했다.

학자로서 인정은 받았으나 결핵 치료제를 개발해 인류의 구원자라는 평을 듣고 싶어 했던 코흐는 그 꿈을 끝내 달성하지 못했다. 1906년 알베르 칼메트Albert Calmette(1863~1933)와 장 게랭Jean Marie Camille Guérin(1872~1961)이 결핵균 백신 제조에 성공해 자신들의 이름을 붙인 BCGBacille Calmette-Guerin 백신을 보급했기 때문이다. 이후 결핵 발생률은 눈에 띄게 감소했다.

코흐는 1910년 사랑하는 아내의 곁에서 눈을 감았다. 그로부터 2년이 지난 1912년 그가 결핵균을 발표한 날인 3월 24일, '베를린 감염병 연구소'

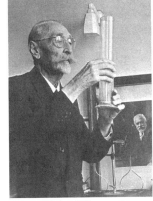
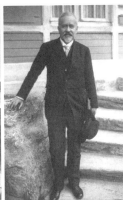

장 게랭(왼쪽)
알베르 칼메트

의 이름이 '로베르트 코흐 연구소'로 개명되었다.

인생 만사 새옹지마

코흐는 결혼을 두 번 했다. 첫 아내 프리츠는 코흐가 10대 때부터 연모한 여인으로, 그는 그녀의 마음을 잡기 위해 부단히 노력해 마침내 가정을 이루었다. 내성적이고 얌전한 성격의 프리츠는 조용한 마을에서 오붓하고 단란한 가정을 꾸리며 살아가기를 원했을 뿐 위험 부담을 안고 모험의 세계로 뛰어들어 긴장감 넘치는 인생을 살아가는 것은 원치 않았다. 사춘기 때부터 자신을 따라다니던 코흐가 전쟁에 자원입대하는 것을 본 순간 그녀는 코흐와의 사랑을 접으려 했으나 전쟁터에서 돌아온 코흐가 그녀를 집요하게 공략하는 바람에 조용히 살겠다는 다짐을 받은 난 후에야 청혼을 받아들였다.

앞에서도 이야기했듯이 코흐의 무료함을 달래기 위해 프리츠는 당시 신 개발품이던 현미경을 선물했다. 현미경에 취미를 붙이면 모험적인 성격을 집 안에서 해소하리라고 생각했을지도 모른다. 그러나 아내의 희망과 달리 이 현미경은 코흐에게 위대한 의학자로서의 인생을 약속해주었지만, 정작 그 현미경을 선물한 아내에게는 이혼을 결정하게 되는 문제의 씨앗이 되고 말았다. 코흐가 현미경을 통해 새로운 세계를 발견했기 때문이다.

새로운 발견을 학계에 발표한 이후 개업의로서 그의 삶은 자연히 종말을 고하게 되었다. 참으로 진보적이고 명백했던 코흐의 연구는 개업의 대신 의학자의 길을 걷도록 그의 인생을 바꿔버렸고, 결혼 전의 기대와 다르게 가정생활이 흘러가자 이에 실망한 아내가 그의 곁을 떠나고 말았다.

결핵 치료제의 개발 실패는 코흐로서는 돌이킬 수 없는 치명적인 실수였다. 탄저균과 결핵균을 발견해 세균학에서 그는 이미 스타 반열에 올라 있었고, 그의 일거수일투족에 정부와 국민의 관심이 집중되고 있는 시기에 기대를 충족시키지 못한 것이다. 이때 그를 수렁에서 건져낸 것이 두 번째 아내였다.

50세의 코흐와 젊은 여배우와의 재혼은 또 다른 구설수를 만들어냈고, 코흐는 자신이 콜레라균을 발견했던 카이로로 도피성 외유를 떠났다. 그는 이곳에서 재기를 모색해, 결과적으로 두 번째 결혼 이후 그의 인생은 다시 한 번 성공한 과학자로서 꽃을 피웠다.

비록 한때 제자였던 베링에게 첫 번째 노벨 생리의학상을 넘겨주기는 했지만, 1905년에 노벨 생리의학상 수상자로 선정됨으로써 명예 회복은 물론이고 '세균학의 아버지'라는 별명에 걸맞게 훌륭한 업적을 이룬 의학자로 길이 남았다.

코흐의 3대 업적

　역사에 길이 남은 코흐의 업적은 어릴 적부터 간직해온 꿈을 실현한 것이 아니라, 아주 우연한 기회에 무심코 빠져든 현미경 관찰로 자신의 인생은 물론이고 인류 역사를 바꿔버린 것이다. 코흐는 복지부동과는 아주 거리가 먼, 뭔가 새롭고 화끈한 일을 끊임없이 벌이지 않고는 못 견디는 성격이었다. 프로이센-프랑스 전쟁에 군의관으로 자원한 그가 전쟁이 단기간에 끝난 것을 아쉬워했다는 기록이 있을 정도다.

　전쟁이 끝나고 코흐가 결혼을 해 생활하던 그 무렵, 유럽의 여러 지방에서 탄저가 유행하기 시작했다. 양이나 소 모두 일단 걸렸다 하면 하루를 못 버티고 죽어나갔으며, 감염된 사람들도 사망에 이르는 경우가 많아 농촌마다 탄저의 공포로 떨고 있던 시절이었다. 이때 폴란드의 한 수의사는 병사한 동물의 혈액에 작은 간상체가 다수 함유되어 있다는 것을 발견했으나, 이것이 병의 원인인지 아니면 병의 결과인지를 확인할 수는 없었다. 다른 수의사는 병사한 동물의 혈액을 건강한 동물에 주사하면 그 동물은 탄저에 걸리며 병에 걸린 동물의 혈액이라면 간상체를 함유하고 있지 않더라도 탄저를 일으킬 수 있다는, 현대 의학의 관점에서 보면 실험에 문제가 있었다고 생각할 수밖에 없는 발표가 나올 정도로 연구는 답보 상태에 머물렀다.

　코흐도 탄저에 관심을 기울이며 이들과 비슷한 연구를 진행했다. 우선 탄저에 걸린 동물의 혈액을 실험용 쥐에 주사하자 하루 만에 죽었는데, 죽은 쥐의 혈액을 관찰한 결과 이미 앞선 연구자들이 발견한 간상체를 다수 발견할 수 있었다. 생물체가 분명한 간상체는 긴 실 모양으로 늘어서기도 했고, 작고 둥근 모양으로 분리되어 포자를 형성하기도 했다. 이 세균 자체는 환경의 변화에 잘 적응하지 못하지만, 일단 포자가 형성되면 주변 환경에 대한 저항력이 강해져 어떤 상황이라도 견딜 수 있는 능력이 생기며 이 세균이 증식하면 탄저가 발생한다는 것을 발견했다.

코흐는 이 내용을 1876년에 발표했다. 이때부터 여러 가지 세균이 혼합된 검체로부터 한 가지 병원균만 순수하게 분리·배양할 수 있는 방법을 정립하기 위해 연구를 계속했다. 코흐의 4원칙을 비롯해 그가 행한 여러 실험법이 다른 연구자들에 의해 받아들여지고 반복해 행해지면서 당시까지 모르고 있던 여러 가지 감염병에 대한 각각의 원인균이 속속 밝혀지기 시작했으므로, 타인들의 업적도 그의 영향권 내에서 이루어진 것으로 볼 수 있기 때문이다.

코흐는 세균 연구의 기초적 방법을 정립했으며, 현재도 이용되고 있는 멸균법을 자신의 연구에 적용시켜 실험 기자재들의 오염 방지 방법을 개척하는 데도 공헌했다. 이 시기에 발견된 여러 병원균 즉 임균, 단독균, 스피로헤타균, 재귀열균, 나균, 디프테리아균, 파상풍균, 폐렴균, 뇌수막염균 등 각 병원균 발견의 공로는 각 개인에게 주어졌지만, 이들의 업적이 코흐의 영향을 받아 이루어졌다는 것을 부정하는 사람은 아무도 없을 것이다.

탄저균을 규명한 코흐는 당시 청소년들에게 가장 큰 문제가 되었던 결핵의 병원체를 찾아내기 위해 연구에 몰두했고, 드디어 1882년 3월 24일 베를린에서 열린 병리학회에서 연구 결과를 발표했다. 영양실조가 폐결핵의 원인으로 알려져 있던 당시 분위기상 코흐의 연구는 많은 의학자들의 반대에 부딪힐 것으로 예상되었지만, 이미 명성이 자자했던 그의 발표는 논리적으로 조금도 이의를 제기할 수 없는 만큼 완벽한 것이었으므로 반대 의견이 제기되지 않았다. 세균의 식균 작용을 발견한 공로로 1908년 노벨 생리의학상을 수상한 프랑스의 세균학자 일리야 메치니코프Elie Metchnikoff

(1845~1916)는 코흐의 발표 내용이 글로 표현하기 어려울 정도로 감동적이었다는 기록을 남겼다.

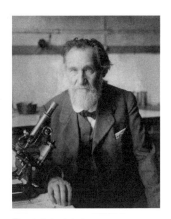
일리야 메치니코프

코흐의 세 번째 연구 대상으로 등장한 것은 콜레라였다. 콜레라는 1800년대에 인도에서 시작해 전 세계적으로 세 차례의 유행을 끝내고, 1863년부터 네 번째 유행을 시작해 전 세계를 넘보고 있는 중이었다. 이미 유럽을 침범해 전 유럽을 향해 퍼져나가던 콜레라의 원인균을 동정하기 위해 코흐는 제자 게오르크 가프키Georg Theodor August Gaffky(1850~1918)를 데리고 당시 가장 콜레라가 만연한 이집트로 갔다. 프랑스의 경쟁자 파스퇴르도 피에르 루Pierre Paul Émile Roux (1853~1933)를 단장으로 그의 제자들을 파견해 선의의 경쟁을 벌였다. 그러나 프랑스에서 온 연구원 루이 튀일리에Louis Thuillier가 콜레라에 감염되어 사망하는 바람에 프랑스 팀은 연구를 제대로 진행할 수 없었고, 결국 콜레라균 발견의 공로는 1883년 또 코흐에게 돌아갔다. 그는 콜레라균의 동정과 함께 그 감염경로를 밝혀 예방을 위한 기초 방법도 제시했다.

코흐의 4원칙은 독창적인 것인가?

탄저가 탄저균에 의해 발생한다는 사실을 발견한 코흐는 대학 시절 자신을 지도했던 페르디난트 콘Ferdinand Julius Cohn(1828~1898)에게 실험 결과를 보고했다. 세균학계의 권위자였던 콘은 그의 연구를 높이 평가하고, 율리

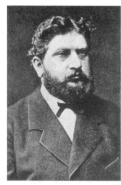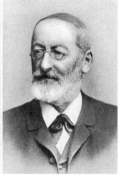

우스 콘하임 Julius Friedrich Cohnheim(1839~1884)에게 이 내용을 이야기했다.

1876년에 발표된 이 논문은 감염병이 세균 때문에 발생한다는 것을 처음으로 밝혔고, 2년 후 코흐가 특정 병원균이 특정 질병을 일으킨다는 것을 증명하기 위해 기준으로 제시한 '코흐의 가설' 또는 '코흐의 4대 원칙'을 정립하는 데 토대가 되었다. 그 원칙은 다음과 같다.

① 병원균은 질병을 앓고 있는 환자나 동물에서 반드시 발견되어야 한다.
② 병원균은 질병을 앓고 있는 환자나 동물로부터 순수배양법에 의해 분리되어야 한다.
③ 분리된 병원균을 건강한 실험동물에 접종했을 때 동일한 질병을 일으켜야 한다.
④ 실험적으로 감염시킨 동물로부터 동일한 병원균이 다시 분리·배양되어야 한다.

코흐는 자신의 논문을 들고 한때 자신을 지도했던 피르호를 찾아갔으나 만나보지도 못한 채 쫓겨나고 말았다. 피르호는 세균을 통해 질병이 발생한다는 이론에 대해 상당히 거부감을 보였다. 한 시대를 풍미했던 인류 최초의 세포병리학자 피르호가 세균이라는 존재를 인정하기 시작한 것은 수많은 병원균이 분리된 후인 1891년에 이르러서였다.

오늘날에도 새로운 미생물의 발견이라는 표현을 쓸 때는 코흐의 4원칙이 반드시 따라붙곤 한다. 그러나 코흐의 이 위대한 업적은 그만의 독창적인 업적이 아니다. 대학 시절 그의 스승이자, 코흐가 미생물을 연구하게 하는 계기가 된 『미아즈마와 감염병 전파Von den Miasmen und Kontagien』의 저자 프리드리히 헨레Friedrich Gustav Jakob Henle(1809~1885)가 특정 생물이 특정 질병의

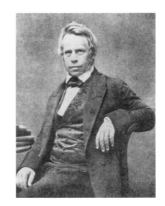
▌ 야코프 헨레

원인이라는 것을 입증하기 위해 내세웠던 세 가지 조건을 좀 더 명확히 한 것에 불과하다. 헨레의 세 조건은 다음과 같다.

① 특정 질병에는 기생균이 항상 존재해야 한다.
② 이 기생균을 다른 생명체로부터 분리해야 한다.
③ 분리된 기생균은 똑같은 질병을 일으킬 수 있어야 한다.

콜레라균과 결핵균의 첫 발견자

코흐의 4원칙은 이미 존재하던 헨레의 3조건을 좀 더 명확히 했을 뿐이므로 그만의 독창적인 이론이라고 할 수는 없다. 그렇다면 코흐의 3대 업

적도 과연 그만의 것일까?

인류 최초로 탄저와 결핵의 원인균을 발견한 사람은 코흐가 틀림없다. 그러나 콜레라균의 발견이라면 이야기가 달라진다.

코흐는 1883년 7월 7일 베를린에서 열린 콜레라 관련 회의에서 '코마바질루스Kommabazillus'라는 이름을 붙여 콜레라의 원인균을 찾아냈다고 발표를 했다. 그러나 이 균은 코흐가 처음 찾아낸 균이 아니었다.

'비브리오 콜레라Vibrio cholerae'라는 균을 처음 명명한 사람은 이탈리아의 필리포 파치니Filippo Pacini(1812~1883)로, 그는 1854년에 콜레라에 걸린 환자의 대변에서 이 균을 처음으로 발견했다. 이를 '비브리오 콜레라 파치니Vibrio cholerae pacini'라 하기도 하고, 코흐가 붙인 이름을 본떠 '비브리오 콤마Vibrio comma'라고 하기도 한다. 파치니는 콜레라로 사망한 사람의 창자 내에서 활발하게 움직이고 있는 미생물을 발견해 콜레라의 병원체로 간주했으나 더는 업적을 남기지 못한 것에 반해, 코흐는 세균학의 과학화에 크게 이바지했으므로 단순한 발견보다는 파급효과를 중시하는 서양인들에게 코흐가 최초의 발견자로 간주되고 있다.

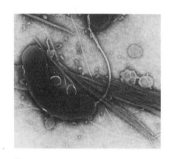

비브리오 콜레라

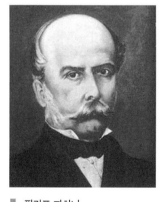

필리포 파치니

콜레라는 균의 이름에 이미 그 발견자의 이름이 붙어 있으니 코흐가 최초가 아니라고 해도 할 말이 없다. 그렇다면 결핵균을 최초로 발견한 사람은 과연 코흐가 맞을까?

19세기에 의학이 발전하면서 결핵균의 원인을 알아내려는 연구가 여러 가지 방법으로 진행되었다. 결핵에 걸린 환자가 있는 집에서는 자손들도 결핵에 걸리는 경우가 많으므로 결핵의 원인을 유전으로 생각하는 사람들이 많았고, 또한 유전이 아니라 감염이라는 의견도 많았다. 1865년 프랑스의 비예맹은 환자의 상처 부위에서 얻은 물질을 토끼에게 주사해 토끼가 감염되도록 함으로써 유전이 아니라 감염성 질환이라는 것을 증명해 결핵의 역사에 이름을 올리기는 했지만, 원인균을 찾아내지는 못했으므로 우뚝 솟은 위치에 오르지는 못했다. 이것이 바로 결핵균 발견의 업적이 코흐에게 돌아간 이유다.

최초의 노벨 생리의학상 수상자 베링의 생애

세계 최초의 노벨 생리의학상 수상자는 독일의 베링이다. 비록 자신보다 뒤늦게 상을 받은 이반 파블로프Ivan Petrovich Pavlov(1849~1936, 1904년 노벨 생리의학상 수상), 코흐(1905년 노벨 생리의학상 수상), 메치니코프와 파울 에를리히Paul Ehrlich(1854~1915, 1908년 노벨 생리의학상 수상) 등보다 명성이 떨어질지는 모르지만, 노벨상 선정위원회가 고심 끝에 선정한 최초의 노벨 생리의학상을 수상해 첫 번째 수상자라는 기록을 보유했다.

베링은 오늘날 폴란드 땅인 한스도르프에서 태어났다. 어린 시절을 고향에서 보낸 그는 1874년에 베를린의 군의학교에 입학해 의학을 공부하기 시작했다. 1880년에 군의학교를 졸업하고 의사가 된 그는 육군 군의관이 되어 독일의 여러 지방을 옮겨 다녔다. 그의 임무는 주로 화학 실험실에서 감염성 질환의 병인, 진단, 치료에 관한 것을 연구하는 일이었으며, 이런

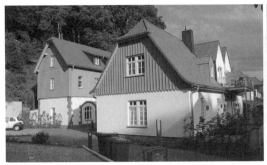
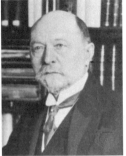

© Gerold Rosenberg

▌ 독일 마르부르크에 위치한 베링 연구소와 베링

생활은 8년 동안 계속되었다. 그가 공부했던 군의학교는 모든 학생의 학비를 면제해주는 대신 의무 복무 기간이 길었다. 일찍이 연구자로서의 능력을 발휘한 그는 군의관 생활과 동시에 패혈증에 관한 연구를 시작해 요오드가 병원성 미생물로부터 방출되는 독소를 중화시키는 작용을 한다는 사실을 1882년에 발표했으며, 각종 감염성 질환에 대한 연구를 계속하면서 타인들에게 인정을 받았다.

1888년 전역을 한 베링은 평소에 자신이 희망하던 대로 코흐의 연구실에 자리를 얻었다. 그에게 처음 맡겨진 과제는 디프테리아의 해결책을 찾는 일이었다. 베링은 디프테리아균이 방출하는 독소의 양을 변화시켜가면서 토끼에게 주사해본 결과 치사량 이하의 독소를 주입한 토끼는 그 후 디프테리아에 감염되지 않는다는 사실을 확인했다. 일단 치사량 이하의 독소를 주입받은 토끼는 차후에 과량의 독소를 투여받더라도 감염 증상이 나타나지 않았다. 이를 토대로 면역이 생긴 동물의 혈액에서 독소를 중화하는 물질을 분리하는 데 성공해 혈청요법의 기초를 확립할 수 있었다. 베링은 이 연구 결과를 1890년 12월에 발표했으며, 1년 후인 1891년 성탄절 이브에 이미 디프테리아에 감염된 어린이 환자들을 대상으로 혈청요법을 시도해 그 효과를 인정받았다. 혈청요법은 병에 걸린 환자에게서 채취한, 항체가 포함되어 있는 혈청을 환자에게 주사해 치료하는 방법이다.

이후 면역 혈청요법이 상품화되어 일반인들에게 널리 사용되면서 디프테리아 치사율이 극적으로 감소했으며, 베링의 명성은 높아져 갔다. 1894년 베를린 감염병 연구소를 떠나 할레 대학교에서 위생학 교수를 역임한 그는 다음 해에 마르부르크 대학교 위생학 교수로 취임했으며, 여러 학회와 기관에서 적극적으로 활동했다. 1896년에 18세 소녀와 결혼했고, 그로부터 5년 후 첫 번째 노벨 생리의학상 수상자로 선정되어 인생 최고의 황금기를 구가했다.

노벨상을 수상한 후에도 학자로서 교육과 학문에 열중한 그는 1913년, 자신의 이름을 본뜬 베링 연구소를 설립하고 디프테리아 혈청요법에 사용할 백신을 대량 제조해 판매함으로써 인류를 디프테리아의 공포에서 해방시켰다. 평생을 학문 연구로 보낸 베링은 1917년 3월 31일, 자신의 인생 후반부를 보낸 마르부르크에서 인류에게 하직 인사를 했다.

베링을 성공의 길로 이끈 동력은 무엇인가?

파스퇴르가 미생물의 존재를 증명하면서 19세기 말부터 20세기 초까지 이루어진 많은 의학적 연구가 미생물과 감염병 연구에 집중되었으며, 질병이 병원성 세균에 의해 발생한다는 이론이 정립되면서 면역학이 비약적으로 발달했다. 따라서 베링 외에도 수많은 사람들이 비슷한 분야를 연구하고 있었다. 이 치열한 경쟁 속에서 베링은 '디프테리아의 혈청요법 정립'이라는 업적을 이루었으며, 후일 첫 번째로 노벨 생리의학상을 수상하게 되었다. 베링의 성공 비결을 나열하면 다음과 같다.

첫째, 자신의 잘못을 일찍 깨닫고 연구 방향을 선회한 것이 성공의 비결이었다. 대학 졸업 후 군의관 생활을 시작하면서 베링은 요오드를 이용한 화학요법을 연구했고, 일정한 성과도 거둘 수 있었다. 후에 베를린 감염병 연구소에서 연구를 시작하면서 화학요법으로 디프테리아를 해결하려고 시도했으나 연구 시작부터 난관에 부딪히자 그는 일찌감치 자신의 계획을 수정해 혈청요법으로 방향을 바꾸었다. 이 선택이 결국 그를 성공의 길로 이끌었다.

둘째, 그가 베를린 감염병 연구소의 일원이었던 것이 그에게 행운으로 작용했다. 당시 독일을 대표하던 베를린 감염병 연구소와 프랑스의 간판스타 파스퇴르 연구소는 의학 연구에서 한 치의 양보도 용납할 수 없는 선의의 경쟁을 벌이고 있었다. 베를린 감염병 연구소는 코흐가, 파스퇴르 연구소는 파스퇴르가 맡고 있었다. 이 두 기관은 자존심을 걸고 의학 연구에 최선을 다했고, 베링도 그 가운데 서 있었다. 그러므로 자신의 연구에 지원을 받는 것이 용이했고, 능력 있는 실험실 동료들의 도움을 받을 수 있었으며, 연구 진행과 결과 발표에 이르기까지 연구소의 전폭적인 지원이 보태져 자신의 연구를 아무 어려움 없이 진행할 수 있었다.

셋째, 실험실에 자신보다 4년 먼저 들어온 일본인 유학생 기타사토 시바사부로北里柴三郞(1853~1931)가 있었던 것도 큰 도움이 되었다. 1893년 도쿄 대학을 졸업한 후 코흐의 실험실에 유학을 와 있던 기타사토는 파상풍에 대한 혈청요법을 연구 중이었는데, 베링의 디프테리아 화학요법이 난관에 부딪혔을 때 디프테리아 혈청요법을 연구하게 하는 동기가 되었다.

스승을 이긴 최초의 노벨상

같은 노벨상이지만 '최초'라는 수식어가 붙은 노벨상은 더욱 빛이 난다. 그런데 베링이 '디프테리아 치료를 위한 혈청요법'으로 노벨 생리의학상을 스승보다 먼저 수상한 데는 뭔가 다른 이유가 있을 않을까 하는 의문이 든다. 특히 코흐가 당시 독일 최고의 학자였고 일생의 업적을 살펴보아도 베링보다 한 수 위로 보는 것이 마땅하다. 게다가 베링보다 4년 뒤에 노벨상의 영광을 코흐에게 안겨준 업적이, 베링이 노벨상을 받기 전에 이미 발표된 것이라는 점을 되새겨보면 더욱 그러하다.

코흐는 왜 자신의 제자보다 늦게 노벨상을 받을 수밖에 없었을까? 또 베링의 업적이 과연 '세균학의 창시자'라는 별명이 붙은 자신의 스승보다 더 위대한 것이었을까? 혹시 노벨상 수상과 관련해 얽힌 숨은 이야기가 있는 것은 아닐까?

1885년 코흐가 베를린 대학교 위생학 교수직을 맡고 있을 때 1883년에 도쿄 대학교를 졸업한 기타사토가 조수로 들어왔고, 4년 뒤인 1889년에는 베링이 조수로 들어왔다. 한 연구실에서 함께하던 이들은 「동물 실험에 나타난 디프테리아와 파상풍 면역의 발생 과정」이라는 논문을 1890년 12월 4일 공동 연구로 발표했다(베링이 제1저자였다). 베링의 이름이 기타사토보다 앞에 기재된

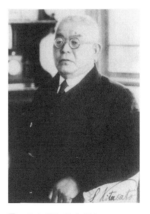

기타사토 시바사부로

이유는 확실치 않다. 그로부터 일주일 후 디프테리아에 대한 부분만 골라내어 베링의 이름으로 다시 발표했다. 1891년에 발표된 「파상풍 독소의 실

험적 연구」는 기타사토가 단독 저자로 발표한 논문이며, 1890년 발표한 디프테리아 면역혈청에 대한 베링의 논문 내용과 비교할 때 대상 균주를 제외하면 동일하다고 보아도 무방할 정도로 거의 같은 내용이다.

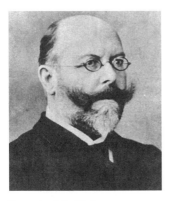

프리드리히 뢰플러
코흐의 제자로 디프테리아균을 발견했다.

이때까지 기타사토는 주로 파상풍에 대한 연구를, 베링은 디프테리아균에 대한 연구를 주로 담당했으며 이 과제를 정해준 사람은 코흐였다. 파상풍균에 대한 연구를 처음으로 시작한 사람은 프리드리히 뢰플러 Friedrich August Johannes Löffler (1852~1915)와 가프키였으나, 파상풍균이 그 당시 과학자들에게는 익숙하지 않던 혐기성 세균이었으므로 연구의 진행이 더딘 상황이었다.

이 연구를 이어받은 기타사토는 1889년에 발표한 파상풍균에 관한 논문에서 파상풍균의 순수배양법을 소개한 후 1890년 베링과 공동으로 낸 논문에서 파상풍 독소의 존재를 시사했고, 이후 혈청요법 창안을 향한 연구를 진행했다. 그러나 베링은 화학적 약제 발견에 대한 연구를 주로 진행했을 뿐 혈청을 이용한 면역요법에는 그다지 관심을 두지 않았으므로 디프테리아 혈청요법 연구에는 크게 관여하지 않았을 것으로 여겨진다.

과연 베링의 업적은 무엇이었을까? 또 디프테리아 혈청요법에 참여한 베링과 기타사토는 각각 어떤 일을 했으며 누구의 역할이 더 컸을까? 코흐는 이 과정에 어떤 일을 했을까?

증인과 증거가 부족한 현재의 상황에서 그 과정을 역추적한다는 것은 거의 불가능한 일이므로 간접적인 추리만 가능하다. 디프테리아 혈청요법에 대한 연구의 발표 날짜가 파상풍 혈청요법보다 빨랐다고 해도 연구 진행 순서상 두 연구는 같은 시기에 진행되었고, 기타사토의 이름은 양쪽 모두에 기재되어 있다. 게다가 베링은 뒤늦게 디프테리아 연구에 참여했다는 점에서 독자성이 떨어진다고 할 수 있다. 그러나 파상풍보다 디프테리아가 인류에 더 큰 문제를 일으키는 질병이었으므로, 베링의 업적이 기타사토의 업적을 제치고 더 크게 각광받은 것으로 보인다. 일본인들이 쓴 책에는 베링의 업적이 기타사토의 도움으로 달성되었다는 설명과 함께 기타사토의 파상풍에 대한 면역 혈청요법이 베링의 디프테리아 면역 혈청요법보다 먼저 연구되었으므로 기타사토에게 업적의 우선권을 주어야 한다는 견해도 있지만, 일본 외 국가에서는 이 둘을 비교해 소개하고 있지 않아 두 사람의 업적에 대한 공통된 자료를 찾기가 쉽지 않다.

이 둘 모두를 조수로 두고 있던 코흐는 1890년 전후에 자신의 숙원 사업인 결핵균 치료제 개발에 실패하자 학자로서 일생일대의 전환기를 맞는다. 1891년에 그를 위해 설립된 베를린 감염병 연구소의 소장으로 취임했으나 자신을 잘 따르던 기타사토는 1892년 귀국해버렸고, 관계에 금이 가기 시작한 베링은 1894년 코흐의 곁을 떠나 할레 대학교로 가버렸다. 그날 이후 코흐와 베링은 학문적으로나 인간적으로 자주 의견 충돌을 빚었고, 지구 반대편에 따로 떨어져 있던 기타사토는 결핵에 대해 계속 연구하던 코흐와 베링이 서로 의견 차이를 보이자 코흐를 지지했다.

디프테리아를 파상풍보다 더 중요시하기 때문에 기타사토가 베링보다 낮은 평가를 받았다고 해도, 스승인 코흐는 왜 베링보다 낮은 평가를 받았을까?

코흐의 역작 투베르쿨린이 결핵 치료제로서 효과를 발휘했다면 노벨 생리의학상 최초의 영예가 두말할 필요 없이 그에게 돌아갔을 것이다. 실제

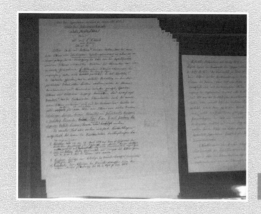

로 투베르쿨린을 이용한 임상 시험이 시작되었을 때 독일 정부와 국민은 대단히 기대에 차 있었으므로, 이 시험이 결국 실패로 끝나자 그들은 크게 실망했다. 그때까지 실패라고는 몰랐던 한 의학자의 인기가 한순간에 나락으로 떨어져 버렸다. 또 코흐가 자신의 아내와 이혼하고 젊은 여배우와 결혼했다는 이유로 추문에 휩싸이게 된 것도 베링이 노벨상 수상자로 선정되는 데 유리하게 작용했을 것이다. 1890년대 전반에는 투베르쿨린의 실패로 실의에 빠졌다가 후반에야 겨우 원기를 회복한 코흐에 비해, 베링은 여러 나라에서 상과 메달을 받았다. 그는 1890년대를 할레 대학교 위생학 교수, 마르부르크 대학교 위생학 교수, 여러 학회의 명예 회원 등을 역임하며 1890년대에 다양한 활동을 했다. 베링은 독일 정부의 절대적인 후원을 받고 있었고, 코흐의 부진이라는 틈새시장을 정치적·사회적 능력으로 파고드는 데 성공해 '최초'라는 영예를 얻는 데 성공했다.

이로써 베링은 100년이 넘는 노벨 생리의학상 역사상, 제자가 스승을 제치고 상을 수상한 유일한 기록을 남겼다. 이러한 사례는 물리학상과 화학상에서 각각 한차례씩 있었다. 1932년 '양자역학의 창시'라는 업적으로 노벨 물리학상을 받은 베르너 하이젠베르크Werner Karl Heisenberg(1901~1976)는

1954년 '파동함수의 통계적 해석'으로 노벨상을 받은 막스 보른Max Born(1882~1970)의 제자였고, 1902년 '당과 퓨린 화합물에 대한 합성 연구'로 노벨 화학상을 받은 에밀 피셔Hermann Emil Fischer(1852~1919)는 1905년 '인디고와 트리페닐메탄 연구'로 노벨화학상을 받은 아돌프 폰 베이어Adolf von Baeyer(1835~1917)의 제자였다.

다행히 코흐는 재혼 이후에 다시 학문적으로 훌륭한 업적을 쌓기 시작해 1905년 마침내 노벨 생리의학상을 수상했다. 인류 역사상 10대 의학자를 뽑는다면 베링은 후보에도 오르지 못하겠지만, 코흐는 충분히 후보에 오를 만한 인물이 되었다.

의학의 역사를 빛낸 코흐의 제자들

한 시대를 함께 살아가며 수시로 자극을 주는 라이벌이 존재하는 것은 행복한 일이며, 스승과 제자를 잘 만나는 것 또한 행복한 일이다. 세균학을 창시한 코흐의 연구실에서 함께 연구하며 세균학을 발전시키는 데 큰 공헌을 한 그 실험실을 상상해보라. 언제나 새로운 발견을 위해 활기차게 움직였을 그곳을 그려보면 1950년대 말부터 1960년대 초까지 노벨상 역사에서 가장 환상적인 팀을 이루었던 캐번디시 연구소*만큼이나 쟁쟁했

---

*   케임브리지 대학교 소재의 연구소로 1915년 25세의 나이로 노벨 물리학상을 수상해 지금까지 가장 젊은 노벨상 수상자로 기록된 윌리엄 브래그(William Lawrence Bragg, 1890~1971)가 소장을 맡고 있을 때 1962년 노벨상 수상자 4명(왓슨과 크릭은 생리의학상, 켄드류와 페르츠는 화학상)과 1958년과 1980년 노벨 화학상을 두 차례 수상한 생어 등이 함께 일하고 있었다.

던 인물들의 집합소였다는 것을 알 수 있다.

현재 실험실에서 세균 또는 세포의 배양을 위해 널리 이용되는 둥글고 납작한 모양의 페트리 접시는 코흐의 제자인 율리우스 페트리Julius Richard Petri (1852~1921)의 이름에서 딴 것이며, 코흐의 실험실에서 일한 발터 헤세Walther Hesse

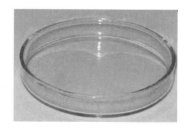
페트리 접시

(1846~1911)와 그의 아내는 고체 배지를 만들 때 필수적으로 이용되는 한천 agar의 사용을 상용화한 학자다. 항체 형성의 곁사슬 이론을 정립해 1908년 노벨 생리의학상을 수상한 에를리히는 매독 치료제인 606의 발견을 비롯해 수많은 업적을 남겼고, 베링 역시 코흐의 제자였다. 요하네스 피비게르Johannes Andreas Grib Fibiger(1867~1928)도 1926년 노벨상을 수상했으며, 화학물질에 의한 발암설을 증명한 야마기와 가쓰사브로山極勝三郎(1863~1930)도 그의 제자였다. 기타사토와 뢰플러, 리하르트 파이퍼Richard Friedrich Johannes Pfeiffer(1858~1945)는 각각 페스트균, 디프테리아균, 파이퍼균을 발견한 사람들이다.

이 외에도 수많은 코흐의 제자들이 세균학을 발전시키는 데 여러 가지로 크게 기여했다. 이를 생각하면 전 세계에서 발행된 우표에 가장 많이 등장하는 의학자가 코흐라는 사실이 아주 당연해 보인다. 한 가지 아쉬운 점은 수많은 코흐 관련 우표에 결핵 외 다른 정보는 거의 담겨 있지 않다는 점이다.

10

인류를 습격한
콜레라

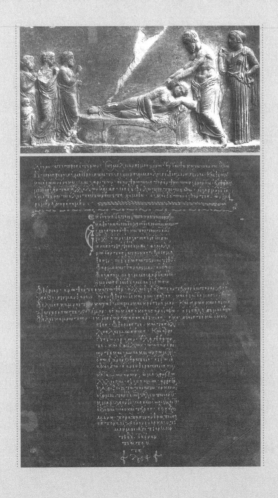

여름철에 뉴스를 수시로 장식하는 여러 가지 질병이 있다.

그중에서도 이 장의 주인공 콜레라는 과거 여름만 되면 심심치 않게 우리나라를 찾아와 꽤 많은 환자를 발생시켰다가 2001년 이후 종적을 감췄다. 그런데 2016년 15년 만에 다시 환자가 발생해 매스컴의 주목을 받았다.

콜레라는 비브리오 종에 속하는 세균 중 수인성 감염병을 일으키는 세균인 콜레라균이 원인이 되어 발생하는 질환이다. 인간에게 감염력이 강하고, 복통, 소화불량은 물론 쌀뜨물 같은 특징적인 설사를 일으키며 노약자의 경우 탈수로 죽음에 이를 수도 있다.

콜레라와 마찬가지로 장티푸스도 수인성 감염병이고 거의 비슷한 시기에 비슷한 경로로 인간에게 해를 끼치며 증상도 유사하고, 우리나라 보건복지부에서 제1종 감염병으로 지정해놓은 질환인데도 장티푸스의 경우는 뉴스에서 크게 다루지 않는다. 치료를 하지 않는 경우 장티푸스보다 콜레라의 사망률이 훨씬 높기 때문일 것이다.

콜레라가 매스컴을 잘 타기는 하지만 치료만 하면 생명에는 아무 지장이 없다. 하지만 의사 표현이 어려운 어린아이의 경우 심한 설사를 할 때 물을 제대로 공급하지 않으면 목숨을 잃을 가능성이 있다. 매스컴에서 콜레라를 크게 다루는 것은 한번 유행했다 하면 집단 발병의 가능성이 있으나, 관심을 기울여 적절히 조치하면 전혀 문제가 없는 감염병이기 때문이다.

역사 속의 콜레라

콜레라라는 이름에 대해 최초로 기록을 남긴 사람은 고대 그리스의 히포크라테스다.

히포크라테스가 최초로 사용한 콜레라라는 용어는 콜레라 노스트라스Cholera nostras와 콜레라 인판툼Cholera infantum을 가리키는 것으로 주요 증상이 설사라는 점에서 공통점이 있기는 하지만, 19세기 이후 세상을 지배하다시피 한 현대의 콜레라와는 약간 다른 질환을 가리킨다. 이 질환이 문헌에 등장한 것은 히포크라테스에 의해서이지만, 그전에도 이와 유사한 질병은 널리 알려져 있었다.

오늘날의 콜레라와 동일한 콜레라가 유럽에 처음 소개된 것은 1563년이다. 가르시아 도르타Garcia d'Orta(1490~1568)가 저서 『콜로퀴오Coloquios』에서 당시까지 인도 벵골 지방 등에서 국지적으로 유행하던 질병에 대해 '콜레라 머버스cholera morbus'라는 이름을 붙여 처음 유럽에 소개했다. 그로부터 약 200년이 지나는 동안 매독이나 페스트 등이 인류를 공격하는 것을 멀찌감치 떨어져 구경만 하고 있던 콜레라는 1768년부터 세력을 넓혀가며 서서히 인류에게 다가오기 시작했다.

콜레라의 발생지라고 할 수 있는 인도는 물론 인도네시아의 중앙부에 위치한 셀레베스 섬도 인도의 벵골 지방 못지않게 역사적으로 콜레라 발생지가 될 만한 곳이지만, 흔히 콜레라의 발생지를 이야기할 때는 아무래도 인도가 더 많이 거론된다. 이곳은 중국, 이집트, 메소포타미아와 함께 고대 문명의 발생지로 유명한 곳이다.

콜레라가 본격적으로 대유행을 시작한 것은 19세기다. 그런데 콜레라의 유행 양상을 시기에 따라 구분하는 것은 학자들마다 큰 차이가 있다.

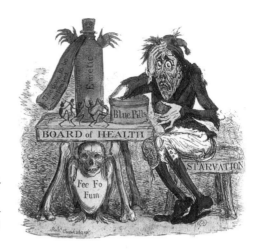

나름대로 학문적 견해를 피력하는 것은 좋지만, 참고 자료마다 내용이 다르니 이해하는 데 혼란을 줄 수밖에 없다. 1, 2, 3차 유행을 분류하는 것은 비교적 일관되지만 4차 유행으로 보는 1863년부터 1896년까지를 4차(1863~1879)와 5차(1881~1896)로 나누어 분류하는 학자들도 있고, 4차(1863~1879), 5차(1881~1887), 6차(1892~1896)로 구분하는 학자들도 있다. 유행의 시작과 끝을 나타내는 연도가 1~2년씩 차이가 나는 경우는 아주 흔하다.

콜레라의 대유행을 19세기에 국한해 이야기하기도 하고, 19세기에 끝난 것이 아니라 20세기까지 이어지는 것으로 보는 견해도 있다. 19세기에 몇 차까지 유행했는지를 분류하는 방법에 따라 20세기의 콜레라가 몇 차 유행인지가 달라질 수밖에 없다. 서로 다른 자료가 워낙 많다 보니 학자들을 한자리에 모아놓고 콜레라의 유행 양상을 통일하는 행사라도 열었으면 좋겠다는 생각마저 든다. 이 책에서는 가장 일반적인 방법에 따라 19세기의 유행 양상을 1차부터 4차까지로 구분했다.

1차 대유행

18세기 후반부터 서서히 힘을 발휘하고 있던 콜레라는 19세기로 들어서자 인도에서 대량으로 콜레라 환자를 발생시키기 시작했다. 역사 속에서 가끔 모습을 드러냈다가 자취를 감추곤 하던 콜레라가 왜 이때부터 세계적으로 유행되기 시작했는지에 대해 정답을 내놓을 수는 없지만, 아마도 근대화 과정 중에 사람들의 이동과 교류가 빈번해지기 시작했다는 점이 한 가지 분명한 이유라고 할 수 있다. 정확한 원인은 알 수 없지만 이유야 어찌 됐든 콜레라는 최근 약 200년간 인류와 역사를 공유하면서 유사 이래 오래 지속된 우호 관계(?)를 청산하고 인간을 괴롭혔던 것이다. 즉 이를 '콜레라의 대유행'이라 하며 19세기 이후 인류를 끊임없이 습격해 전투를 일으켰다.

기록에 나타난 콜레라의 대유행은 1817년 인도에서 시작되었다. 뱅골 지방에서 발생한 콜레라는 콜카타Kolkata를 습격한 후 당시 인도를 침입하고 있던 영국군과 카라반이라는 사막의 대상들을 통해 1818년 네팔과 스리랑카에 전파되었다. 다음 해인 1819년 말라카 해협과 동인도를 거쳐 양방향으로 계속 진격해 미얀마와 타이, 인도네시아를 침범했다. 1820년에는 중국과 필리핀, 아프리카 동부에 이르기까지 그 활동 영역을 넓혀갔으며, 순조 대인 1821년 드디어 우리나라에도 상륙했다. 같은 해에 서남아시아의 아라비아 반도를 완전히 덮어버렸고, 우리나라를 육지의 끝으로 생각하지 않은 콜레라는 더욱더 기세를 올려 다음 해에는 일본에까지 상륙했다. 하지만 한국을 통해 일본으로 전파되었다는 주장과 달리 중국 본토에서 일본으로 오가던 배를 통해 직접 전파되었다는 설도 있다. 1823년까지 6년이라는 비교적 짧은 시간 동안 역사적으로 고향 역할을 하던 인도를 벗어나 세계화의 꿈을 이루기 위해 첫걸음을 내디딘 콜레라는 여러 보 전진을 위해 1보 후퇴를 하듯 유행을 마감함으로써 당시 세계의 중심지라 할 수 있는 유럽 상륙에는 실패했다.

2차 대유행

콜레라의 2차 대유행은 1826년 또다시 인도에서 시작되었다. 1차 유행의 경험을 바탕으로 더욱 매서워진 콜레라는 당시 세계의 중심이던 유럽에 상륙했다. 제국주의의 팽창으로 멀리 떨어진 나라로 파견되어온 이들이 식민지에서 모국으로 보내는 우편물이 급증하면서 유럽 강국들은 검역을 철저히 실시할 수밖에 없었다. 소독을 했음을 확인하기 위해 우편물에 'disinfected mail' 또는 'disinfected letters'라는 표시의 도장을 찍었는데, 당시는 콜레라가 워낙 유행하던 시기라 이 편지들은 'cholera letters'와 동등한 취급을 받기도 했다.

벵골에서 다시 세력을 결집한 콜레라는 1829년에 시베리아와 페르시아 지방으로 상륙해 동유럽과 러시아로 퍼져나갔다. 시베리아를 거쳐 폴란드로 들어간 콜레라가 가장 왕성한 활약을 펼쳐 동유럽 국가 중 폴란드가 가장 큰 피해를 보았다. 이와 동시에 서남아시아에서 성지 순례자들을 덮친 콜레라는 1만 2000명의 생명을 앗아간 후 아프리카와 중국으로 진격했다.

1831년에는 폴란드를 시작으로 계속 서쪽으로 확산되어 헝가리, 독일, 오스트리아를 거쳐 영국까지 무차별적으로 번져가더니 1832년에 최고의 힘을 발휘했다. 파리까지 확산된 콜레라는 파리 주민 1000명당 약 25명 즉 78만 5000명의 시민 중 약 1만 8000명의 목숨을 앗아갔다.

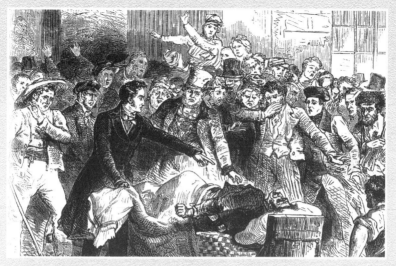

1832년경 파리에 콜레라가 유행할 때를 묘사한 그림
당시 파리에서만 1만 8000명, 프랑스 전역에서 10만 명 이상이 목숨을 잃었다.

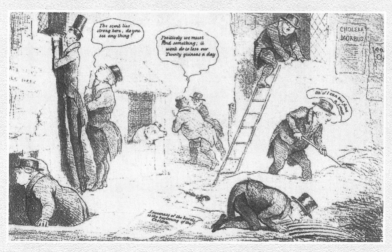

1832년에 원인 불명의 콜레라가 유행하자 그 원인을 찾으려 노력하는 모습을 풍자한 그림

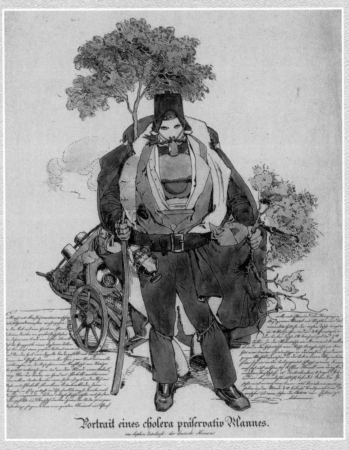

Portrait eines cholera präservativ Mannes.

콜레라에 대항하기 위한 복장
예일 대학교 커싱휘트니(Cushing-Whitney) 의학도서관 소장

프랑스를 비롯한 유럽 전역이 콜레라의 손아귀에 잡혀 있을 때 뉴욕과 캐나다의 퀘벡을 포함한 북아메리카 지방에도 콜레라의 공포가 덮쳤다. 그러나 1833년 지중해 연안까지 퍼져나간 콜레라는 세력을 더는 확장하지 못한 채 1837년경 소멸하고 말았다.

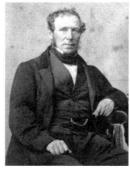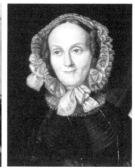

로랑조 사지(왼쪽)
아말리에 지베킹

콜레라의 2차 유행이 한창이던 1832년 프러시아에서는 염세 사상의 대표자인 아르투르 쇼펜하우어Arthur Schopenhauer(1788~1860)가 콜레라에 걸려 세상을 떠났고, 비슷한 시기에 아말리에 지베킹Amalie Sieveking(1794~1859)은 헌신적으로 환자를 돌보아 간호사라는 직종이 전문화되는 과정에 일익을 담당했다. 또한 1832년 파리에서는 로랑조 사지Lorenzo Sazié(1807~1865)가 콜레라로 사망한 산모에게 제왕절개술을 실시해 분만에 성공했다. 당시는 아직 무균 처리법이 보편화되지 않은 시기였지만 다행히 분만에 성공했으며, 물론 이것은 의술의 발전도 한몫을 했지만 무엇보다 운이 좋았다는 생각이 든다.

콜레라의 2차 대유행으로 가장 많은 피해를 입은 폴란드는 당시 혁명과 전쟁으로 사회가 어수선했다. 시베리아를 거쳐 들어온 콜레라가 설상가상으로 사회적 분위기를 더욱 흉흉하게 만들었다. 피터스부르크에서는 봉기한 군중이 독일 출신 의사들이 무능력해 콜레라를 제대로 해결하지 못하고 전파시켰다는 이유로 그들을 처형하는 일이 발생했다. 유대인들은 갈리시아에서 독일인 의사들과 같은 죄목으로 군중에게 처형되는 화를 입기도 했다.

3차 대유행

1840년 세 번째 대유행이 시작된 곳 역시 전통적인 콜레라 발생국 인도였다. 그해에 인류 역사상 처음으로 우표를 발행한 우표 종주국 영국은 인권은 뒷전인 채 돈을 벌기 위해 수단과 방법을 가리지 않는 태도로 중국을 공격해 아편전쟁을 일으켰다. 당시 인도를 지배하던 영국이 중국을 침략하기 위해 군인을 이동시키면서 콜레라도 같이 전파되었다. 이렇게 전파된 콜레라는 1844년 중국에서 육로를 타고 다시 인도로 넘어가면서 더욱 기세를 떨쳤다.

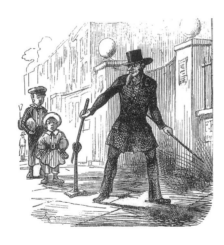

1849년 ≪펀치(Punch)≫에 실린 삽화
누군가가 콜레라를 퍼뜨리고 있으므로 이를 막아야 한다는 것을 주장하기 위해, 콜레라를 전파하는 것으로 의심되는 물이 흐르는 관을 망가뜨림으로써 콜레라 전파를 막으려 하고 있다.

1847년 러시아를 침략해 약 100만 명의 목숨을 앗아간 것을 필두로 유럽으로의 진격을 계속한 콜레라는 당시 유럽 사회의 혼란을 틈타 계속 세력을 확장해 1848년경에는 거의 전 유럽을 손아귀에 넣었다. 1850년대에 들어 그 세력이 서서히 약화되는 듯했으나, 다시 한 번 유행해 1853년부터 약 2년간 다시 최고의 기세로 진격했다. 한때 동아시아 지방에까지 맹위를 떨치던 콜레라는 이번에도 아프리카로는 들어가지 못한 채 1860년을 기해 사그라지기 시작했다.

콜레라는 이 3차 유행을 통해 프랑스에서 14만, 영국에서 2만의 생명을 앗아가는 등 엄청난 횡포를 부렸다. 그런데 이 3차 대유행에는 제국주의가 단단히 한몫을 했다. 모리셔스에 있던 설탕 공장에서 일손을 싼값에 부리기 위해 인도에서 노동자들을 데리고 왔는데, 이들에 의해 콜레라가 전파된 것이다.

콜레라균 발견자는 파치니인가?

콜레라가 대유행을 시작하기 직전인 1812년, 이탈리아의 피스토이아에서 파치니가 태어났다. 부모는 그가 성직자로 자랄 것을 기대했으나 의과

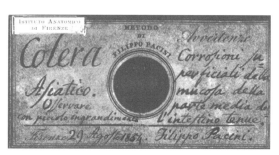

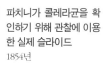
파치니가 콜레라균을 확인하기 위해 관찰에 이용한 실제 슬라이드
1854년

대학을 졸업한 파치니는 28세에 성직자의 길을 포기하고 의학자로서의 인생을 살기로 결심한다. 37세에 플로렌스 대학교 해부학 교수가 된 그는 현미경을 이용한 연구에 재능을 발휘해 여러 가지 훌륭한 업적을 발표했다. 1854년, 당시 유행하고 있던 감염병에 관심을 기울인 그는 콜레라로 사망한 환자의 장 점막을 현미경으로 관찰해 그때까지 보고되지 않은 새로운 균주를 발견하고 비브리오 콜레라라고 명명했다(이 업적은 환자의 대변을 관찰해 이루어졌다는 기록도 있다). 이것은 학문적으로 매우 중요한 발견이었지만, 당시 과학계로부터 거의 무시를 당하다시피 했다.

파치니는 콜레라의 원인을 찾기 위한 연구를 계속해 이와 관련된 연구 논문을 지속적으로 발표했으며, 콜레라가 수분을 과다하게 배출해 전해질 불균형을 일으키는 질병이라는 것을 알았고 정맥에 10g의 염화나트륨을 주사하면 효과적이라는 사실도 발견했다. 파치니는 당시까지 기세를 올리고 있던 미아즈마설을 부정하고, 콜레라가 감염병이라는 지금으로서는 극히 타당한 내용을 발표했다. 독신으로 살면서 연구에 한평생을 바친 파치니는 세상을 떠나는 순간까지 학계에서 전혀 인정을 받지 못한 채 불운한 인생을 살아야만 했다.

공중보건학의 아버지 스노의 등장

1831년 영국에서 콜레라가 유행할 당시 18세의 한 외과 견습생이 킬링워스 지역의 탄광에서 발생한 콜레라에 걸린 이들을 도우러 왔다. 런던 왕립 의학교에 입학시험을 치르려던 그의 이름은 스노였다. 그는 수년 후 선구적인 마취과 의사가 되어 영국이 가장 번성하던 시기에 영국의 수장을

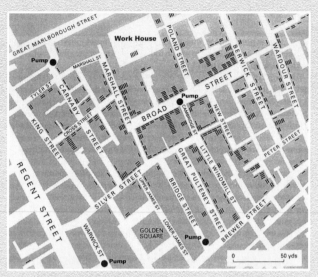

콜레라로 죽은 사람의 집과 식수용 물을 공급하는 펌프를 표시한 지도
작대기 하나가 콜레라로 죽은 사망자 한 명을 뜻한다.

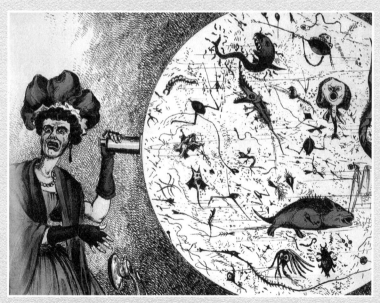

영국에서 콜레라가 유행할 때 템스 강 주변에 미생물과 쓰레기는 물론이고, 다양한 미지의 오염물질이 많이 들어 있다는 것을 풍자한 그림이다.

지난 빅토리아 여왕이 출산할 때 클로로포름을 사용해 무통분만을 시행하기도 한 인물이었고, 적극적인 채식주의자였으며, 일생 동안 금주운동에 정진하기도 한 존경받는 의사였다.

콜레라에 대한 젊은 시절의 경험은 그를 일생 동안 이 질병에 몰두하도록 했다. 그는 "콜레라는 사람들이 왕래하는 길을 따라 번져가지만 사람들의 이동속도보다는 빠르지 않다. 콜레라가 처음 발생한 곳은 항상 항구로부터 콜레라가 전파되고, 콜레라가 유행하지 않는 지역에서 온 선박의 선원들이 질병이 유행하는 지역에 도착하더라도 항구에 내리기 전이나 상륙해 사람들과 접촉하기 전에는 절대로 질병에 걸리지 않는다"라는 사실을 발견했다. 이는 당시 알려져 있던 미아즈마설에 따른 견해와는 아주 상반된 것이었다.

스노는 1853년 콜레라가 런던에서 재유행할 때 질병의 분포와 런던의 개인 상수도 분포와의 관계에 관한 매우 뛰어난 연구를 수행했다. 두 상수도 회사 중 급수원을 상류 쪽으로 옮긴 회사가 런던의 콜레라 확산 규모를 줄이는 데 크게 기여했다고 확신했다. 이를 검증하기 위해 각 가구마다 어떤 회사에서 상수를 공급받는지 면밀히 조사했고, 콜레라는 물속에 들어있는 무언가에 의해 전염된다는 사실을 증명할 수 있었다. 이렇게 하여 스노는 현대 공중보건 전문가들의 영웅이 되었다. 상수도 공급 분포와 질병 분포에 관한 그의 연구는 현대 과학적 공중보건의 선구적 업적으로 평가받고 있으며, 세균설이 공중보건 분야에 나타난 생생한 증거라고 할 수 있다.

1854년은 파스퇴르가 이상 발효에 관한 연구를 시작한 해라는 점을 염두에 두어야 한다. 19세기 초부터 과학이라는 새로운 철학이 인류의 머릿속에 조금씩 자리를 잡기 시작했지만 콜레라가 불결함과 가난함, 도덕적 해이 또는 악취 나는 증기나 미아즈마에 의해 발생한다는 이론에 대항할 만한 이론은 당시에는 존재하지 않았다. 스노의 연구 결과가 발표되었음에도 코흐가 콜레라의 원인균을 규명해낼 때까지 많은 사람들은 콜레라의 원인을 미아즈마설로 설명하고자 했으니, 널리 퍼져 있는 잘못된 진리를 바로잡는 것이 얼마나 어려운지 실감할 수 있다.

4차 대유행

19세기의 마지막, 그러나 가장 긴 콜레라의 침략은 1863년에 역시 인도에서 시작되었다. 19세기가 저물기 전에 전 세계를 제패하려는 야망으로 단단히 무장한 콜레라는 지난 두 차례의 실패를 교훈 삼아 이번에는 전보다 빠른 속도로 진격하기 시작했다. 증기기관차를 비롯한 교통수단의 발달에 힘입어 창궐 2년 만인 1865년에 파리를 점령한 것을 시작으로, 거의 전 유럽에서 전면전을 선포한 것이다. 무서운 기세로 유럽을 삼킨 콜레라는 아시아로는 기세를 떨치지 못한 채, 아프리카로 번지고 있었다.

현미경을 고안한 안톤 판 레이우엔훅Antonie van Leeuwenhoek(1632~1723)과 '미

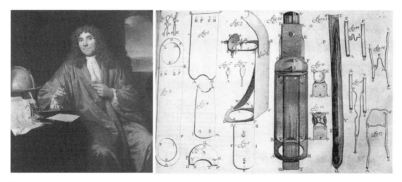

▌ 레이우엔훅과 그가 제작한 현미경의 설계도

생물학의 창시자' 파스퇴르의 등장으로 미생물에 대해 새롭게 인식하기 시작한 사람들은 미생물 연구에 박차를 가하기 시작했다. 콜레라의 전염성에 큰 관심을 보인 19세기 의학계의 마지막 보루이자 20세기 의학의 출발자라 할 수 있는 코흐가 탄저균, 결핵균에 이어 이집트 현지에서 드디어 콜레라의 원인균을 분리·동정하는 데 성공한 것이 1883년이다.

코흐는 콜레라균을 동정하는 데 성공했으나 이집트의 콜레라는 전혀 진정되지 않고 유럽과 미국으로 전파되어 1886년에는 칠레를 비롯한 남미 국가에까지 확산되는 데 성공했다. 이후 다시 유럽 전역으로 퍼진 콜레라는 1890년 마지막으로 러시아에서 위세를 떨쳐 사망자가 80만 명에 이르렀을 것이라는 통계가 발표될 만큼 인류를 괴롭혔다. 이 80만 명 중에는 1893년 세상을 떠난 표트르 차이콥스키Pyotr Ilich Tchaikovsky가 포함되어 있었다. 하지만 콜레라의 유행은 니콜라이 가말레야Nikolay Gamaleya(1859~1949)라는 러시아 세균학계의 대학자를 배출하기도 했다.

30여 년이나 유럽을 휩쓴 콜레라는 아시아로도 세력을 뻗쳤으나 그 기세를 이어가지 못하고 서서히 약화되었다.

예방 백신을 개발하라

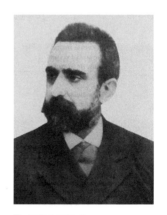

콜레라를 해결하기 위해 백신 개발을 처음 시도한 사람은 스페인의 하우메 클루아 Jaume Ferran i Clua(1852~1929)다. 그는 1884년에 자신이 개발한 백신을 투여해 7.7%이던 콜레라 감염률을 1.3%로 떨어뜨리는 데

▌ 하우메 클루아

성공했다. 그러나 파스퇴르 연구소를 방문한 그는 백신 개발에 관한 정보 제공을 거부한 채 혼자만 알고 있었으므로, 스페인 외의 다른 나라에서는 그가 발견한 백신이 가치 없는 것이라 하여 인정해주지 않았다.

19세기 말 미생물학의 본고장이라 할 수 있는 파리의 파스퇴르 연구소에서 콜레라 백신을 개발한 사람은 발데마르 하프킨Waldemar Mordecai Haffkine(1860~1930)이었다. 1860년 러시아에서 태어난 그는 면역학 발전에 이바지한 공로로 1908년 노벨 생리의학상을 수상한 메치니코프에게서 과학을 배웠고, 오랜 세월이 흐른 후 파스퇴르 연구소에 근무하던 메치니코프의 초청으로 1889년부터 파스퇴르 연구소에서 일하게 되었다.

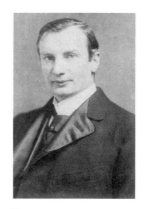

■ 발데마르 하프킨

콜레라 백신을 개발한 그는 제일 먼저 자신에게 백신을 투여했고, 1893년 콜카타에 콜레라가 한창 유행하고 있을 때 그가 개발한 백신을 사용한 결과 20~40%이던 사망률이 2%까지 떨어지는 효과를 얻었다. 이를 시작으로 수년에 걸쳐 여러 지방에서 백신을 투여해 꾸준히 좋은 결과를 얻었다. 1903년에는 그에게서 백신을 투여받은 사람 중 17명이 파상풍으로 사망하는 바람에 곤궁에 처하기도 했으나, 훗날 면밀한 조사를 거쳐 백신 문제가 아니라는 것이 판명되어 명예를 회복할 수 있었다. 이를 위해 1898년에 설립된 프라하 연구소는 1925년 하프킨 연구소로 개명되어 그의 이름을 널리 알렸다.

콜레라균을 들이마신 페텐코퍼

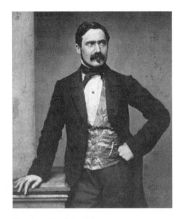

막스 폰 페텐코퍼

파치니의 공로가 있기는 하지만 결과적으로 1883년 코흐에 의해 콜레라균이 발견되었음에도 미아즈마설은 여전히 건재했고, 독일의 막스 폰 페텐코퍼Max Joseph von Pettenkofer(1818~1901)도 미아즈마설을 신봉하고 있었다.

뮌헨 대학교 위생학 교수로 명성을 떨치고 있던 페텐코퍼는 미아즈마설에 입각한 콜레라 발생 이론을 주장하고 있었다. 즉 지표수의 수위가 갑자기 올라가면 토양의 수분 성분이 증가하고, 건조기에 수위가 떨어지면 수분 성분이 감소해 습한 토양층이 생기며, 이 습한 토양층 때문에 오염된 공기 즉 미아즈마가 퍼지면서 콜레라가 발생한다는 이론이었다.

19세기 중반 이후 파스퇴르에 의해 미생물이 감염병의 원인이라는 것이 증명되었으나, 페텐코퍼는 지표면의 수위와 미아즈마 때문에 감염병이 발생한다는 자신의 이론을 굽히지 않았다. 그러던 중 1883년 독일에서 이집트로 파견된 코흐의 연구 팀이 콜레라의 원인균을 발견하자 감염병이 병원성 세균에 의한 것이 아니라고 생각했던 페텐코퍼는 코흐가 발견한 콜레라균이 콜레라의 원인이 아니라는 점을 증명하기 위해 자신을 실험에 이용했다. 함부르크에 콜레라가 유행하던 1895년에 그는 콜레라균이 포함된 용액을 들이켰으나 예상외로 아무 일도 생기지 않았다. 긴장된 상황에서 실험에 임하다 보니 그의 체내에서 위산 분비가 증가되어 콜레라균이 사멸했을 것이라는 추측만 가능할 뿐 오늘날 진리로 받아들여지는 코흐의 4원칙에 정면으로 위배되는 현상이 왜 일어난 것인지 지금도 명확히 설명할 길은 없다.

이 실험 이후 페텐코퍼는 자신의 이론을 더욱 강력히 주장했다. 하지만 계속된 실험에서 콜레라균이 포함된 음료수를 마신 그의 제자가 콜레라에 걸리자 코흐가 발견한 세균이 콜레라의 원인이라는 사실을 인정할 수밖에 없었다. 페텐코퍼의 생체 실험은 결코 권장할 수 없는 것이고 그 결과도 신통치 않았지만, 그의 열정은 높이 평가받아 마땅하다. 현대에서는 윤리적인 문제로 실행이 전혀 불가능하지만, 이처럼 과감하게 행동한 과학자 덕분에 과학이 한층 발전했다는 점은 부정할 수 없다.

스노의 업적에 대한 재평가

이 절의 내용은 의과대학에서 예방의학 수업 시간에 접할 수 있는 내용과는 전혀 다르며, 이런 이론이 있다는 것을 소개하기 위해 정리했다는 것을 밝혀둔다.

스노는 반대 의견을 내세우는 사람들이 꼼짝 못할 만큼 합리적인 방식으로 감염원의 개념을 공중보건에 도입했으므로, 그를 공중보건의 영웅으로 보는 것은 현실적이고 합리적이라 할 수 있다. 그렇다면 스노의 연구 결과가 콜레라가 미아즈마나 악취 나는 증기 때문에 발생한다는 설을 잠재웠어야 하는데, 실상은 그렇지 않았다.

1850년대까지만 해도 질병이 전염된다는 생각은 거의 지지를 얻지 못했다. 유럽에서 콜레라에 관해 가장 영향력이 있는 사람은 스노가 아니라 페텐코퍼였다. 미아즈마설을 신봉한 페텐코퍼는 미생물에 의한 질병 발생은 특수한 경우에만 일어나는 예외적인 일이라고 생각했다. 특정 조건하에 미아즈마가 생겨나고, 이 미아즈마에 의해 감염병이 전파된다는 미아즈마설은 세균설과도 일맥상통하는 듯하지만, 페텐코퍼는 감염설을 반대하는 측을 대표해 가장 강력히 목소리를 내는 사람이었고 콜레라균을 들이마신 것도 세균에 의한 감염설을 부정하기 위한 것이었다.

오늘날 스노를 '공중보건학의 아버지'로 일컫기는 하지만 그는 산부인과 의사가 본업이었고, 취미 삼아 콜레라 연구를 했을 뿐이다. 페텐코퍼는 다른 위생학자나 정치적으로 힘이 있는 사람들에게 자신의 이론을 개진할 수 있는 위치에 있었지만, 스노는 그렇지 못했다.

페텐코퍼는 1850년에 바바리아(오늘날 바이에른 주) 왕인 막시밀리안Maximilian 2세의 궁중 약제사가 되었고, 1855년에 뮌헨 대학교의 종신 교수가 되었다. 또한 위생학 주임교수이자 1878년에 설립된 위생연구소에 소장으로 취임했고, 1890년에는 바바리아 학술원장으로 선출되었으며, 많은 제자들이 독일을 비롯한 유럽 여러 나라의 위생학 교수직을 차지하고 있었다.

이처럼 페텐코퍼는 자신의 전문 영역에서 아이디어를 바로 실행에 옮길 수 있는 위치에 있었지만, 스노는 전혀 그렇지 못했다. 뮌헨 시 당국에서는 안전한 상수도 공급 체계를 개발해 뮌헨 시민들을 콜레라의 위협에서 안전하게 지켜줬는데, 이 역시 스노가 아닌 페텐코퍼의 아이디어를 토대로 한 것이었다. 페텐코퍼는 깨끗하고 신선한 물을 공급해 사람들이 씻을 수 있도록 해야 한다고 생각했고, 한 번 사용된 물은 지표면을 오염시키거나 지표수와 섞이기 전에 제거해야 한다고 믿었다.

페텐코퍼가 질병의 세균설을 받아들였더라도 해결 방법은 변하지 않았을 것이다. 페텐코퍼는 자신이 추구한 과학을 이용해 유럽에서 콜레라를 해결한 학자라고 할 수 있다. 반면 스노는 역사에 직접적인 영향을 끼치지 못했음에도 옳은 이론을 주장했다는 이유로 '공중보건학의 아버지'라는 별명을 얻을 수 있었다.

음료수와 지표수가 분리되도록 설계한 페텐코퍼의 상수도 공급 체계가 콜레라 예방에 효과적이라는 것을 간파한 영국은 상수도 체계를 개선해 콜레라를 해결할 수 있었다.

우리나라의 콜레라

우리나라에서는 여역(癘疫)을 비롯해 감염병을 가리키는 여러 용어가 역사서를 비롯한 고전에 등장한다. 그러나 옛 이름을 현재의 감염병과 짝짓기를 하기는 매우 어렵다. 조선 시대를 예로 들면 감염병을 가리키기 위해 사용된 용어가 수십 가지에 이를 정도로 다양하고, 서로 일치되지 않는 기술도 발견되므로 옛날 사람들이 사용하던 용어에 대해 정의를 내리기가 쉽지 않다. 콜레라와 유사한 양상을 보이는 질병이 콜레라를 가리키는지 아니면 장티푸스나 세균성 이질과 같은 다른 수인성 감염병을 가리키는지 구별하기 어렵다.

『조선왕조실록』 1526년 2월 2일 조에 "또 죽은 사람의 수가 이미 460여 명이나 되는데도 병의 기세가 점점 만연한다면 시기에 미처 구제하지 못하게 될 것이다. 그러니 평안도의 예대로 의약품을 내려 보내 마음을 써 구료하도록 하고, 또한 중앙에서 제사지낼 것을 예조에 말하라"라고 기록된 것을 비롯해 헤아릴 수 없을 정도로 많은 감염병이 우리 조상들과 함께 이어져 왔는데, 18세기부터는 이와 같은 질병들이 물에 의해 퍼져나간다(수인성)고 생각하게 되었다. 천주교를 배척하던 당시 분위기 속에 천주교 선교사들을 탄압하기 위해 "콜레라와 유사한 질병은 천주교 선교사들이 우물에다 독을 풀어 발생하므로 모두 잡아 죽여야 한다"라 주장이 제기된 것이다. 이로 볼 때 우리 조상들이 수인성 감염병에 대한 지식을 조금이나마 갖추게 된 것을 알 수 있다.

순조 대인 1821년, 콜레라가 처음으로 전 세계적으로 대유행하던 시기에 우리나라에도 모습을 드러낸 콜레라는 이후 세 차례나 더 전개된 대유행의 흐름 속에 한반도를 위협했다. 대체로 우리나라로 전파된 콜레라는 중국을 통해 들어온 것으로 생각되며, 외국과의 교류 증가로 발생 빈도도 높아졌다. 오늘날 뉴스에서 괴질이라 하면 콜레라와 같은 속에 속하는 세균 비브리오 헤몰리티쿠스Vibrio hemolyticus에 의해 발병되는 비브리오 패혈증을 가리키는 경우가 많으나, 과거에는 콜레라와 비슷한 감염병을 괴질이라 하기도 했다. 괴질이라는 이름에서 나타나듯 콜레라는 일반인들에게 공포의 대상이었으며 우리나라의 경우 치사율이 아주 높게 기록되었는데, 처음 전래된 질환에 대한 정보의 부재와 면역력 결핍이 그 원인으로 판단된다.

콜레라가 백성 사이에서 공포의 질병으로 여겨지자 고종은 방역 작업을 위해 콜레라 소독소를 개설하고 전문 병원을 지정하는 등 몇 가지 정책을 실시했다. 이와 같이 콜레라의 유행은 민심을 흉흉하게 하는 원인이 되기도 했으며, 억압받던 천주교 신자들이 콜레라를 퍼뜨린다고 의심을 받는 등 무고한 사람들이 처형되기도 했다.

11

●●

과학사를 뒤바꾼
손뼈 사진과 영상술의 발전

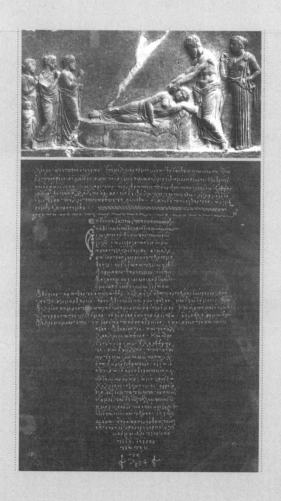

노벨 생리의학상이 아닌 다른 상을 수상한 학자들의 업적이 의학 발전에 지대한 공헌을 한 경우도 많은데, 그중 대부분은 화학상 수상자들이다. 같은 과학 분야이면서도 화학상 수상 업적은 의학 발전에 많은 공헌을 했지만 물리학상 수상 업적은 의학 발전에 별로 영향을 끼치지 못했다. 그렇다고 물리학상 수상 업적이 의학 발전에 크게 공헌한 예가 없는 것은 아니다. 단적으로 첫 번째 노벨 물리학상 수상자로

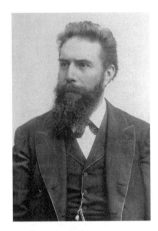

▌ 빌헬름 뢴트겐

노벨상의 시작을 화려하게 장식한 빌헬름 뢴트겐Wilhelm Conrad Röntgen(1845~ 1923)의 업적은 의학 분야에 큰 영향을 미친 것은 물론, 지금도 그 끝이 어디인지 예측하기 어려울 정도로 발전을 거듭하고 있다. 뢴트켄은 방사선과가 진단 방사선과와 치료 방사선과로 나뉘고, 다시 세월이 흘러 진단 방사선과에서 환자의 치료를 일부 담당하게 되리라고 감히 상상이나 했을까?

　　이제는 끊임없이 발전해가는 영상술이 의학 전반에 걸쳐 다양한 역할을 하고 있다.

뢴트겐의 생애

1845년 독일의 라인 강 하류에 위치한 레네프(현재 렘샤이트)에서 태어난 뢴트겐은 3세 때 네덜란드로 이사해 생활했다. 의류 제조 업체를 운영하면서 의류 판매업을 겸하던 뢴트겐의 아버지는 아들이 훗날 자신의 사업을 물려받기를 원했으므로, 뢴트겐은 학교를 그만두고 아버지의 공장에서 일을 배웠다. 이 때문에 그는 학교 교육을 제대로 받지 못했다.

학교를 그만둔 뢴트겐은 낮에는 아버지의 공장에서 일을 하며 아버지의 뜻을 따르려 했으나, 적성에 맞지 않는 일을 하며 지내는 것은 쉽지 않았다. 시간은 남고 특별히 할 일이 없었던 뢴트겐은 매일 저녁 자신이 살고 있던 동네의 기관차 차고를 바라보며 의류 공장의 일 대신 적성에 맞는 일을 하겠다며 꿈을 키워가고 있었다. 매일 저녁, 기관차의 차고 안에서 온갖 기계가 움직이는 모습과 기름 묻은 작업복을 입고 그을린 얼굴로 열심히 각자의 임무를 다하는 노동자들의 모습을 바라보던 뢴트겐은 세월이 갈수록 자아실현을 놓고 많은 생각에 잠겼다. 고민 많은 사춘기 시절을 거치며 자신의 장래에 대해 혼자 사색하는 시간이 많아졌다.

그러던 어느 날 드디어 뢴트겐은 결심을 했다. 자신에게 큰 기대를 걸고 있던 아버지에게 가업을 물려받지 못하겠다는 이야기를 하는 것이 쉽지는 않았다. 하지만 적성에 맞지 않는 일을 계속하는 것은 무엇보다 참기 어려웠다. 공장과 가게에서 일하는 것에 소질이 없다는 아들의 말에 한편으로 크게 놀랐지만, 그의 이야기를 진지하게 듣고 난 아버지는 주저하지 않고 위트레흐트 Utrecht 공업학교에 입학시켜주겠다고 약속했다.

위트레흐트 공업학교에 입학한 뢴트겐은 자신의 꿈과 희망을 펼치기 위해 열심히 공부했다. 그러나 학교생활은 기대와 달리 그에게 큰 도움이 되지 못했다. 기계 제작, 정비 등에 관한 지식은 얻을 수 있었지만, 학문적인 욕구가 충만했던 뢴트겐의 욕구를 채워주기에 학교 교육은 부족한 점이 많았기 때문이다. 게다가 학교 선생님에게 적절하지 못한 농담을 걸었다가 이것이 빌미가 되어 좋지 못한 인상을 남겼고, 이 때문에 학교생활에 어려움을 겪었다. 또한 위트레흐트 대학교에 지원했으나 입학을 거절당하는 좌절을 맛보기도 했다.

하는 수 없이 뢴트겐은 네덜란드를 떠나 스위스 취리히에 있는 연방 공과대학에 입학하기 위해 시험을 치렀고, 예상외로 한 번에 합격하는 기쁨을 맛볼 수 있었다. 스위스 연방 공과대학의 교육 내용은 뢴트겐의 학문적 욕구를 충족시키는 데 부족함이 없었으며, 유명한 실험물리학자 아우구스트 쿤트August Adolph Eduard Eberhard Kundt(1839~1894)를 비롯해 훌륭한 교수의 지도로 학생 때부터 연구에 참여한 뢴트겐은 열심히 자신의 인생을 개척해 나갔다.

23세에 공과대학을 졸업한 뢴트겐은 쿤트 등의 지도로 물리학을 공부하기 시작했으며, 쿤트가 남부 지방의 뷔르츠부르크 대학교로 옮겨가자 그를 따라가 물리학 연구를 계속하며 첫 발령을 받았다. 27세에는 베르타 루트비히Bertha Ludwig와 결혼했으며, 스트라스부르 대학교에 물리학 교수로 부임한 후 30세가 되던 1875년부터 기센의 헤시안 대학교 물리학 교수로 임명되어 약 10년간 근무했다. 1888년에는 다시 뷔르츠부르크 대학교 물리학 교수로 초빙되었고, 여기에서 노벨 물리학상을 수상하는 업적을 남겼다. 그 후 뮌헨 대학교 등에서 물리학 교수로 연구를 계속했다. 연구에 필요하면 새로운 장치를 스스로 고안했고, 가끔씩 암초에 부딪힐 때면 젊은 시절의 꿈과 희망을 돌이켜보며 학문적인 업적을 남기기 위해 꾸준히 노력했다.

19세기 후반으로 들어서면서 물리학 분야에는 많은 발전이 있었지만, 특히 뢴트겐이 관심을 둔 분야는 진공관 속에서 전기현상이 어떻게 되는지를 확인하는 것이었다. 전에는 익숙지 않았던 진공이라는 현상을 인위적으로 고안할 수 있게 되면서 우리가 항상 대하고 있는 대기 상태가 진공에서 어떻게 달라지는지를 알 수 있게 되었으며, 이를 이용하고 응용하는 여러 기구나 장치가 일상생활에 긴요하게 이용되기 시작한 것이 바로 그 시절이었다.

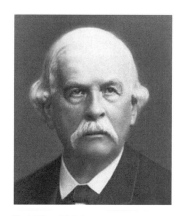

▌루돌프 쾰리커

1894년부터 진공상태에서 방사되는 여러 물질에 대한 연구에 열을 올리던 뢴트겐은 자신의 이름을 후세에 영원히 남기도록 해준 X선을 1895년에 발견해 그다음 해에 발표했다. 그 후에도 자신이 발견한 X선에 대해 지속적으로 연구를 진행했으며 1897년까지 X선에 대한 세 개의 논문을 발표

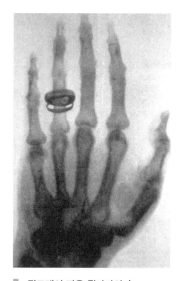

▌뢴트겐이 찍은 쾰리커의 손

함으로써 새로운 빛의 존재를 온 세상에 알려주었다.

그의 업적은 X선 발견 외에도 전류, 자기와 편광, 결정 내에서의 열전도 등 물리학의 여러 분야에 걸쳐 광범위하게 남아 있다. 당시 유명한 의학자 루돌프 쾰리커 Rudolph Albert von Kölliker(1817~1905)는 뢴트겐이 발견해 명명한 이

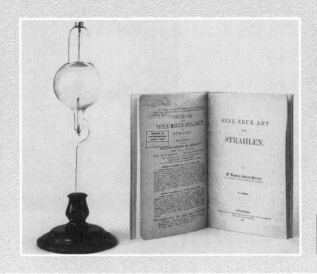

X선을 발견자의 이름을 본떠 뢴트겐선이라 부르자고 제안해 오늘날까지 뢴트겐의 이름이 전해지게 되었다.

뢴트겐을 있게 한 토르만

누구에게나 자신의 생애에 꿈과 희망을 준 사람이나 책 또는 영화 등이 하나쯤은 있을 것이다. 뢴트겐의 위대한 발견에는 그간 도움을 준 수많은 사람과 사건이 있었지만, 그중에서도 기업가로서의 수업을 받던 시절 뢴트겐을 과학자의 길로 이끌어준 토르만을 거론하지 않을 수 없다. 뢴트겐을 우연히 알게 된 토르만은 스카우터와 같은 눈으로 뢴트겐의 가능성을 알아챘고, 두 차례나 크나큰 힘이 되어주었다.

그들의 첫 만남은 뢴트겐이 기업가 수업을 그만두고 위트레흐트 공업학교에 입학하기 직전에 이루어졌다. 드디어 자신이 그토록 원하던 공부를 할 수 있게 된 뢴트겐은 고향을 떠나기 전 그가 매일 찾아갔던 기관차의 차고를 방문했는데, 그곳에서 둘의 만남이 이루어졌다. 토르만은 스위스에 있는 기관차 차고에서 일하는 기술자였고, 새 기관차를 구입하기 위해 뢴트겐이 살던 마을을 방문한 것이다. 토르만은 기관차 차고를 구경하고 싶어 하던 뢴트겐에게 차고 안 구석구석부터 기관차 내부에 이르기까지 자세히 보여주고 설명해주어 뢴트겐의 가려운 곳을 완전히 해소할 수 있었다. 이때의 경험으로 뢴트겐은 과학도로서의 꿈을 키웠고, 공업학교에서의 꿈과 희망을 아로새길 수 있었다.

토르만이 뢴트겐에게 또다시 희망의 등불이 된 것은 뢴트겐이 대학 시험에 떨어져 실의에 잠겨 있을 때였다. 때마침 뢴트겐의 집을 방문해 사정을 들은 토르만은 뢴트겐과 그의 아버지에게 취리히 공과대학에 진학하는 것이 어떻겠느냐고 권유했다. 결과적으로 뢴트겐은 토르만이 두 번에 걸쳐 길잡이 역할을 해주었기 때문에 성공적인 인생을 살 수 있었던 것이다.

X선에 의해 드러난 손뼈

19세기가 끝나갈 무렵에는 진공관 속에서의 전기현상에 대한 연구가 활발히 진행되었다. 뢴트겐도 이 분야 연구에 관심을 가지고 임하고 있었으며 후에 X선 발견이라는 위대한 업적을 남겼다. 진공관 라디오에 이용되던 진공관 내부를 빛이 차단된 곳에서 살펴보면 진공관 내부의 금속선에서 튀어 나오는 전자가 유리관 벽에 부딪히면서 녹색 빛을 발하는 것을 관찰할 수가 있다. 이때 전자가 부딪히는 유리관에 알루미늄 판을 갖다 대면 전자는 이 판을 뚫고 지나갈 수 있지만, 사이안화바륨$Ba(CN)_2$을 바른 유리

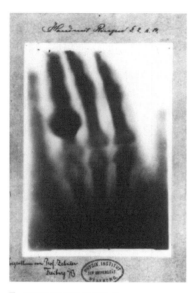

▎뢴트겐이 찍은 아내의 손

판을 갖다 대면 전자가 부딪히는 순간 더 밝은 빛을 발하는 사실이 알려진 것이다.

뢴트겐은 이와 같은 사실이 왜, 무슨 이유로 발생하는지를 규명하기 위해 여러 가지 실험 재료와 조건을 변형시켜가면서 연구를 진행하고자 했다. 이를 위해 1894년부터 레나르트관을 이용해 실험 방법을 고안했는데 그것은 주석을 두른 음극에서 무엇이 방사되어 나오는지를 확인하는 것이었다. 그 결과 사이안화바륨을 칠한 유리판을 방 안에 놓고 크룩스관에 전류를 통했더니 그 유리판 위에 그전까지 발견하지 못했던 검은색 줄이 나타난다는 것을 발견했다.

뢴트겐은 다시 그 검은 줄의 정체를 밝히기 위해 여러 실험 조건을 조작해가면서 계속 연구했다. 사이안화바륨을 칠한 유리판이 빛나는 것은 분명 잘 모르고 있는 물질이 튀어나오기 때문일 것으로 판단한 뢴트겐은 그 광선의 파장이 가시광선 범위 밖에 존재하면서 방사능을 가진 특수한 빛일 것이라는 가설을 세우고, 이를 해결하기 위해 노력했다.

1895년 11월 8일, 단순한 음극선에 관해 연구를 진행하고 있던 뢴트겐은 자신의 손을 관 앞에 두었을 때 나타나는 현상을 관찰한 다음 자신이 발견한 것이 특수한 파장과 성질을 띠고 있다는 사실을 알게 되었다. 손을 관 앞에 두었을 때 손의 모습이 달랐던 것이다. 뢴트겐이 발견한 신비의 방사선은 손을 뚫고 나와 유리판에 뼈의 모양만 선명히 보여주었다. 그때까지 알려지지 않은, 특이한 성질을 가진 방사선을 처음 발견했다는 사실에 뢴트겐은 무척이나 기뻐했다. 그러나 뢴트겐 자신도 훗날 이 방사선이 얼마나 많은 분야에 유용될지는 전혀 예측하지 못한 채 '정체불명'이라는 의미에서 X선X-ray이라는 이름만을 남겼다. 이날의 발견을 토대로 1896년 1월 23일 자신의 연구 결과를 발표했으며, 이는 과학사상 손꼽히는 위대한 발견 중 하나로 남게 되었다.

X선 발견 그 후

1998년 여름, 투시가 가능한 안경이 시중에 돌고 있다는 사실이 알려져 화제가 되었다. 그런데 벌써 100년 전에도 이와 비슷한 일이 있었다. 바로 뢴트겐의 발견이 웃지 못할 사건을 일으킨 것이다.

뢴트겐의 업적이 발표된 후 그가 새로 발견한 광선을 이용해 원하는 것은 모두 투시할 수 있다고 오해하는 사람들이 생기는가 하면, X선 투과를 방지하는 물건을 만들었다며 내다 파는 사람들도 생겨났다. 이뿐만 아니라 사람의 마음을 X선으로 찍어서 알 수 있다고 주장하는 사람들이 있는가 하면, X선을 쬐어 물건을 크게 하거나 숫자를 늘려주겠다는 사람들도 출현했다. 그러나 이러한 허상은 얼마 지나지 않아 사라졌고, 그때까지 진공 내에서의 전기현상을 연구하던 많은 과학자들을 비롯한 여러 능력 있는 사람들이 속속 X선 연구에 참여하면서 X선의 효용 가치가 점점 더 밝혀지고 일상생활에서 유용하게 쓰이기 시작했다.

그러나 X선은 발견 초기부터 유용한 효과와 함께 인체에 미치는 부작용도 알려졌고, 세월이 흐르면서 서서히 발현되는 심각한 후유증도 나타나기 시작했다. 뉴욕에 있던 호크스는 X선을 이용한 사진이 어떻게 나타나는지 시범을 보이는 일을 하다가 심한 피부 화상을 입었다. 그는 하루에 두세 시간 정도 X선에 노출되는 생활을 했으며 그 결과 처음에는 피부가 건조해지더니 차차 햇빛에 의해 화상을 입은 것처럼 변해갔고, 뒤이어 손톱은 성장을 멈추고 피부는 위축되는 현상을 보였다. 또 지속적으로 머리를 X선에 노출시킨 결과 머리카락, 눈썹, 속눈썹이 모두 탈모되는 부작용을 보였다.

20세기 초반 미국 최고의 발명가이자 과학자인 토머스 에디슨Thomas Alva Edison(1847~1931)도 X선에 큰 관심을 표명했다. 에디슨의 조수 데일리는 자신의 몸을 X선에 직접 노출시키는 실험을 하던 중 1904년 39세의 나이로 사망해, 미국에서는 처음으로 X선 부작용으로 사망했다는 기록을 남겼다. 그러나 이러한 부작용에도 소량의 노출은 인체에 아무 부작용을 남기지 않는다는 사실이 알려지면서 X선의 이용은 점점 그 범위를 넓혀갔다.

세계로 퍼진 X선의 파급효과

뢴트겐이 X선을 발견한 날은 1895년 11월 8일이었다. 이 위대한 발견을 발표하기 전, 확인 작업을 위해 뢴트겐은 자신의 연구를 반복하고 결과를 분석해 자신이 발견한 X선이 그때까지 알려진 다른 방사선과는 다르다는 사실을 확인했다. 아내의 손을 찍은 사진 건판과 함께 도착한 뢴트겐의 논문을 독일 물리학회에서 학회지에 게재해준 것은 그해 12월 28일이었다(발표된 논문에는 사진 건판이 첨부되지 않았다). 그로부터 불과 8일이 지난 1896년 1월 5일,

빈의 한 신문에 뢴트겐의 업적에 관한 기사가 실렸다. 이 내용을 1월 23일 학회에서 발표했고, 같은 날 《네이처 Nature》에 이 논문이 게재되었다.

과거의 일을 추적하다 보면 가끔씩 현재와는 도저히 비교할 수 없는 상황을 발견하기도 하는데 뢴트겐의 발견도 그중 하나다. 아무리 좋은 논문이라도 결과를 얻은 후 두 달 반 만에(그 사이에 신년 휴가와 크리스마스 휴가가 포함되어 있었다는 사실은 감안하지 않더라도) 《네이처》에 실린다는 것은 현재의 학술지 발행 과정으로 보아 불가능하기 때문이다. 뢴트겐이 고안한 X선 발생 장치는 아주 간단해 누구나 쉽게 만들 수 있었다. X선 발견이 발표된 뒤 진공관을 구하기 어려울 정도로 많은 사람들이 이를 구입했고, 그 후 1년 동안 1000편 이상의 관련 논문과 50권 이상의 관련 책자가 발간되었다.

X선은 다른 신개념이 등장할 때마다 직면해야 했던 여러 저항을 전혀 받지 않은 채 골격 검사, 이물질 유무 검사, 인체 내부 장기의 움직임과 모양 검사, 기타 각종 동물학과 식물학 연구 등으로 빠르게 퍼져나갔다.

오늘날 과거의 진단 방사선과는 영상의학과로, 치료 방사선과는 방사선종양학과로 이름을 바꾸었다. 영상의학과에서는 영상술을 이용해 주로 조직이나 장기의 변화를 일으키는 질병을 진단하고 있으며, 방사선종양학과에서는 X선을 종양과 같은 질병 치료에 사용하고 있다. 또한 영상의학과에서는 영상으로 인체를 들여다보며 특정 혈관에 약물을 주입하는 등 새로운 질병 치료법을 개발하는 정도까지 발전을 거듭하고 있다. 몸이 아플 때, 또는 다리나 팔을 부딪히거나 관절에 충격을 받은 경우 병원에 가면 "일단 사진이나 한 장 찍어 어떤 이상이 생겼는지 봅시다"라는 말이 일상화되었을 정도로 의학 분야에서는 뢴트겐이 발견한 X선이 없어서는 안 될 존재로 부각되었다. 이뿐만 아니라 화학, 공학, 생물학, 지질학, 광물학 등 과학의 여러 분야에서 인간의 눈으로 보지 못하는 곳의 현상을 연구하기

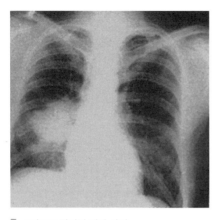

X선으로 촬영한 폐암 사진
X선은 몸에 생긴 이상을 찾아내기 위한 중요한 수단으로 발전했다.

위해 첫 번째로 선택받는 것이 바로 이 X선이다.

방사선이 의학 발전에 미친 공헌은 우선 용도가 다양하다는 점에 바탕을 두고 있다. 처음에는 진단에만 이용되었으나 20세기 중반부를 넘어서면서 치료에도 이용되기 시작했으며, 뼈 사진만으로 뼈 주인의 나이를 알아낼 수도 있고, 턱과 치아 사진을 이용해 사람을 구별하기도 한다. 여기에 더해 방사선은 객관적인 상황을 사진에 담고 있어 여러 사람들이 토론함으로써 발생할 수 있는 주관적 잘못을 방지해 의학에 임하는 사람들의 태도에도 많은 변화를 몰고 왔다. 이에 따라 의료 전문화에 크게 기여했지만, 반면에 의사들이 환자의 말에 집중하기보다는 객관적으로 볼 수 있는 것과 측정 가능한 수치에 집중하는 부작용도 불러왔다.

새로운 결과의 경제적 효과

현대 사회에서 이용되고 있는 X선의 용도를 통해 이 발견의 위업을 돌이켜보면 학문적인 성과뿐 아니라 경제적인 효과도 대단하다는 것을 쉽게 떠올릴 수 있다. 실제로 뢴트겐의 발견이 알려진 직후 산업계에서는 이 발견이 얼마나 경제성이 있는지를 알아차리고 상품화하는 데 전력을 기울였다.

미국 세인트루이스에 위치한 피어슨 회사에서는 작은 X선 사진기를 개발한 후 "의사, 교수, 사진작가, 학생들에게 필요한, 들고 다닐 수 있는 X선 기구를 판매합니다. 미국 내에서의 가격은 송료 포함 15달러이고, 미국 외의 국가에는 송료를 추가합니다"라는 광고를 게재하기도 했으며, 발명가인 에디슨은 1896년 뉴욕에서 열린 국제 전기기구 전시회에 개인이 들고다닐 수 있는 네 개의 X선 사진기로 구성된 기계를 출품하기도 했다. 그렇다면 뢴트겐은 얼마나 수익을 올렸을까?

19세기 말 독일에서는 뭔가 특별하고 새로운 발견을 했을 때 특허권을 청구하지 않는 것이 전반적인 분위기였는데, 뢴트겐도 이 유행에 맞게 특허권을 청구하지 않았다. 전기기구 개발과 관련해 어떠한 계약도 체결하지 않은 채 아무나 자신의 연구 결과를 응용해 사용하도록 내버려 둔 것이다. 따라서 뢴트겐 자신에게는 어떠한 경제적 이익도 돌아오지 않았다. 단지 노벨상 수상으로 받은 상금이 그가 누린 경제적 혜택의 전부였다.

뢴트겐이 X선을 발견한 후 세월이 흐르면서 이 발견은 방사능의 발견으로 이어져 X선의 파급효과가 더욱 크게 부상했고, 뢴트겐으로부터 시작된 이 발전은 앞으로도 끝을 모르고 내달을 것으로 기대된다. 현재 X선은 방사선종양학과에서 암 환자의 치료를 위해 사용되고 있다. 그런 한편 X선은 발암 원인 중 하나로 알려져 있어 환자를 진단하거나 치료하는 업무를 하는 의사들이나 기사들은 X선에 과다 노출되지 않도록 납이 내장된 특수한 복장을 착용해야 한다. X선을 암 치료에 이용한 연구 결과가 처음으로 발표된 것은 1899년이었고, X선에 노출된 사람에게서 암이 발생한다는 연구 결과가 처음으로 발표된 것은 1902년이었다. 만약 암을 일으키는 효과가 암의 치료 효과보다 먼저 발표되었다면 오늘날 암 치료를 위해 X선을 사용할 수 있었을까?

뢴트겐의 X선 발견은 우연인가, 논리인가?

일부에서는 X선 발견을 우연에 의한 뢴트겐의 행운이라고도 하지만, 다른 일부에서는 지칠 줄 모르는 그의 노력과 과학을 향한 열정이 이루어낸 필연의 결과라고 한다. 뢴트겐의 발견을 우연이라 주장하는 사람들에게 한 가지 질문을 던지겠다. 왜 뢴트겐 이전에는 어느 누구도 X선을 발견하지 못한 것인가?

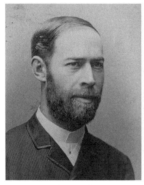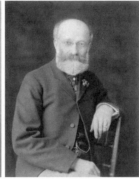

하인리히 헤르츠(왼쪽)
윌리엄 크룩스

결론부터 말하면 최초로 X선을 발견한 사람은 뢴트겐이 아니다. 하인리히 헤르츠Heinrich Hertz(1857~1894), 필리프 레나르트Philipp Eduard Anton Lenard(1862~1947), 윌리엄 크룩스William Crookes(1832~1919), 아서 굿스피드Arthur Willis Goodspeed(1860~1943), 오이겐 골트슈타인Eugen Goldstein(1850~1930), 제레미 아브리아Jérémie Joseph Benoit Abria(1811~1892) 등은 이미 뢴트겐보다 앞서서 이미지 광선을 발견한 바 있다.

아브리아가 타원 모양의 유리관에 유도 코일을 감고, 여기에 고압 전류를 발생시키면 보라색의 빛이 양극에서 음극으로 전파되면서 형광을 발하는 현상을 발견한 것이 1843년이고, 크룩스가 대기압의 약 100만분의 1에 불과한 거의 진공에 가까운 상태에서 음극에서 어떤 미지의 광선이 발사되어 자석 부위를 휘어 지나간다는 사실을 발견한 것은 1879년이다. 크룩스는 여기에 자신의 손가락을 집어넣어 사진으로 찍혀 나온 것을 보고 사진 건판이 잘못 만들어져 있다고 생각해 공급자에게 항의했을 뿐 광선에 대한 연구를 더는 진행하지 않았다.

이들은 이 광선에 대해 그 이상의 흥미를 느끼지 못했고, 따라서 연구 결과도 발표하지 못하는 바람에 그들의 업적은 사장되고 말았다.

위트레흐트 대학과의 인연과 국적

뢴트겐은 취리히에 있는 스위스 연방의 공과대학을 졸업했다. 이는 자신의 뜻이 아니라 네덜란드의 위트레흐트 대학교 입학시험에 떨어지는 바람에 토르만의 권유로 선택한 것이다. 그로부터 20여 년이 지난 1888년, 위트레흐트 대학교에서는 뢴트겐에게 물리학 교수직을 제의했으나 뢴트겐은 그 제의를 받아들이지 않았다. 비슷한 시기에 교수직을 제안한 뷔르츠부르크 대학교의 제안을 받아들였기 때문이다. 당시 뷔르츠부르크 대학교에는 쾰리커를 비롯해 유명한 교수들이 많았고, 이 교수들이 자유롭게 학문 연구를 할 수 있는 분위기가 조성된 것이 뢴트겐에게 더 매력적으로 다가왔던 것이다.

뢴트겐과 위트레흐트 대학교는 두 차례의 인연이 있었지만, 한 번은 학교에서 또 한 번은 뢴트겐 쪽에서 거절하고 말았다. 결과적으로는 입학을 거절당한 것이 뢴트겐에게 첫 번째 노벨 물리학상을 선사하는 행운으로 작용했다고 할 수 있다.

첫 번째 노벨 물리학상을 수상할 당시 뢴트겐의 국적은 독일이었다. 그러나 그 국적은 뢴트겐이 성인이 된 후 독일에서 교수 생활을 하면서 얻은 것이다. 뢴트겐은 프러시아에서 태어났으나 그의 아버지는 전쟁을 피해 뢴트겐이 3세 때 네덜란드의 위트레흐트 지방으로 이사를 했으므로, 이때 프러시아 국적을 상실하고 네덜란드 국적을 취득했다. 뢴트겐은 입학시험에 떨어진 뒤 스위스 연방 공과대학에 입학했으므로 이때는 네덜란드 국적이었으나, 대학교를 졸업하고 물리학 교수가 된 후 독일의 여러 학교에서 교수 생활을 하면서 다시 독일 국적을 획득했다.

초대 노벨 물리학상 수상 때는 독일 국적으로 수상해 1950년대까지 독일이 노벨상 수상자 수에서 선두를 달리는 데 작은 공헌을 했다. 1950년대까지는 독일이 가장 많은 노벨상 수상자를 배출했으나, 그 후로는 미국이 수상자를 배출하는 바람에 판세가 바뀌어 1901년부터 현재까지 모든 노벨상 수상자를 종합하면 미국이 단연 선두를 달리고 있다. 그 뒤를 근소한 차이로 독일을 앞선 영국이 차지하고 있다. 만약 뢴트겐이 네덜란드 국적을 계속 유지했다면 네덜란드도 일찍부터 노벨상 수상자를 배출한 나라가 되었을 것이다.

영상술의 발전

뢴트겐이 X선으로 뼈를 포함한 인체 내부를 들여다볼 때만 해도 이 새로운 발견이 약 120년이 지난 지금처럼 의학에 널리 사용될 것이라고 생각하지는 못했을 것이다. 그러나 X선의 효용성은 발견 초기부터 알려져 있었고, 1900년대에 들어서자마자 의학적으로 응용 가능성을 보여주기 시

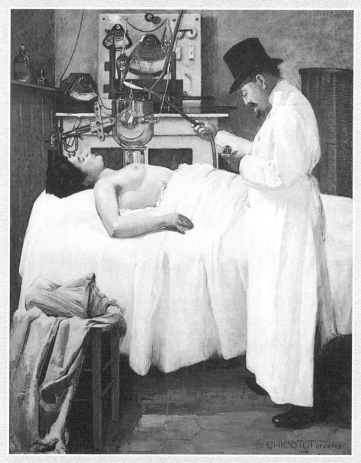

의사 치코톳이 암 치료를 위해 X선을 이용하는 장면
게오르게스 치코톳(Georges Chicotot), 1907년 작

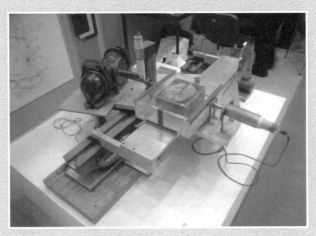
■ 하운스필드가 제작한 최초의 CT 스캐너

작했다. 1907년에 그려진 그림에서 암 치료에 X선이 이용되었다는 것을 볼 수 있다.

오늘날 종합병원에는 영상의학과(진단방사선과), 방사선종양학과(치료방사선과), 핵의학과가 있다. 과거에는 X선과 또는 방사선과라고 했는데 진단방사선과와 치료방사선과로 구분되었고, 최근에는 영상의학과와 방사선종양학과라는 새로운 이름을 가지게 되면서 핵의학과가 독립된 것이다. 진단방사선과의 이름이 바뀐 것은 이제 단순히 사진을 보고 질병을 진단하기만하는 것이 아니라 20세기 말부터 영상을 통해 약물을 주입해 암세포를 죽이는 것과 같은 치료법을 적용하고 있고, 다양한 형태의 영상이 계속 발전하고 있기 때문이다. 방사선종양학과에서는 주로 인체 내부에 생긴 암에 특수한 빛을 집중시켜 암세포를 사멸함으로써 암을 치료하는 일을 담당한다. 핵의학은 방사성과 안정된 핵종의 특이한 성질을 이용해 신체의 해부학적·생리학적·생화학적 상태를 진단·평가하고, 개봉된 방사성 선원으로치료하는 일을 담당한다.

지난 한 세기 이상 병원 내에서 영상술의 발전이 가져온 가장 큰 변화는 이제 필름을 사용하지 않는다는 것이다. 1900년대 초에는 필름을 이용해 감광하는 방식을 취했으나 21세기에는 디지털 기술을 이용하므로 현상액이 더는 필요하지 않고, 보관이 훨씬 용이해졌을 뿐 아니라 사진의 상태가 아주 좋아져 진단에 도움을 준다. 이로써 인턴이 환자의 영상이 담긴 사진을 찾아 밤새도록 병원 곳곳을 헤매는 일은 이제 전설이 되고 말았다.

1960년대에는 초음파ultrasound가 개발되었다. 제2차 세계대전 중 전쟁 수행을 용이하게 하기 위해 초음파를 사용했었는데 이를 의학적으로 이용하기 시작한 것이다. 초음파는 방사선을 사용하지 않으므로 인체에 해가 없고, 실시간으로 사용할 수 있다는 장점이 있다. 지금은 산전 진단 시 태아의 상태를 판단하고, 다른 영상으로는 발견하기 어려운 인체 내의 비정상적인 덩어리를 찾아내기도 하며, 방광이나 요로결석과 같이 인체에 생긴 돌멩이를 조각내어 인체 밖으로 배출하기 위한 목적으로 사용되기도 한다.

영국의 고드프리 하운스필드Godfrey Newbold Hounsfield(1919~2004)는 X선을 여러 각도에서 발사해 다양한 영상을 얻으면 상자 내에 있는 물체를 입체적으로 파악할 수 있을 것이라고 생각했다. 그는 여러 방향에서 X선을 쏘아 얻은 영상을 합성할 수 있는 컴퓨터를 만들었다. 이를 이용해 시체와 동물의 뇌를 촬영하면서 이 방법이 안전하게 행해질 수 있음을 확인한 후 자신의 뇌를 촬영하기도 했다. 이를 전산화단층촬영Computer Tomography: CT이라고 하는데, 1971년 10월 1일 의학적으로 처음 이용되었다. 이전에는 입체감 없는 평면 상태의 사진을 통해 인체를 파악하던 것에서 진일보해 단층촬영을 통해 어느 위치에 이상이 있는지를 더 정확히 파악할 수 있게 된 것이다. 그가 개발한 방법은 시간이 많이 소요되어 전신사진을 얻으려면 24시간이 걸

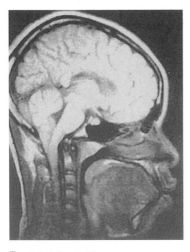

뇌의 자기공명영상
소뇌(뇌의 뒤쪽 아랫부분)에 아래로 척주관으로 내려가는 V 모양에 비특이적인 이상 소견이 보인다.

릴 정도였으나, 지금은 한 시간 만에 끝낼 수 있을 정도로 기술이 발전했다. 하운스필드는 1963년과 1964년에 자신들이 새 영상술을 개발할 수 있도록 이론으로 계산해 논문을 발표한 남아프리카공화국 출신의 미국인 앨런 코맥Allan McLeod Cormack (1924~1998)과 함께 1979년 노벨 생리의학상을 수상했다. 이 촬영술에서 방사선 투과성을 나타내는 수치라는 의미의 '하운스필드 유닛hounsfield unit'에 그의 이름이 남아 있다.

자기공명영상Magnetic Resonance Imaging: MRI 기술의 주춧돌을 놓은 사람은 미국의 레이먼드 더매디언Raymond Vahan Damadian(1936~)이다. 그는 핵자기공명Nuclear Magnetic Resonance: NMR을 개발해 암 조직과 암이 아닌 조직을 구별한 후 최초의 전신 MRI를 얻었다. 이와는 별도로 허먼 카Herman Yaggi Carr(1924~2008)는 1950년대에 핵자기공명 기술을 개발하고, 낮은 수준의 일차원 MRI를 제작했다. 폴 로터버Paul Christian Lauterbur(1929~2007)는 더매디언과 카의 아이디어를 개량해 이차원과 삼차원 MRI 영상을 만들어냈다. 피터 맨스필드Peter Mansfield(1933~2017)는 로터버의 MRI 방법은 시간이 너무 오래 걸리는 단점이 있었으므로 이를 개량해 의학적 응용이 용이하게 했다. 미국 식품의약품안전처의 승인을 받아 MRI가 의학에서 이용되기 시작한 것은 1984년부터이지만, 이 기술의 기초 이론이 나온 것이 1950년대라는 점을 감안하면 발전 과정이 느린 편이었고, 노벨상 수상까지도 긴 시간이 필요했다. 로터버와

맨스필드는 자기공명영상술을 개발한 공로로 2003년 노벨 생리의학상 수상자로 선정되었다. 이렇게 되자 수상자에서 제외된 더매디언이 불만을 토로하는 광고를 신문에 냈고, 더매디언과 카가 수상자로 선정되지 못한 것은 논란거리로 남았다.

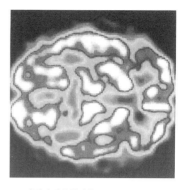

양전자단층촬영술
방사성 물질이 혈관에 삽입되어 있다.

일반인들에게는 전산화단층촬영술과 자기공명영상이 비슷하게 느껴질 수 있으나, 영상을 통해 잘 드러나는 부위가 서로 다르다는 차이가 있다. 즉 전산화단층촬영은 뼈와 출혈 소견을 확인하는 데 용이하고, 자기공명영상으로는 근육, 신경, 지방 등과 같이 연한 조직을 보는 데 용이하므로 의사들은 어떤 질환이 의심되느냐에 따라 어느 영상술을 이용할지 결정한다.

핵의학과에서 주로 사용하는 영상으로는 양전자단층촬영Positron Emission Tomography: PET이 있다. 이 영상술은 양전자를 방출하는 방사성 의약품을 이용해 인체에 대한 생리적·화학적·기능적 영상을 삼차원으로 나타낼 수 있는 핵의학 검사 방법 중 하나로, 암세포가 인체의 어디에 위치해 있는지를 확인하기 위해 주로 이용된다. 암세포의 위치와 활성도를 알 수 있으므로 암의 종류, 진행 정도, 치료가 잘되고 있는지를 알아볼 수 있으며, 그 외에 심장이나 뇌질환 진단에도 사용된다. X선과 초음파가 일차원, 전산화단층촬영과 자기공명영상이 이차원 영상을 보여준다면 양전자단층촬영은 삼차원적인 영상을 얻을 수 있다는 점이 특징이다. 오늘날 양전자단층촬영 기계의 원형인 링 모양을 제안한 사람이 한국인으로 노벨 생리의학상 후보에 올랐던 조장희 박사다. 컬럼비아 대학교, UCLA, 카이스트, 가천대학교 교수를 거쳐 현재 서울대학교 명예교수로 재직 중인 조장희 박사는 전산화단층촬영, 자기공명영상, 양전자단층촬영 등에서 모두 혁혁한 공을 세웠다.

지금은 전산화단층촬영과 양전자단층촬영, 자기공명영상과 양전자단층촬영을 혼합한 영상술이 이용되고 있다. 따라서 삼차원 영상에 표적이 되는 부위의 기능이 어느 정도인지를 파악할 수 있는 사차원 영상이 상용화되어 인체 내부에 생긴 이상뿐 아니라 그 부위의 기능까지 알 수 있게 되었다.

12

누가
인슐린을 발견했나?

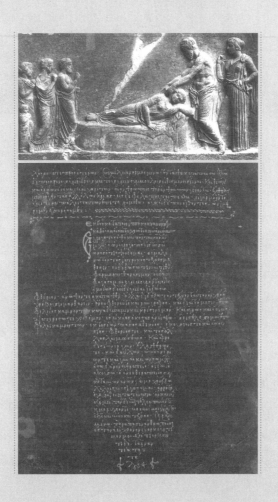

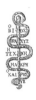

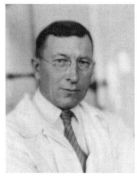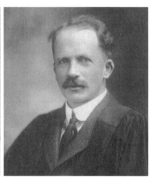

프레더릭 밴팅(왼쪽)
존 매클라우드

노벨재단 홈페이지에는 1923년 노벨 생리의학상 수상자 프레더릭 밴팅Frederick Grant Banting(1891~1941)과 존 매클라우드John James Rickard Macleod(1876~1935)의 노벨상 수상 업적을 '인슐린 발견'이라 밝히고 있다. 그러나 흔히 '굿맨 앤드 길먼Goodman & Gilman'으로 축약해 부르는 세계에서 가장 많이 팔린 약리학 교과서에는 "프레더릭 밴팅과 찰스 베스트Charles Herbert Best(1899~1978)가 인슐린을 발견했다고 하는 것이 적절하지만, 다른 과학자들도 인슐린 발견 과정에서 중요한 관찰과 실험 기술을 제공했다"라고 기술되어 있다. 다른 과학자라는 모호한 말이 매클라우드를 가리키는 것인지는 확실치 않으나, 인슐린 발견자로는 밴팅과 베스트를 거론하고 있다.

일본에서 발행된 노벨상 관련 교양서적 중에는 매클라우드를 "노벨 생리의학상 역사상 가장 한 일이 없는 수상자"라고 폄훼하기까지 한다. 그런데 인슐린을 최초로 정제한 것은 이 둘과 함께 일한 연구 팀의 제임스 콜립

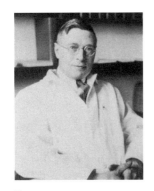

제임스 콜립

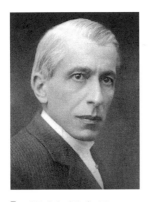

니콜라에 파울레스쿠

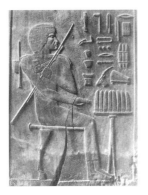

헤지라

James Bertram Collip(1892~1965)이라는 사실이 익히 알려져 있으니, 연구 업적의 타당성 여부가 도마 위에 오른 매클라우드는 물론이거니와 밴팅은 과연 무슨 일을 했는지 궁금해진다. 교과서에 밴팅이 발견자로 되어 있고 그것이 밴팅에게 최연소 노벨 생리의학상이라는 중요하고 명예로운 별명을 가져다주기도 했다. 하지만 1971년 인슐린 발견 50주년을 기념하는 여러 논문과 기사에서는 인슐린 발견자로 니콜라에 파울레스쿠Nicolae Paulescu(1869~1931)를 주로 거론했으므로, 밴팅과 매클라우드에게 수여된 노벨 생리의학상 수상 업적이 타당한지 따져봐야 한다.

이 둘이 노벨상 수상자로 선정되자 왜 자신의 이름이 빠졌느냐며 항의한 파울레스쿠는 어떤 일을 한 사람이며, 매클라우드가 공동 수상자가 된 것에 대해 밴팅은 왜 그렇게 격분했을까?

당뇨병과 혈당을 조절하는 물질

당뇨병diabetes mellitus이 문헌에 최초로 등장한 것은 기원전 약 1500년경으로, 이집트

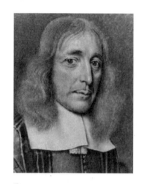

토머스 윌리스

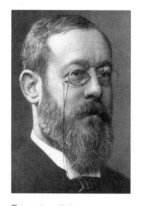

요제프 메링

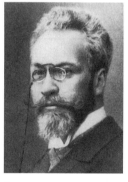

오스카 민코프스키

의사 헤지라Hesy-Ra가 파피루스에 남겼다. 질병의 증상으로 적은 갈증, 당뇨, 체중 감소 등이라는 것을 감안할 때 이는 현대의 당뇨병에 해당한다고 할 수 있다.

당뇨병이라는 용어를 처음으로 사용한 사람은 17세기에 활약한 영국 의사 토머스 윌리스Thomas Willis(1621~1675)다. 뇌에 존재하는 특징적인 혈관의 구조를 발견해 '윌리스 서클'이라는 용어에 이름을 남긴 윌리스는 해부학과 감염성 질환에 관해 여러 연구 결과를 발표했으며 철학자로도 활약했다. 그는 환자의 소변에서 단맛이 느껴진다는 것을 처음 기술해 이를 계기로 당뇨병이라는 이름이 붙었고, 당뇨병 증상 중 하나인 다뇨에 대해서도 처음으로 기술했다.

생리학 실험법을 개발하고 이를 임상의학에 적용하는 데 큰 관심을 쏟은 요제프 메링Joseph Friedrich von Mering(1849~1908)은 1906년 오스카 민코프스키Oskar Minkowski(1858~1931)와 함께 이자 적출과 수명과의 상관관계를 알아보기 위해 개의 이자를 적출한 후 개의 수명에 이상이 있는지 없는지를 실험하던 중 개의 소변에 파리가 많이 모여드는 현상을 발견했다. 이를 이상히 여긴 이들은 그때부터 이 현상에 관심을 기울여 이자를 적출한 개의 소변 성분을 검사한 결과

다량의 당(탄수화물)이 포함된 것을 발견했고, 이를 통해 이자를 떼어내면 당뇨병이 생긴다는 사실을 발표했다. 그들은 당뇨병 환자의 소변에 포함된 환원 물질들에 대한 조사와 당분 흡수 기전 및 혈당의 농도 등에 대한 연구도 진행했으며, 또한 플로라이진 중독 시 당뇨가 발생한다는 사실을 발견하는 등 당뇨병에 관한 여러 현상을 연구했다.

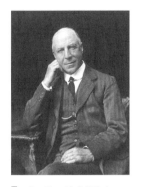
┃ 에드워드 샤피셰이퍼

그로부터 6년 후 에드워드 샤피셰이퍼Edward Albert Sharpey-Schafer(1850~1935)는 이자의 랑게르한스섬에 변화가 생기면 당뇨병이 발생한다는 사실을 보고했으며, 1916년에는 당 대사를 조절하는 이자의 가상 물질에 대해 인슐린insuline이라는 이름을 붙였다. 인슐린과 관련해 용어가 쓰인 연도나 사용한 사람이 다르다는 의견도 있다.

유진 오피Eugene Lindsay Opie(1873~1971)는 각각 다른 진단이 내려진 16명의 환자를 대상으로 이자의 랑게르한스섬을 조사했는데, 당뇨병 환자의 랑게르한스섬은 위축되어 있고, 염색을 하면 초자와 같은 광택을 보인다는 기록을 남기기도 했다. 20세기 초에는 여러 나라에서 많은 과학자들이 당뇨병과 그 조절 물질에 대해 연구를 진행하고 있었다.

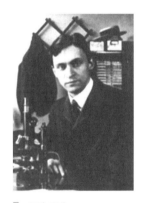
┃ 유진 오피

독일의 게오르크 추엘처 George Ludwig Zuelzer(1870~

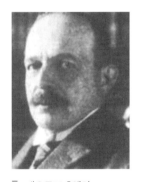
┃ 게오르크 추엘처

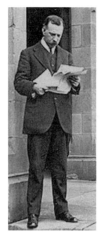
어니스트 스콧

1949)는 1908년에 개의 이자 추출물을 계속 정맥에 주사하면 개의 소변에 포함되어 배출되는 탄수화물의 양이 감소하지만, 이자 추출물 주입을 중지하면 요당은 처음 수준으로 곧바로 상승하는 현상을 발견했다. 동물실험 결과에 자신감을 얻은 주엘처는 당뇨병 환자를 대상으로 임상 시험을 실시했다. 실험에는 총 8명의 환자들이 참여해 치료 가능성과 관련된 결과를 얻기도 했으나, 부작용으로 사망자가 발생해 더는 연구를 진행할 수 없었다. 발열반응으로 당의 배설이 감소되었을 것이라고 비난받은 주엘처는 실험 결과를 확인하기 위해 이자 추출물 정제에 관한 연구를 계속했으나 더 좋은 결과는 얻지 못했다.

1908년 시카고 대학교의 어니스트 스콧Ernest Lyman Scott(1877~1966)도 이자 분비물에 관한 연구를 시작했다. 그는 이자 추출물에 소화효소가 혼합되어 실험 결과를 해석하는 데 어려움이 따른다는 사실을 깨닫고 이를 해결하기 위해 이자에서 작은창자로 연결되는 관을 묶은 후 얼마 동안 그대로 유지시켜 소화효소를 생산하는 이자 세포를 퇴화시키려고 했으나 뜻대로 되지는 않았다. 이자 세포의 완전 퇴화가 일어나기까지는 많은 시간이 요구되었기 때문이다. 그래서 이번에는 방법을 바꿔 알코올로 이자를 처리해 소화효소를 파괴하고자 했다. 그 결과 이와 같은 방법으로 얻은 추출물을 이자를 떼어낸 개에게 주사했을 때 혈당치가 떨어지기는 했으나 예정된 연구 과제가 끝나는 바람에 더는 연구를 진행하지 못했다.

한편 루마니아 부쿠레슈티 대학교Universitatea din Bucureşti의 생리학 교수로 명성을 다져가고 있던 파울레스쿠가 이자 추출물에 대한 연구를 시작한 것은 1916년이었다. 그러나 제1차 세계대전 때문에 연구를 제대로 진행할 수 없었고, 1920년이 되어서야 최초의 논문을 발표할 수 있었다. 그는 이자 추출물로부터 당뇨병에 효과가 있는 물질을 순수 분리하기 위해 노력했으며, 1921년 정맥주사를 통해 당뇨병에 걸린 개의 혈당을 극적으로 감소시킬 수 있는 '판크레인pancrein'(샤피셰이퍼가 인슐린이라 명명한 것과 같은 물질)이라는 물질을 분리했다는 논문을 발표했다. 그 후에도 더 순수한 물질을 얻으려는 노력을 계속해 수년 후 소량의 수용성 분말을 분리하는 데 성공했으나, 바다 건너에서 자신과 비슷한 연구를 진행하고 있던 밴팅의 연구 팀에 한 걸음 뒤지고 말았다.

파리 날리던 개업 의사 밴팅의 등장

인슐린의 발견에서 가장 중요한 인물인 밴팅은 1891년 캐나다 온타리오 호 부근의 한 농가에서 태어났다. 대학에서 신학을 전공한 그는 생각을 바꿔 의학을 공부하고자 토론토 대학교 의과대학에서 진학해 의사 면허를 취득했다. 대학 졸업 후 제1차 세계대전에 군의관으로 참전해 프랑스 전선에 투입되었으며, 부상당한 몸으로 전상자를 헌신적으로 치료해 1919년 전쟁공로십자훈장을 받기도 했다.

전쟁이 끝난 후 잠시 개업을 했으나 그만두고, 다시 런던에서 정형외과학을 잠시 공부했다. 그 후 웨스턴 온타리오 주에 개업을 했지만 환자가 별로 찾지 않아 파리를 날리고 있었다. 그러던 중 운 좋게도 웨스턴 온타리오 대학교 의과대학의 생리학교실과 인연이 닿아 1920년에 생리학 담당 시간강사 자리를 얻었다. 병원을 찾아오는 환자가 적어 여유 시간이 충분했던 그는 강의 준비에 최선을 다했고, 이를 위해 도서관에 늦게까지 남아 있는 날이 많았다.

운명의 사건이 일어난 것은 1920년 10월 30일이었다. 일요일을 맞이해 강의 준비를 하고 있던 그는 잠자리에 들면서 ≪외과학, 산부인과학Surgery, Gynecology and Obstetrics≫를 훑어보기 시작했다. 이 잡지의 첫머리에 게재된 논문은 모지스 배런Moses Barron이 쓴 것으로 결석이 이자관을 완전히 막고 있어서 이자의 샘세포가 위축되어 없어진 경우에도 당뇨병이 일어난다는 내용을 담고 있었다. 그는 그날 밤 이자관을 묶어 당뇨병을 조절하는 내분비 물질을 얻겠다는 생각에 잠을 이루지 못했고, 일생 동안 이 사건을 '신의 계시'라 하며 때때로 회고했다.

이자에서는 여러 가지 소화효소가 분비되고 있으므로, 이자로부터 당뇨병과 관련된 물질을 분리하려면 소화효소에 의해 파괴되지 않게 하는 것이 아주 중요하다. 따라서 이자에서 분비되는 소화효소를 제거할 수 있느냐 없느냐에 따라 성패가 갈린다고 볼 수 있다. 이를 위해 밴팅은 이자로 들어가는 관을 묶고 적당한 시간 동안 방치해두어 소화효소를 분비하는 세포가 모두 퇴화된 후에 이자 조직을 얻으려고 구상을 했다.

밴팅은 누가 이와 같은 연구를 진행했는지 알아보기 위해 문헌을 검토했으나 다행히도 자신과 같은 착상을 한 사람은 찾아볼 수 없었다. 대서양을 건너 유럽을 한참 가로질러 동쪽 끝에서 살고 있던 파울레스쿠의 논문을 발견하지 못한 것이다. 그는 다음 날 웨스턴 온타리오 대학교의 밀러 교수에게 자신의 생각을 이야기했고, 당뇨병에 관한 지식이 얕았던 밀러는 당시 당뇨병 분야의 권위자 반열에 있던 토론토 대학교의 매클라우드를 소개해주었다.

밴팅이 매클라우드와 운명적인 만남을 이룬 것은 1920년 11월 7일이었다. 밴팅과 매클라우드는 이자관을 결찰해 소화효소를 분비하는 세포를 퇴화하는 방법과 알코올 추출법 등에 대해 오랫동안 이야기했다. 이날 매클라우드는 밴팅이 당뇨병에 관해 잘 알고 있는 의사가 아니고, 그의 생각이 전혀 새롭지 않다는 것을 깨달았다. 또한 매클라우드는 밴팅의 생각이 그때까지 자신이 주장하던 당뇨병에 관련된 내용과 상치되므로 정중히 거절하려 했으나, 밴팅이 집요하게 물고 늘어지는 바람에 수개월간 병원 문을 닫을 각오가 되어 있으면 다시 연락해달라고 했다.

개업 첫 달인 1920년 7월 한 달 수입이 4달러(내원 환자 1명)에 불과했던 병원 사정은 서서히 좋아져 1921년 2월이 되자 손익분기점을 넘어섰다. 아내는 그가 개업 의사로 살아가기를 원했으나 밴팅은 자신의 아이디어를 실험할 방법을 찾았고, 매클라우드에게 다시 도움을 요청해 긍정적인 답변을 들었다.

1921년 5월 14일 매클라우드는 다시 자신을 방문한 밴팅이 아이디어는 있으나 실험 능력이 거의 없다는 사실을 감지하고 이자를 적출해 당뇨병에 걸린 개를 만드는 방법과 이자관을 결찰하는 방법을 가르쳐주었으며, 밴팅이 검토하지 못한 관련 문헌들도 제공해주었다. 다음 날 실험실에서 일하고 있던 의과대학생 베스트에게 밴팅을 도와주라고 지시하고 8주간의 휴가를 얻어 고향 스코틀랜드로 떠났다.

인슐린을 분리해낸 밴팅과 베스트

매클라우드가 휴가를 떠난 직후 밴팅과 베스트는 연구를 시작했다. 이자관을 결찰한 개를 희생시켜 이자를 떼어낸 후 이를 갈아 당뇨병에 걸린

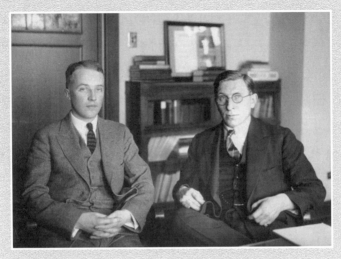
■ 베스트(왼쪽)와 밴팅

개에게 주사한 결과 혈당이 감소되는 것을 관찰할 수 있었다.

9월이 되어 휴가에서 돌아온 매클라우드는 이자에서 혈당량을 조절하는 물질을 얻는 연구가 잘 진행되고 있다는 밴팅의 이야기를 듣고 다소 놀라기도 했으나, 더 많은 지원을 해달라는 밴팅의 요청을 들어주지 않았다. 매클라우드의 처사에 실망한 밴팅은 연구를 위해 토론토 대학교를 떠날 수도 있다고 암시하는 이야기를 했고, 며칠이 지난 후 매클라우드가 밴팅의 요구를 일부 수용하면서 밴팅은 계속 연구를 할 수 있었다. 그러나 이때 벌어진 둘 사이의 관계는 개선되지 못한 채 급기야 업적 분쟁에 휩싸이게 되었다.

기대하던 결과를 얻은 밴팅과 베스트는 신바람을 내며 밤낮을 가리지 않고 이자 추출물에서 혈당을 조절하는 물질을 순수 분리하기 위해 계속 연구했다. 1921년 11월 14일 생리학교실 내에서 열린 세미나에서 두 사람은 자신들의 연구 결과를 발표했다. 그런데 연구 결과를 발표하기에 앞서

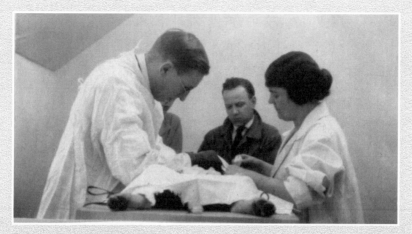
개를 이용한 실험을 진행 중인 밴팅

매클라우드가 이 두 명을 소개하면서 자신을 포함해 '우리'가 당뇨병을 조절하는 물질을 발견했다고 이야기했다. 매클라우드의 도움을 받아 논문을 작성하기는 했지만, 밴팅은 그를 기피하기 시작했다. 논문 작성 초기에는 밴팅과 베스트의 이름만 올라 있었으나 이때부터 매클라우드가 인슐린 발견 업적에 자신의 이름을 공공연히 사용했고, 이미 관계가 벌어지고 있던 밴팅과 매클라우드는 더욱 껄끄러운 관계가 될 수밖에 없었다.

임상 시험과 정제

이자에서 혈당을 조절할 수 있는 정제된 물질을 얻은 것은 아니었지만 밴팅과 베스트가 정제 과정에 거의 접근해가고 있었으므로, 매클라우드는 1921년 12월 21일 뉴 헤이븐에서 열린 미국 생리학회에 결과를 발표하자고 했다. 이 논문의 초록을 매클라우드가 작성했으므로 밴팅, 베스트와 함께 매클라우드의 이름도 포함되었다. 학회에서 발표된 이들의 논문은 다른 연구자들의 관심을 끌기에 충분했으며, 여러 매스컴에서도 이들의 연구에 관심을 기울이기 시작했다. 그런데 수많은 청중 앞에서 발표를 제대로 하지 못한 밴팅과 달리 좌장이자 인슐린 발견 논문의 대표 저자 매클라우드는 밴팅에게 쏟아진 질문 공세에 직접 답을 함으로써 매스컴에서 밴팅은 뒷전으로 밀렸고 매클라우드가 당 대사를 조절하는 인슐린을 발견했다고 보도했다.

밴팅은 공개적으로 이를 정정해줄 것을 요구했다. 밴팅은 자신의 연구를 적극적으로 지원해주지 않은 매클라우드는 인슐린을 발견하는 과정에서 아무것도 한 일이 없다고 생각하고 있었다. 반면 매클라우드는 자신이 처음부터 적극적으로 연구에 임한 것은 아니지만, 연구 중간중간에 자신의 아이디어가 반영되면서 좋은 연구 결과를 얻었다고 생각하고 있었다.

1922년 1월 11일 밴팅과 베스트가 분리한 소의 이자 추출물을 이용해 임상 시험에 들어갔다. 환자는 심한 당뇨병으로 2년간 고생하던 14세의 남성 환자 톰슨이었다. 시험 결과 소변에 포함된 케톤과 당이 감소하는 효과를 얻을 수 있었으나 불순물에 의한 부작용이 생겨 지속적으로 주사할 수 없었다. 매클라우드는 당시 방문 교수로 자신의 실험실에서 일하고 있던 에드먼턴 대학교 소속 콜립에게 더 순수한 이자 추출물을 분리해달라고 요청했고, 콜립은 기대에 부응해 밴팅과 베스트가 분리한 추출액을 알코올로 처리해 더욱 순수한 물질을 얻는 데 성공했다. 톰슨은 콜립이 분리한 물질을 지속적으로 주입받으며, 수년 후 교통사고로 세상을 떠날 때까지 아무 문제없이 생명을 유지할 수 있었다. 톰슨에 대한 임상 시험 결과는 1922년 3월 논문으로 발표되었다.

본격적으로 임상 실험을 시행하기 위해서는 많은 양의 정제된 이자 추출물이 필요했으므로 대량생산이 요구되었다. 대량생산을 맡은 곳은 토론토 대학교의 코너트Connaught 연구소였으며 생산 책임자는 콜립이었다. 밴팅과 베스트는 자신들이 추출한 덜 정제된 추출물을 콜립에게 제공했으나 콜립이 이끈 연구 팀은 순수 정제를 제대로 해내지 못했고, 결국 베스트가 인슐린 순수 정제 작업에 다시 참여해 1922년 5월 드디어 임상 실험에 충분한 양과 순도를 갖춘 추출물을 제조하는 데 성공했다.

이후 코너트 연구소에서는 베스트를 새로운 제조 책임자로 임명하고 인슐린의 대량생산에 착수해 1922년 8월 7일 첫 생산에 성공했고, 그해 10월 15일부터는 미국 이외의 국가로 수출하기 시작했다. 베스트는 이 특허권을 일라이 릴리Eli Lilly 제약사에 넘겼다. 1923년 토론토 대학교에는 밴팅과 베스트의 업적을 기념하는 의학 연구소가 설립되어 밴팅이 소장으로 임명되었다. 이들은 캐나다 정부로부터 연금을 받았으며 여러 곳에서 상장과 상금 등을 탔다. 1923년부터는 여러 나라가 인슐린을 대량생산해 당뇨병으로 고생하는 많은 이들에게 도움을 주었다.

공적 다툼

앞에서 기술한 대로 매클라우드가 인슐린 발견에 기여한 정도는 낮았다. 그런데 왜 노벨상 선정 위원들은 매클라우드를 수상자로 결정했을까?

이름 없는 개업 의사 밴팅과 달리 매클라우드는 당시 당뇨병의 권위자로 유명했다. 매클라우드는 밴팅이 찾아오기 직전인 1920년에 출판된 저서 『현대의학의 생리학과 생화학Physiology and Biochemistry of Modern Medicine』에서 "당 대사와 관련된 인자를 이자에서 분리하려는 시도는 지금까지 성공하지 못했다"라고 기술했다. 따라서 그는 밴팅의 실험 계획 자체가 무모하고 가능성이 없다고 생각해 밴팅의 제의를 거절한 것이다.

그러나 밴팅이 거듭 요구하자 자신이 여름휴가를 떠나는 8주 동안 실험실을 사용해도 좋다고 허락했다. 휴가를 끝내고 돌아온 매클라우드는 이미 샤피셰이퍼가 1916년 이자의 가상 물질에 붙인 'insuline'에서 'e'를 빼고 인슐린insulin이라 명명하자고 제안했다. 그 후 매클라우드는 인슐린 연구에 본격적으로 참여했다.

매클라우드는 인슐린이라는 이름을 지었고, 실험 능력이 없던 밴팅에게 실험 기술을 가르쳐주었다. 처음에는 밴팅의 실험에 반대했지만 가능성을 찾은 후부터는 적극적으로 참여했기 때문에 인슐린 연구가 빨리 진행되었다고 볼 수 있다. 어찌 보면 가진 것이라고는 아이디어밖에 없었던 밴팅이 인슐린 분리에 성공한 것은 매클라우드의 직간접적인 도움이 있었기 때문이었다.

1921년 생리학교실에서 열린 세미나에서 혈당을 떨어드리는 물질을 발견했다고 발표한 밴팅은 그 업적을 자신과 베스트의 것으로 생각했지만, 그로부터 한 달 후에 열린 미국 생리학회에 처음으로 인슐린에 관한 그들의 발견을 발표할 때 매클라우드가 초록을 작성했기 때문에 그의 이름도 실렸다. 이후 둘의 관계는 끝내 회복되지 못했고, 이 업적을 놓고 서로 자신의 것이라 주장하는 상황에 이르렀다.

이 위대한 발견이 업적 싸움으로 치닫게 되면서 1922년 토론토 대학교 당국은 밴팅, 매클라우드, 베스트에게 인슐린 발견 과정에 대한 보고서를 제출하도록 요구했고, 자신들의 업적을 강력히 제시한 밴팅과 매클라우드와 달리 베스트는 비교적 객관적인 보고서를 제출했다. 학교에서 실시한 업적 조사 결과로 매클라우드는 공헌을 일부나마 인정받아 노벨상 역사에 자신의 이름을 남길 수 있었다.

그러나 실험실과 재료를 빌려주고 기대했던 결과가 나왔을 때야 비로소 참여해, 논문 작성을 돕고 실험을 원활히 진행하도록 조언했다고 해서 매클라우드가 노벨 생리의학상을 탈 만한 업적을 남겼다고 볼 수가 있을까?

매클라우드를 인슐린 발견자라고는 할 수 없지만 생전에 그가 밝혔듯이, 인슐린을 발견하고 정제하기 위한 연구 팀의 총책임자로서 초보 연구자들의 연구가 원활히 진행될 수 있도록 도움을 준 것이 사실이므로, 연구 책임자가 노벨상 수상자로 선정된 것은 전혀 문제가 되지 않는다고 생각한다. 매클라우드의 수상을 비판하기보다는 아쉽게도 수상자로 선정되지 못한 베스트의 탈락을 안타까워하는 편이 더 낫지 않을까? 매클라우드의 수상에는 이의가 없지만, '인슐린을 발견'했다는 데는 이의를 제기할 수 있다는 것이 필자의 결론이다.

노벨상 이후의 이야기

밴팅은 1923년 노벨 생리의학상을 수상한 후 자신의 업적은 베스트의 도움으로 이루어진 것이라고 하면서 상금의 절반을 베스트에게 주어 그의 공을 높이 샀다. 또한 매클라우드도 상금의 절반을 콜립에게 나누어주며 콜립의 공적을 치하했다.

밴팅과 매클라우드가 노벨상 수상 후 뚜렷한 족적을 남기지 못한 것과 달리 1928년 고향인 스코틀랜드로 돌아간 매클라우드의 뒤를 이어 생리학 주임교수를 맡은 베스트는 히스타민을 발견했고, 학교에서 여러 직책을 맡아 열심히 일했다. 밴팅이 사망한 후 그의 뒤를 이어 토론토 대학교 의학연구소장으로 임명되었고, 과학사 연표에도 밴팅과 함께 인슐린 발견자로 기록되는 등 학자로서의 일생을 성공적으로 마무리했다.

콜립도 웨스턴 온타리오 의과대학장을 지내는 등 비교적 성공적인 일생을 보냈다. 그러나 유화를 잘 그렸던 낭만적인 과학자 밴팅은 이후 특별한 업적을 남기지 못했고 제2차 세계대전에 참전해 1941년 비행기 사고로 생을 마감하고 말았다.

노벨 생리의학상에 2관왕으로 기록된 밴팅

'최연소'라는 수식어는 그것을 대하는 이들에게 언제나 희망이라는 단어를 선사한다. 한 세기가 지나면서 수많은 노벨상 수상자가 영예를 얻고 많은 이들의 찬사를 받았을 텐데 그렇다면 과연 최연소 노벨 생리의학상 수상자는 누구이며, 몇 살 때 수상했을까?

최연소 노벨 생리의학상 수상의 영예를 안은 사람이 바로 밴팅이다. 1891년생인 그는 불과 32세의 나이에 1923년 노벨상을 수상했다. 조슈아 레더버그Joshua Lederberg(1925~2008)는 1925년생으로 대학 시절(1946) 방학을 이용해 노벨상 수상으로 이어지는 연구를 수행했다. 그러나 1958년 노벨 생리의학상을 수상하기까지 12년을 소모하는 바람에 최연소 수상 부문에서 아깝게 2위에 머물렀고, 'DNA 구조가 이중나선으로 되어 있다는 것'을 밝혀낸 20세기 중반의 천재 제임스 왓슨James Dewey Watson(1928~)은 레더버그보다 한 해가 늦는 바람에 3위에 머물렀다.

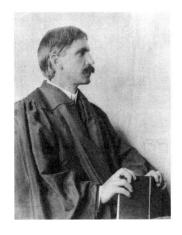
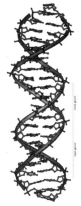

제임스 왓슨(왼쪽)
나선형의 DNA 구조

노벨 화학상 분야의 최연소 수상자는 '인공 방사성 원소 연구'로 1935년 노벨 화학상을 수상한 프레데리크 졸리오퀴리Jean Frédéric Joliot-Curie(1900~1958)다. 영국의 또 다른 천재 과학자 윌리엄 브래그는 25세에 노벨 물리학상을 수상해 모든 노벨상을 통틀어 최연소 수상의 영예를 안았다.

밴팅이 연구를 시작한 것은 1921년 여름이고, 생리학교실 세미나에서 자신들의 연구 결과를 발표한 것은 그해 11월 14일이며, 미국생리학회에 자신들의 연구 결과를 발표한 것은 12월 21일이었다. 톰슨이라는 환자에게 실시한 임상 시험 결과를 발표한 것은 1922년 3월이고 노벨 생리의학상을 수상한 것은 1923년 12월이었으니, 학회에 공식적으로 자신들의 연구 결과를 발표한 날로부터 불과 2년 만에 업적을 인정받아 노벨상을 수상한 것이다. 따라서 의학사에서 가장 빠른 시간에 일궈낸 연구 업적 중 하나이자 타인에게 가장 빠르게 수용된 예로 남아 있다. 결과적으로 밴팅의 수상은 노벨 생리의학상 역사상 최연소 수상이자 가장 빨리 인정받은 업적이라는 두 가지 기록을 세운 셈이다.

참고로 '약한 상호 작용에서 패리티 비보존에 대한 연구'로 1957년 노벨

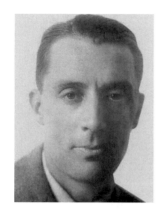

■ 프레데리크 졸리오퀴리

물리학상을 수상한 양전닝楊振寧(1922~)과 리정다오李政道(1926~)의 업적은 연구가 이루어진 날로부터 노벨상 시상식까지 1년도 채 걸리지 않았으며, 퀴리 부인의 사위와 딸인 프레데리크 졸리오퀴리와 이렌 졸리오퀴리Irène Joliot-Curie 부부는 1934년 1월에 '인공 방사성 원소 발견'에 대한 연구 결과를 발표한 후 1935년 노벨 화학상을 수상하기까지 2년도 채 걸리지 않았다.

13

새로운 영양소를
발견하기 위한 경쟁

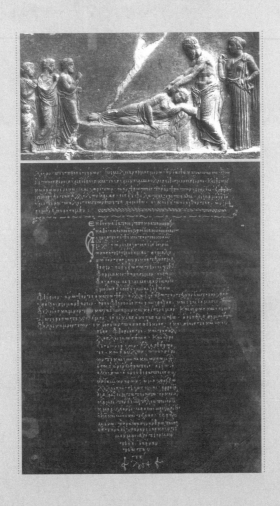

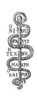

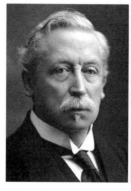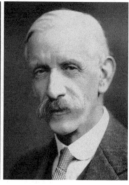

크리스티안 에이크만(왼쪽)
프레더릭 홉킨스

1929년 노벨 생리의학상은 비타민을 발견한 네덜란드의 크리스티안 에이크만Christiaan Eijkman(1858~1930)과 영국의 프레더릭 홉킨스Frederick Gowland Hopkins(1861~1947)에게 돌아갔다. 노벨재단 홈페이지에 소개된 이들의 업적은 에이크만이 '항신경염antineuritic 비타민'을, 홉킨스는 '성장을 자극하는 비타민'을 발견한 것이었다.

그런데 노벨상 수상 업적 또는 다른 업적에서 '발견'이라는 단어를 접할 때면 도대체 '발견'이란 무엇인지에 의문을 품지 않을 수 없다. 북아메리카 대륙을 발견한 사람은 콜럼버스라고 배우고 들어왔지만, 서양에서 출판되는 책에서 "11세기에 바이킹Viking이 북아메리가 대륙을 발견했다"라는 문구를 접할 때마다 혼란스러워지는 것과 같은 느낌이랄까?

제국주의가 팽창하던 시기 이래로 북아메리카 대륙을 발견한 사람이 콜럼버스라고 가르치면서도, 그 내용을 무시한 채 지금도 교과서에 적혀 있는 바이킹에 관한 이야기를 신화나 전설이 아닌 사실처럼 다루는 서양 서적을 흔히 볼 수 있다. 물론 바이킹의 북아메리카 발견은 발견 직후 추위나 인디언들과의 전투에 시달리다 철수하는 바람에 역사적으로 아무런 영향을 미치지 못했으므로 영향력을 중시하는 서양인들의 사고방식으로 볼 때 콜럼버스를 최초의 발견자로 보는 것은 타당하다고 이해할 수 있다. 그러나 비타민과 같은 특정 물질의 발견은 그것이 포함되어 있다는 사실만 확인하면 되는 것인지, 아니면 특정 물질을 순수 분리하지 못해 다른 물질에 오염되어 있더라도 그 물질 고유의 효과를 확인할 수 있으면 되는 것인지, 그것도 아니라면 특정 물질을 순수 분리해 분리된 물질이 그 물질 고유의 효과를 지니고 있다는 것을 확인해야 하는 것인지를 결정하기란 여간 어렵지 않다.

비타민 발견의 경우에도 비타민의 종류가 여러 가지인데 왜 이 두 명만 노벨 생리의학상 수상자로 결정되었는지, 또 이들이 수상자로 선정되었을 때 '이들보다 먼저 내가 발견했다'고 주장한 이들은 없었는지 알아보기로 하자.

비타민 역사의 선구자 린드

비타민의 종류는 셀 수 없을 정도로 많다. 각종 교과서에서 쉽게 접할 수 있는 것으로는 비타민 A, B1, B2, B6, B12, C, D, E, K, P 등이 있으며, 앞으로도 인체의 건강과 관련된 새로운 비타민이 더 발견될 가능성도 있다.

비타민 결핍에 의해 발생할 수 있는 질병이 역사적으로 나타나기 시작한 것은 고대 이집트 시대로, 각기병 환자의 흔적이 발견되었다. 기원전

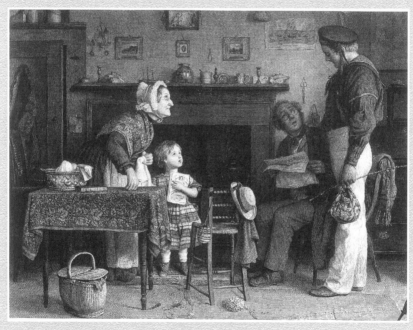

많은 선원들이 괴혈병으로 고생하거나 세상을 떠났다. 이 그림은 운 좋게 살아남아 가족 품으로 돌아온 선원을 보여준다.

약 5세기에 그리스의 히포크라테스도 괴혈병을 인지하고 있었고, 아메리카 대륙의 인디언들도 차의 원료가 되는 잎을 먹으면 괴혈병이 예방된다는 사실을 알고 있었지만, 당시에는 구체적인 지식이 없었으므로 역사를 논하기에는 어려움이 있다.

비타민을 역사에 처음 등장시킨 인물은 영국 해군에서 군의관으로 근무한 제임스 린드James Lind (1716~1794)다. 그는 제국주의가 한참 영향력을 발휘하던 시기인 1739년부터 영국 함대에서 근무하면서 병사들의 영양식에 관심을 기울이기 시작했다. 일단 배에 오르면 수개월 이상 배 내부에서만 생활해야 하는 해군의 사정상 병사들의 식사 원료는 제한될 수밖에 없

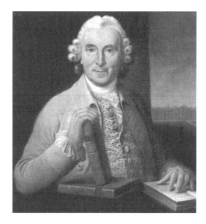

제임스 린드
레몬즙을 섭취하면 괴혈병을 예방할 수 있다는 것을 발견했다.

었다. 당시 해군 병사들 사이에서 크게 문제가 된 질병 중에는 비타민 C 결핍증인 괴혈병이 포함되어 있었다. 그는 자신의 관찰 결과를 토대로 1747년 레몬즙을 섭취하면 괴혈병 예방이 가능하다면서 레몬즙을 이용한 식이요법의 필요성을 역설했다. 훗날 비타민으로 명명되는 영양소의 존재가 역사에 처음 등장하는 순간이었다.

그는 자신의 관찰과 경험을 바탕으로 녹색식물과 양파, 와인 등이 괴혈병 예방에 유용하다고 주장했고, 1753년에는 「괴혈병에 관한 논문A Treatise of the Scurvy」을 발표했다. 그러나 그의 주장은 경험을 바탕으로 한 것으로, 실험이 불가능했던 당시에는 그의 주장에 아무도 관심을 기울이지 않았

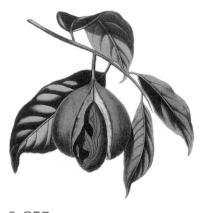

육두구
16~17세기에는 육두구가 감염병을 치료할 수 있다고 믿었다. 육두구를 먹으면 결과적으로 괴혈병 예방 효과를 얻을 수 있다.

다. 결국 린드가 세상을 떠나는 날까지 영국 군대에서는 레몬즙을 이용한 식이요법이 실시되지 않았고, 린드 역시 쓸쓸히 역사 속으로 사라져야만 했다.

영국 해군의 군의관으로 린드의 연구 결과에 관심을 보인 길버트 블레인Gilbert Blane(1749~1834)은 그 연구의 중요성을 깨달아 자신이 담당하던 해군 병사들에게 라임 주스를 섭취하도록 했다. 그 결과 괴혈병이 발생하지 않았고, 그는 자신의 경험과 연구를 「선원들의 질병에 대한 관찰Observations on the Diseases of Seaman(1795)」, 「의학적 논리의 요소 Elements of Medical Logic(1819)」라는 논문으로 발표했다. 블레인의 연구 결과가 널리 알려지면서 영국 군인들은 괴혈병에서 어느 정도 해방될 수 있었고, 이에 따라 린드의 연구도 재평가받았다.

19세기에는 비타민 D 결핍증인 구루병 치료를 위해 간유를 사용했다는 기록이 있으나, 이때만 해도 비타민이라는 영양소의 존재는 전혀 알려져 있지 않았다. 이로부터 수십 년간 1902년 노벨 화학상을 수상한 피셔를 비롯해 여러 학자들이 인류가 건강을 유지하도록 하기 위한 방안 중 하나로 영양에 관심을 기울이기 시작하면서 비타민을 향한 인류의 접근이 서서히 결실을 향해 다가가고 있었다.

각기병과 쌀과의 관계

각기병은 수용성 비타민인 비타민 B1이 부족해 발생하는 질병이다. 탄수화물 대사 과정에서 촉매 역할을 하는 피루브산 탈수소 효소pyruvate dehydrogenase 반응에 비타민 B1이 보조 효소로 사용되므로 사람을 포함해 비타민 B1이 결핍된 동물에서 각기병 증상이 나타난다. 각기병은 건성wet, 습성dry, 영아 각기infantile beriberi 등 세 가지 형태가 있다. 각각의 증상은 결핍 정도나 결핍 기간에 따라 다르게 나타나지만, 일반적으로 식욕부진, 신경염, 소화 기능 장애, 불규칙적인 심장박동과 심장비대, 근육수축 등을 동반한다. 세 가지 형태 중 습성의 경우에는 팔과 다리에 부종이 생기고 힘이 없어지며, 심해지면 걷는 것이 어려워져 마침내는 자리에서 일어날 수 없는 지경에 이른다.

각기병은 역사적으로 열대지방에서 많이 발생했는데, 이는 훗날 그들의 식습관 때문으로 결론이 내려졌다. 벼의 겉껍질만 벗겨낸 현미에는 비타민 B1이 포함되어 있으므로 이를 섭취하면 각기병이 발생하지 않지만, 쌀겨 층과 씨눈을 제거한 쌀은 비타민이 떨어져 나가므로 이를 따로 보충하지 않으면 결핍증에 걸리게 된다.

현미의 경우 흰색이 아닌 옅은 노란색 또는 갈색을 띠며 맛이 없고 소화가 잘되지 않는다는 것이 일찍부터 알려져 있었으므로, 나라와 풍습에 따라 차이가 있기는 하지만 대부분 벼의 쌀겨 층과 씨눈을 떼어내어 밥을 지었다. 보기에도 좋고, 먹기에도 좋은 쌀이 각기병을 유발한다는 사실은 19세기 후반이 되어서야 서서히 알려지기 시작했다.

1881년 러시아의 니콜라이 루닌Nikolai Lunin(1844~1920)은 중요한 영양 인자가 결핍된 음식도 있다는 것을 확인했다. 즉 우유를 비롯해 여러 가지 영양

분이 다양하게 함유된 음식을 섭취한 생쥐에
서는 특별한 증상이 나타나지 않지만, 당시
까지 알려져 있던 영양소인 탄수화물, 지방,
단백질, 무기염류만 포함된 음식을 섭취한
생쥐에서는 여러 가지 증상이 나타난다고 발
표했으나 사람들의 이목을 끌지 못했다.

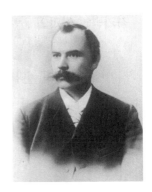
니콜라이 루닌

　다음 해인 1882년, 일본 해군의 군의관이
자 외과 의사 다카키 가네히로高木兼寬(1849~1915)
는 군함 승무원을 대상으로 군대의 식사 개선을 위한 연구를 진행했다. 그
때까지 군함의 승무원들은 육상에서 먹는 것과 똑같이 식사를 하고 있었
는데, 다카키는 승무원들을 두 부류로 나누어 한 부류에는 전과 같은 식사
를 하도록 하고, 다른 부류는 쌀을 줄이는 대신 보리, 야채, 생선, 육류의
양을 늘려 제공했다. 이렇게 하자 쌀의 양을 줄인 부류에서는 각기병이 발
생하지 않는다는 것을 알 수 있었다.

　지금 생각해보면 이것도 우연한 발견이라고 할 수 있다. 물론 그 당시
사람들의 영양 상태가 지금보다 훨씬 낮은 수준이었으므로 정확히 대조하
기는 어렵고, 실험에 참여한 사람들이 다카키의 연구에 얼마나 협조적이
었는지도 알 수 없다. 또한 이와 같은 발견이 철저한 계획 아래 이루어졌
다고 보기도 어렵다. 게다가 다카키의 연구도 단순히 보고하는 수준에 머
물렀다.

　당시 동인도(지금의 인도네시아)를 차지하고 있던 네덜란드는 본국에서 볼 수
없었던 낯선 질환이 인도네시아 원주민은 물론이고, 그곳에 주둔 중인 자
국 군인 사이에서 유행하기 시작하자 이를 연구하고 해결하기 위해 1886
년 위원회를 구성했다. 이 위원회는 당시 유행하던 연구와 마찬가지로 어

떤 세균이 각기병을 일으키는지에 초점을 맞춰 연구를 진행했다. 환자의 혈액 속에서 세균이 발견되자 이 세균이 원인이라고 결론을 내린 뒤 위원회는 해체되었고, 연구자 대부분이 귀국했다.

그런데 에이크만도 이 위원회의 일원이었다. 그는 네덜란드에서 군의관으로 근무하던 중 말라리아에 걸려 퇴역한 후 말라리아를 연구하기 위해 독일의 코흐 연구실에서 세균을 연구한 적이 있다. 그는 콜레라가 한창 유행하던 시기에 분변으로 오염된 물을 뜨겁게 데우면 콜레라에 걸리지 않는다는 사실을 발견하는 등 학자로서 능력을 인정받고 있었다. 동인도에 홀로 남은 에이크만은 각기와 비슷한 다발성신경염을 일으키는 닭을 실험동물로 삼아 병원균을 찾아내고자 연구를 계속했다. 그러나 이 연구가 실패로 끝나자 다시 백미에 든 독소가 질병을 일으킨다는 생각으로 그 독소를 찾고자 노력했다.

에이크만은 어느 날 양계장의 닭들에게 이상한 병이 퍼지고 있는 것을 보았다. 닭들은 대개 다리가 약해져 후들거리다가 더 심해지면 일어나지 못했던 것이다. 에이크만은 왠지 자신을 끌어당기는 미지의 힘을 느낄 정도로 이 현상에 이끌려 닭들을 유심히 관찰했다. 그러던 어느 날 닭들의 증세가 갑자기 호전되기 시작했다. 왜 이런 현상이 발생하는지 골몰히 생각하던 에이크만은 먹이가 원인일 것이라는 데 생각이 미쳤고, 모이를 조사하면서 놀라운 사실을 깨달았다. 현미를 섭취하는 닭에서는 이런 증세가 나타나지 않았으나 백미를 섭취하는 닭에게서만 해당 증세가 나타난다는 것이다. 이를 토대로 에이크만은 백미에 포함된 독소를 중화할 수 있는 중화제가 현미 속에 존재한다는 결론을 내렸다. 현대의 진리와는 거리가 먼 것이지만, 당시의 수준에서 보면 한걸음 더 진보한 내용이었다. 그러나 다른 여러 선구자가 겪었던 것처럼 에이크만의 연구 결과도 많은 반론에 부딪히고 말았다. 한 번만 더 시험해보면 드러날 진실이 역사라는 굴레에서는 시도도 해보지 않은 채 무시되는 경우가 비일비재했다.

에이크만의 연구가 빛을 보게 된 것은 정미 기계가 보급되면서부터다. 이 기계를 통해 쌀겨 층과 씨눈이 제거된 쌀이 주민들에게 보급되면서 각기병이 증가했다. 1897년 아돌프 보더만Adolphe Guillaume Vorderman(1844~1902)이 도정한 쌀을 먹은 죄수에게서 각기병 발생률이 높다고 발표하자 에이크만의 연구가 다시 빛을 보기 시작했다. 교도소의 수감자들을 대상으로 인체 실험을 해 예상한 결과를 얻으면서 쌀의 상태와 각기병과의 상관관계가 알려졌다. 당시에는 인권이 중시되지 않았던 시기이므로 인체 실험이 쉽게 이루어졌던 것이다.

미지의 물질 '비타민'을 향해 한걸음 더 진보한 것은 에이크만이 귀국한 뒤 헤릿 그레인스Gerrit Grijns(1865~1944)가 그의 연구를 이어받으면서부터였다. 그레인스는 에이크만의 연구에서 독소설만으로 설명하기 어려운 부분이 있었다는 것을 발견하고, 독소가 아닌 현미 속 미지의 성분이 결핍되어 각기병이 발생할 것이라고 생각했다. 즉 독소의 중화 물질이 아닌 신경 영양에 관여하는 인

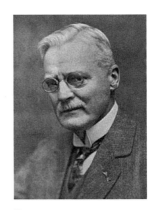

▌ 헤릿 그레인스

자의 존재를 예견한 것이다. 이것은 1901년의 일이며 후에 에이크만도 이 의견에 동의했다. 그때부터의 과제는 누가 먼저 이 물질을 분리해 그 특징을 규명하느냐에 있었다.

새로운 영양소 발견에 다가선 학자들

1905년 네덜란드의 코르넬리위스 페컬하링Cornelius Adrianus Pekelharing(1848~1922)은 루닌의 실험에 사용된 물질을 더 정제하여 생쥐를 이용해 실험을 진행했다. 반복된 실험에서 합성 식이에 물을 첨가한 경우에는 이상이 발생하지만, 우유를 첨가한 경우에는 이상이 발생하지 않는다는 결과를 토대로 우유에 포함된 극미량의 미지의 물질이 생명을 좌우할 정도로 영양 상태에 아주 중요하

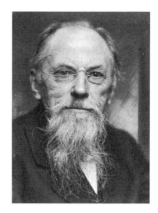

코르넬리위스 페컬하링

다고 발표했다. 하지만 루닌이 그랬던 것처럼 페컬하링의 주장도 별다른 주목을 끌지 못했다.

1906년 이미 트립토판을 비롯한 몇 가지 필수아미노산을 발견해 이름을 날리고 있던 영국의 영양학자 홉킨스는 동물이 정상적으로 성장하기 위해서는 단당류, 탄수화물, 지방 외에 다른 영양소가 필요하다는 것을 실험적으로 증명한 후 자연 식품에는 하나 또는 그 이상의 부수적 영양소 인자를 함유하고 있으므로 이 부수적인 영양소가 동물에게 반드시 필요하다고 주장했다.

일본의 스즈키 우메타로鈴木梅太郎(1874~1943)는 1910년에 알코올, 인, 텅스텐 등을 이용해 현미를 부분적으로 정제해 얻은 새로운 영양소가 영양학적으로 중요하다는 발표를 한 후, 1911년에 발표한 논문에서 그 물질을 아베리산aberic acid이라 명명했다. 다음 해에는 「현미에서 얻은 오리자닌 성분의 생리학적 의의」라는 논문을 독일 잡지에 발표했으나 두 번 모두 다

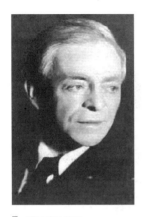

카시미르 풍크

른 학자들의 관심을 끌지 못했다. 왜냐하면 당시에는 각기병이 감염에 의한 것이라고 생각하는 이들이 많았고, 스즈키는 새로 발견한 물질을 순수 분리하지 못했기 때문이다.

자신이 비타민의 발견자라고 주장한 폴란드의 화학자 카시미르 풍크Kazimierz Funk(1884~1967)는 스즈키와 유사한 방법으로 비타민을 분리하기 위한 길로 한걸음을 내딛었다. 그는 현미에서 미지의 물질을 분리해 그 정체를 연구한 결과, 아민을 포함한 이 물질의 결정체가 흰쌀밥에만 의존하는 일본 선원들에게서 흔히 발견되는 각기병 증상을 완화한다는 사실을 발견했다. 풍크는 1908년부터 런던에 있는 아처 마틴Archer John Porter Martin(1910~2002, 분배 크로마토그래피법을 발견한 공로로 1952년 노벨 화학상 수상)의 연구실에서 각기병이 아미노산 결핍 때문에 발생할 것이라는 마틴의 가설을 입증하기 위해 연구를 진행하던 중 이 새로운 영양소를 발견한 것이다. 그는 각기병에 관심을 쏟고 있었으므로, 티아민thiamine, vitamin B1이라는 비타민을 분리하기에 이르렀다.

미국의 엘머 매컬럼Elmer Verner McCollum(1879~1967)은 1907년 어린 쥐가 제대로 성장하기 위해서는 버터와 계란 등에 함유된 지용성과 수용성 성장인자가 필요하다는 사실을 발견했다. 또한 1913년에는 비타민 A의 존재를 처음 발견했을 뿐 아니라 지용성과 수용성 비타민을 분리하는 데도 크게 공헌해 '비타민 박사'라는 별명을 얻게 되었다.

비타민 발견자로 공식 인정받는 홉킨스는 3대 영양소 외에 동물에 반드시 필요한 미량의 인자의 존재를 1906년 강연에서 언급했으며, 1912년 7월 발표한 논문에서 우유에 포함된 문제의 인자를 부■영양 인자라고 명명했다. 또 1921년 7월의 논문에서 실험동물에 자신이 고안한 사료를 우유와 함께 주면 영양 상태가 좋아지지만 우유를 제외하면 결핍 증상이 나타난다고 발표했고, 이 논문에 의해 비타민 B라는 이름이 거론되기 시작했다. 그러나 일본에서는 홉킨스의 이 논문 내용이 1911년과 1912년에 각각 일본어와 독일어로 발표한 스즈키의 논문과 큰 차이가 없다고 하면서 스즈키가 노벨상을 도둑맞았다고 주장하는 이들도 있다.

이보다 한 해 앞서 영양소의 존재를 제안해 일부에서 '비타민 발견자'로 인정받는 페컬하링은 그때까지 알려진 영양소 외에 우유 속에 미량 존재하는 영양물질이 생쥐의 생명을 좌우할 정도로 중요하다며 영양소의 존재를 예언한 바 있다.

비타민에 대한 관심이 처음으로 표출된 시기는 모든 질병이 미생물에 의해 발생한다는 생각이 지배적이던 세균학의 전성시대였다. 이렇다 보니 비타민 연구는 초창기에 사람들의 흥미를 끌지 못했고, 영양소의 질보다는 양이 더 중시되던 당시 분위기 속에 발전 속도도 매우 느렸다. 그러나 비타민 연구가 차츰 진행되어 거의 모든 의학 분야를 질적으로 향상시킴으로써 영양학 발전의 계기가 되었다.

새로운 영양소의 이름, '비타민'의 유래

풍크는 각기병, 괴혈병, 구루병, 펠라그라 등 당시만 해도 불치명이던 이러한 병 모두가 필수적인 아민이 결핍되어 생긴다고 생각했다. 이렇듯 치료가 어려운 병을 치료하기 위해 필요한 물질을 분석한 결과 아민기를 거치고 있었으므로, 생명 유지에 필수적인vital 아민amine이라는 뜻으로 비타민vitamine이라 명명했다.

초기에 비타민으로 간주된 물질 중에 아민기를 지니지 않는 영양소도 분리되기 시작했다. 풍크의 동료 잭 드러먼드Jack Cecil Drummond(1891~1952)는 비타민이 모두 아민기를 지니는 것이 아니므로 'vitamine'에서 'e'를 빼고 'vitamin'이라 쓰자고 제안했다. 이것이 우리의 외래어표기법에서는 차이가 없지만, 영어 스펠링이 바뀌게 된 이유다. 또한 풍크는 여러 종류의 비타민을 발견 순서에 따라 A, B, C 등으로 쓰자고 제안한 인물이다.

현미경의 발견자를 이야기할 때 레이우엔훅, 말피기, 로버트 훅Robert Hooke(1635~1703) 등 여러 사람의 이름이 거론되는 것은 현미경의 성능이 서로 다르므로 조잡한 것과 우수한 것 중 어느 정도의 성능을 지닌 것부터 현미경으로 인정할 것인지를 놓고 서로 견해가 다르기 때문이다. 비타민의 발견도 마찬가지여서 새로운 영양소의 존재만 확인하면 되는 것인지, 기능도 확인해야 하는지, 순수 분리까지 해야 하는 것인지를 놓고 여러 견해가 있을 수 있다.

비타민의 최초 발견자

앞의 내용을 읽으며 누가 최초의 비타민 발견자라고 생각했는가?

현재 공식적으로 인정되는 비타민 발견자는 홉킨스이다. 여기서 '공식적'이란 교과서로 사용되는 책에서 비타민 발견자로 가장 많이 거론되는 사람이 홉킨스라는 의미다. 그러나 페컬하링, 풍크, 매컬럼과 관련된 자료에서도 '비타민 발견자'라는 설명을 어렵지 않게 찾을 수 있다. 특히 그들이 소속되어 있던 기관의 자료에서는 그런 표현이 더욱 두드러진다.

일본에서는 최초의 비타민 발견이 스즈키의 업적이라고 주장하며 기타사토의 경우와 마찬가지로 '서양인에 의한, 서양인을 위한, 서양인의 정책'이 일본 사람의 업적을 무시했다고 주장을 한다. 이와 함께 기타사토와 우메타로 모두 동양인이라는 이유로 노벨상을 놓쳤다고 주장한다. 일본의 주장이 사실이라면 현재 가장 권위 있는 상으로 평가받는 노벨상의 권위에도 흠집이 생길 수밖에 없다. 왜냐하면 인종차별을 한 셈이니까. 이제부터 누구의 주장이 옳은지 각자의 생각을 정리해보자.

'최초 발견'이란 무엇이며, 노벨상 선정 위원회에서는 왜 에이크만과 홉킨스를 노벨상 수상자로 선정했을까?

다음의 질문을 통해 답을 유추해보자.

① 비타민이라는 이름은 누가 어떻게 해서 붙인 이름일까?

② A, B, C, D, E와 같은 비타민의 이름은 어떻게 붙여진 것일까?

③ 20세기 초까지 그 정체가 분명하지 않던 새로운 영양소 비타민의 존재를 예언한 사람은 누구일까? 또 새로운 존재를 증명한 사람은 누구일까?

④ 새로운 영양소인 비타민을 정제한 사람은 누구일까?

이 문제의 해답을 찾고 나면 '비타민을 발견한 사람은 누구'인지, 또 홉킨스와 에이크만에게 돌아간 1929년의 노벨상은 왜 타당한지 수긍이 갈 것이다.

비타민의 종류를 밝혀낸 사람들

앞에서 언급한 것처럼 스즈키는 1910년에 현미를 정제해 얻은 새로운 영양소 '아베리산'에 대해 발표했고, 일본은 스즈키가 비타민을 최초로 발견했다고 주장했다.

또 한 명의 비타민 발견자 풍크는 에이크만이 예언한 베리베리 beri beri(서양에서 각기병을 가리킨 이름)의 원인이 되는 물질이 유기화합물일 것이라 생각했고, 식품 속에 소량 존재하는 이 물질이 베리베리뿐 아니라 괴혈병, 구루병, 펠라그라의 원인이 될 것이라고 생각했다. 1911년에 그는 쌀을 갈아서 얻은 물질이 비둘기의 신경염 치료에 효과가 있다는 것을 알아냈다. 그가 얻은 농축물이 니코틴산으로 베리베리에는 효과가 없지만, 펠라그라를 치료하는 데는 효과가 있다는 것이 판명되었다. 그는 1911년 12월과 1912년 6월에 각기병을 포함한 몇몇 질병이 영양 인자의 결핍에서 발생하는 것이라는 논문을 발표했으며, 훗날 자신의 각기 연구와 홉킨스의 영양 연구가 상통한다고 주장하기도 했다.

루닌, 페컬하링, 홉킨스 등이 예언한 물질이 한 가지 종류가 아니라는 사실은 곧 알려졌다. 라파예트 멘델 Lafayette Benedict Mendel(1872~1935)과 토마스

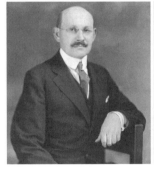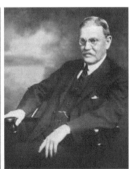

▌라파예트 멘델(왼쪽)
▌토마스 오즈번

오즈번Thomas Burr Osborne(1859~1929)의 연구 팀은 1913년 물에 녹는 물질 외에 지방에 녹는 물질이 존재한다는 것을 발견했다. 실험동물들에 일반 분유와 탈지분유를 각각 공급하면 서로 다른 반응이 나타난다는 사실을 알아냈으며, 버터를 투여하는 경우 탈지분유에 의해 나타나는 증상을 예방할 수 있다는 것도 알아냈다.

한편 매컬럼의 연구 팀도 달걀과 버터에 들어 있는 비슷한 물질을 발견했다. 이 논문은 멘델과 오즈번의 논문보다 3주 먼저 제출되었고, 결과적으로(지용성) 비타민 A는 매컬럼이 발견한 것으로 역사에 기록되었다.

비타민 A는 처음에는 각막건조증이나 구루병과 관련이 있는 것으로 여겨졌다. 이전까지는 작용 기전도 모른 채 경험적으로 구루병이나 각막건조증을 치료하기 위해 생선에서 분리한 기름oil을 사용하곤 했다. 1922년에 매컬럼은 대구 간에서 얻은 기름을 끓는 물에 12시간 이상 담가두면 구루병에는 효과가 있지만, 안구건조증에는 효과가 없다는 것을 발견했다.

매컬럼은 또한 해리 스틴복Harry Steenbock과 함께 1924년 자외선의 항구루병 작용이 프로비타민을 비타민 D로 변형시킨다는 것을 증명했으며, 1972년 아돌프 빈다우스 Adolf Windaus(1876~1959)는 이 프로비타민이 에르고스테롤ergosterol이라는 것을 밝혀냈다. 그리하여 과거에 비타민 A로 불린 것이 두 가지 이상의 물질임이 판명되었고, 후에 비타민 D를 발견하는 발판이 되었다.

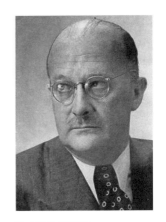

▌ 아돌프 빈다우스

비타민을 처음 정제한 사람과 노벨상의 향방

스즈키는 1911년 2월 아베리산을 분리했고, 1912년 7월에 아베리산에서 니코틴산을 제거해 오리자닌으로 다시 정제했다. 풍크는 1911년 12월에 각기병 치료 물질인 티아민을 정제했다. "이 두 사람의 정제 방법에는 큰 차이가 없는데 과연 이들의 정제 방법에 의해 순수하게 분리되었는가?"라는 질문에는 누구도 대답하기 어려울 것이다.

비타민 발견자가 홉킨스라는 것은 타당한 것인가? 또 1929년에 노벨상을 수상한 에이크만과 홉킨스의 업적 또한 타당한 것일까?

노벨상은 한 가지 상에 대해 한 해에 세 명의 수상자를 선정할 수 있지만, 이미 사망한 사람에게는 수여하지 않는다는 규정이 있다. 결론적으로 승자가 된 에이크만과 홉킨스의 업적은 각각 '신경염 치료 과정에서 비타민의 역할을 규명한 것'과 '성장을 촉진하는 비타민의 발견'이었다. 앞에서 거론된 여러 인물은 왜 탈락해야 했을까?

루닌과 다카키는 아이디어가 부족했다. 자신들의 아이디어를 조금만 더 구체적으로 발전시킬 수 있었다면 더 좋은 평가를 받을 수도 있었을 것이다.

그레인스는 에이크만보다 진보된 생각을 가졌다는 점에서 높이 평가될 수 있지만 초점이 약간 빗나갔다. 한마디로 아까웠다.

페컬하링도 아깝기는 마찬가지였다. 그레인스와 마찬가지로 깊이가 없었다. 조금만 더 구체적인 결과 또는 주장을 내놓았으면 좋지 않았을까.

스즈키는 나무랄 데가 없었다. 하지만 첫 논문을 독일어나 영어로 썼으면 더 좋았을 것이라는 아쉬움이 남는다. 물론 논문의 언어가 업적을 좌우한다고 할 수는 없지만, 같은 동양인 입장에서 보면 역사의 중심축에 서양인들이 있다는 것이 불쾌할 뿐이다.

풍크도 아깝기는 마찬가지다. 1906년 피셔의 연구실에서 함께 일한 동료 스즈키의 연구 진행 속도를 알고 있었는데 스즈키의 연구가 앞서가던 그 순간에도 자신의 연구 논문에 스즈키의 논문을 인용하지 않은 것은 과학자로서 양심에 어긋난 행동으로 볼 수도 있다.

결과적으로 비타민 발견 경쟁에서는 홉킨스가 승리했다. 노벨 생리의학상은 노벨위원회의 판단에 따라 에이크만과 홉킨스에게 돌아갔다. 단순히 '누가 먼저'인가보다는 '파급력이 큰 업적을 누가 발표했나'를 우선시하는 서양인들의 사고방식 때문에 이와 같은 결정이 내려졌다고 생각한다.

노벨상은 한 해에 한 분야에서 세 명까지 수상할 수 있었으나, 1929년 이전에는 한 가지 상을 세 명이 받은 적은 한 번도 없었다. 그러므로 1929년 노벨상 선정 위원회에서도 세 명보다는 두 명을 선정하려 했을 것이고, 결과적으로 오늘날의 기준에서 본다면 한 명의 연구자가 노벨상을 아깝게 놓친 셈이다.

에이크만은 비타민을 치료제로 연구한 공로로, 홉킨스는 비타민을 영양학적으로 연구한 공로로 노벨상을 수상했다. 이렇게 볼 때 인류 역사상 최초로 비타민(비타민 A)을 정제했고, 그 외에도 여러 가지 업적을 남긴 비타민 박사 매컬럼이 노벨상을 놓친 것은 안타깝기 그지없다. 노벨상 수상이 전부는 아니겠지만 어쩔 수 없이 수상자 제한에 걸려 탈락한 사람을 위해, 당뇨병 연구에서의 베스트가 그러하듯 적어도 의학사 책에서는 제대로 평가를 해줘야 하지 않을까 생각한다.

린드를 통해 가장 먼저 역사에 등장했던 비타민 C는 한때 홉킨스의 연구실에서 일한 바 있는 얼베르트 폰 센트죄르지Albert von Szent-Györgyi(1893~1986)에 의해 1928년에 처음 분리되어, 비타민 C로 명명된 1932년에 합성 방법이 발견되었다. 센트죄르지는 비타민 B2, 비타민 B6, 비타민 P, 비타민 H비타민 B7, 바이오틴 등도 발견해 비 타민 발전에 크게 공헌했으 며 '생체 연소 기전 발견'에 관한 공로로 1937년 노벨 생 리의학상을 수상함으로써 비 타민을 다시 노벨상 대열에 올려놓았다. 그의 공로로 오 늘날 노란색 포장지에 싸인

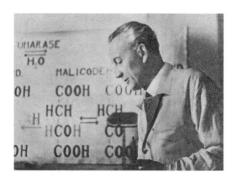

얼베르트 폰 센트죄르지

비타민 C를 싼값에 접할 수 있게 되었고, 비타민 A가 25년 후, 비타민 B1 thiamine이 10년 후에 합성 방법이 나온 것과 비교하면 비교적 이른 시기에 방법이 개발되었다는 데 의의를 둘 수 있겠다.

14

소아마비를
해결하기까지

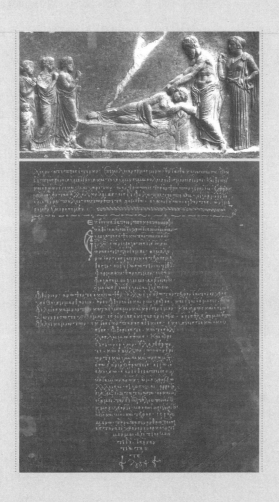

소아마비!

요즘은 소아마비 환자를 보기가 어려워졌지만 과거에는 길을 걷다 보면 가끔 보행이 불편한 사람들을 볼 수 있었다. 어릴 때 폴리오바이러스 poliovirus라는 미생물에 감염되어 한동안 고생한 후 겨우 완치 판정은 받았으나, 어느새 다리 운동이 비정상적으로 변해 걸을 때 다리를 절거나 심하면 혼자 걷는 것이 불가능해지는 질환이 바로 소아마비다.

공식 명칭이 회색질척수염poliomyelitis, 폴리오인 소아마비는 사람에서 사람으로 전파되는 급성 바이러스성 질병으로, 그리스어로 회색gray을 의미하는 'polio'와 척수spinal cord를 의미하는 'myelon'에 염증을 의미하는 'itis'가 합쳐져 형성된 용어다. 분류학적으로는 피코르나바이러스과Picornaviridae에 속하는 폴리오바이러스poliovirus에 의해 발생하는 감염병이다.

소아마비는 일찍부터 인류에게 알려진 오랜 역사를 이어온 질병 중 하나지만, 일단 이 바이러스에 감염되면 후유증 없이 완치되는 경우가 드물다. 해결의 실마리를 찾게 된 것은 20세기 중반에 들어서면서부터였다. 현재는 예방을 위한 백신이 개발되어 소아청소년과에서 추천하는 예방접종 계획표에 따라 백신을 투여하기만 하면 아무 문제없이 그 공포에서 해방될 수 있다.

인류를 괴롭히는 모든 질병이 하루 빨리 해결되기를 기대하며, 이 장에서는 소아마비에 얽힌 역사를 되새겨보고자 한다.

소아마비 연구의 여명기

소아마비라는 질병이 인류에게 알려진 것은 선사시대까지 거슬러 올라간다. 고대 문명 중에서도 많은 자료를 후세에 남긴 이집트의 유물 중 다리를 절고 있는 벽화의 부조, 소아마비 흔적이 있는 미라, 소아마비 환자로 의심할 만한 그림 등이 있는 것으로 보아, 당시에 소아마비 환자들이 꽤 있었음을 알 수 있다. 그런데 특이하게도 그 후 소아마비가 역사에 각인될 만큼 크게 유행한 흔적을 찾을 수

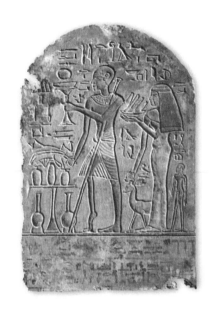

소아마비 환자를 표현한 이집트 벽화
18왕조 시기(B.C. 1403~1365)

없으므로, 다른 고대 문명 지역에서의 유행 여부는 확실하지 않으나 고대 이집트에서 유행한 후 산발적으로만 발생하다가 중세를 넘어 근대로 접어든 것으로 여겨진다.

서양의학에서 보이는 소아마비와 관련한 최초의 기술은 어린이에게서 하지가 마비되는 질병이 나타났다고 한 것이다. 1700년대 말 어린 나이에 열성 질병에 걸려 오른쪽 다리가 영원히 마비된 스코틀랜드의 문학가 월터 스콧Walter Scott이 근대 이후 실명을 남긴 최초의 환자가 되었다. 환자를 최초로 기술한 임상 의사 영국의 마이클 언더우드Michael Underwood는 1879년에 "하지가 허약해지는 병"이라는 기록을 남겼다.

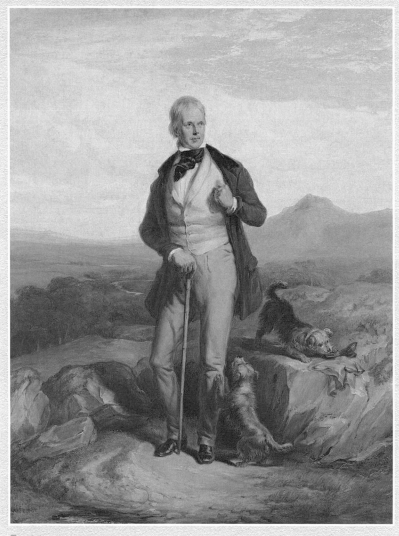

월터 스콧 윌리엄 앨런(William Allan), 1844년 작

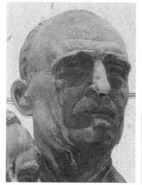
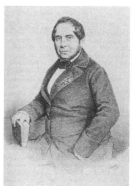

오스카르 메딘 동상(왼쪽)
야코브 하이네

독일의 정형외과 의사 야코브 하이네Jacob Heine(1800~1879)는 1840년에 소아마비에 대한 첫 번째 논문을 발표했다. 그는 사지가 마비되는 병에 관심을 기울여 오랜 기간 관찰한 후 다른 형태의 마비와 구분해 오늘날 소아마비로 생각되는 질병을 처음으로 분류했다. 그는 환자가 젊은 나이이고 뇌를 침범한 증상이 없으며, 어린이의 척수가 마비되는 질병이라고 기술했다. 그로부터 반세기가 지난 1887년, 스웨덴의 소아과 의사 오스카르 메딘Oskar Medin(1847~1927)은 스톡홀름에 소아마비가 유행한 시기에 질병 양상을 관찰하고 1890년 이를 기록으로 남겼다. 독일과 폴란드 등에서는 이 질병을 하이네-메딘 질병Heine-Medin disease이라고도 불렀으며, 훗날 어린이에게서 주로 발생해 소아마비infantile paralyisis라는 이름이 붙었다.

한편 프랑스의 신경학자 장마르탱 샤르코Jean-Martin Charcot(1825~1893)는 소아마비 환자의 척수에서 회백질의 손상이 있다는 것을 발견했다. 이로써 소아마비에 회색질척수염이라는 이름이 붙었으며 20세기가 시작되기까지 6개월 이하 영아에게서는 소아마비가 거의 발생하지 않는다고 알려져 있었고, 주로 발병하는 시기는 6개월에서 만 4세까지였다. 소아마비도 다른 전염성 질병과 마찬가지로 위생이 취약한 경우 발생했다. 물론 이 경우 자

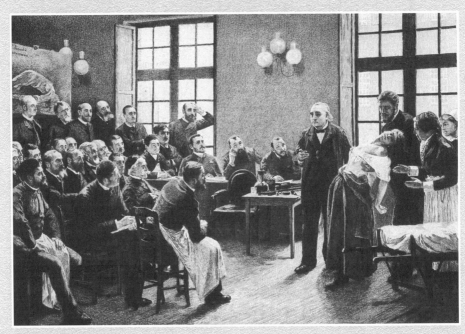

파리 살페트리에르 병원에서 히스테리에 대해 설명 중인 샤르코
앙드레 브루이레(André Brouillet)의 석판화, 1887년 작

연면역이 생길 수도 있으나 20세기로 접어들어 위생 문제가 어느 정도 해결되자 어린이에게서 발생하는 빈도가 눈에 띄게 줄어드는 대신 모르는 사이에 면역이 생기는 경우가 현저히 감소해 어른이 된 후 발생하는 경우가 늘었다.

소아마비의 원인이 바이러스라는 것을 밝혀낸 란트슈타이너

ABO식 혈액형을 발견해 1930년 노벨 생리의학상을 수상한 카를 란트슈타이너는 소아마비 연구의 초창기를 장식한 사람이다. 오스트리아 출신으로 빈에서 활약하고 있던 그는 1908년 동료인 에르빈 포퍼Erwin Popper (1879~1955)와 함께 소아마비

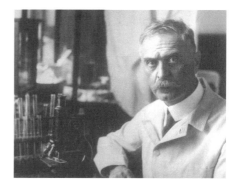

▌ 카를 란트슈타이너

로 사망한 소년의 척수를 이용해 사망 원인을 찾기 위한 연구를 진행하고 있었다. 소아마비에 대해 많은 관심을 기울이던 그들은 소아마비 실험을 할 수 있는 것으로 알려져 있던 원숭이Macacus rhesus 두 마리를 선택해 소년의 척수에서 얻은 조직을 복강에 주사했다.

주사한 지 6일째 되던 날, 그중 한 마리에서 소아마비에 걸렸을 때 나타나는 전형적인 증상인 하반신 마비가 나타나더니 곧바로 죽고 말았다. 이미 죽어버린 원숭이와 그때까지 특별한 소견을 보이지 않았던 원숭이를 모두

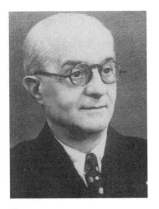

해부해 여러 부위에 대한 병리학적 검사를 실시한 결과 두 마리 원숭이의 척수 모두에서 소아마비 발생 시에 나타나는 것과 유사한 소견이 발견되었다. 다음 해에 루마니아 출신의 콘스탄틴 레바디티Constantin Levaditi (1874~1953)와 공동 연구를 시작한 그는 1910년부터 1911년 사이에 편도, 인후, 창자, 임파선 등에서 바이러스를 검출하는 데 성공했다. 이 연구로 소아마비를 일으키는 바이러스가 입을 통해 감염된다는 이론을 의심하게 되었다.

■ 콘스탄틴 레바디티

미국에서의 유행

1900년을 전후해 유럽과 미국에서 소아마비가 산발적으로, 그러나 그 이전보다는 광범위하게 유행했다. 미국에서는 1894년 버몬트에서 한차례 유행해 132명이 감염되기는 했지만, 지역 또는 주 내의 문제로 취급되었을 뿐 국가적인 문제로 다루어지지는 않았다.

유럽에서 란트슈타이너가 소아마비의 원인을 찾아내기 2년 전인 1907년, 미국의 동부 해안 쪽에 소아마비가 유행해 많은 사람들이 고통에 시달렸다. 당시 록펠러 의학연구소의 소장직을 맡고 있던 사이먼 플렉스너Simon Flexner(1863~1946)는 소아마비를 해결하기 위해 그 병인과 전염 과정, 증상과 예후 등에 관한 대규모의 검색 작업을 시작했으나 별 성과를 거두지 못했다. 그러다가 1909년 실험동물에서 소아마비를 발생시키는 실험에 성공했다. 같은 해에 매사추세츠에서는 환자들을 등록하기로 결정해 등록을 받기 시작했다. 각종 질병의 등록 사업이 흔히 행해지는 현재와 달리, 질병에 대한 지식이 거의 없었던 당시에 질병 등록을 받았다는 것은 매사추세츠 주 정부의 판단이 얼마나 선구적이었는지를 보여준다. 플렉스너가 비록 소아마비를 발생시키는 데는 성공했지만 그 이상의 연구 결과를 얻지 못하고 있던 1916년 미국의 상황은 더욱 심각해졌다.

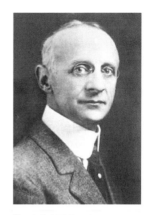
사이먼 플렉스너

미국 북동부를 강타한 소아마비는 이전보다 훨씬 강력하게 인간 사회를 위협했다. 6월에 뉴욕에서 출발한 이 질병은 빠른 속도로 주변으로 뻗어나가 7월에는 남서쪽으로 필라델피아를 지나 볼티모어로 진격했고, 북동쪽으로는 보스턴까지 쳐들어갔다. 소아마비가 최고조에 달한 8월 5일, 뉴욕에서는 1151명의 환자 중 301명이 사망했고, 사람들이 이 질병에 대한 공포로 안전한 지역을 찾아 도시 밖으로 피난 가는 행렬을 만들어낼 정도였다. 이를 예방하기 위해 보건 당국은 검역을 실시하기도 했으나 그리 효과를 보지 못했고, 미국에서 약 2만 7000명의 환자가 발생해 그중 약 6000명이 사망하는 기록을 남겼다.

소아마비 연구를 지연시킨 플렉스너의 가설

소아마비 발생 실험에 성공한 플렉스너는 세균성 이질 중 한 종류인 플렉스네리 이질균 Shigella Flexneri 에도 이름을 남겼다. 또한 사업가 록펠러의 친구인 플렉스너는 록펠러가 창립한 연구소의 초대 소장을 지내기도 했다.

플렉스너가 지휘하던 연구 팀은 환자의 뇌척수액을 실험동물에 접종하는 연구를 수차례 시행했으나, 초기에는 번번이 실패를 맛보았다. 그러나 란트슈타이너의 연구 결과가 발표된 1909년 플렉스너는 실험동물에서 소아마비를 발생시키는 데 성공을 거둔 후 다음과 같이 발표했다.

> 그동안 우리가 얻은 수많은 실험 결과를 종합해보면, 소아마비에 대한 연구는 원숭이를 실험동물로 이용하고 소아마비가 발생한 환자의 뇌척수 조직을 실험 재료로 사용했을 때 소아마비를 인위적으로 일으킬 수 있다. 연구자의 의도대로 발생시킨 소아마비는 여러 세대에 걸쳐 유전되어 내려갈 수 있었으며, 우리가 한 가장 큰 일은 실험용 동물의 선택과 실험 방법에 대해 유용한 정보를 알아낸 것이다.

소아마비에 관한 연구를 계속한 플렉스너는 1911년 그가 이끄는 미국 국립보건원 연구진들이 소아마비 예방법을 이미 발견했고 치료제를 개발하는 중이라고 하면서, 곧 좋은 결과를 얻을 것이라는 내용으로 기자회견을 했다. 그러나 소아마비의 예방 백신이 개발되어 상용화된 것은 그로부터 40여 년이 지난 1953년의 일이었으니, 플렉스너의 발표는 결과적으로 거짓말이 되고 말았다. 이토록 예방 백신 연구가 늦어진 것은 플렉스너의 연구 진행에 몇 가지 잘못이 있었기 때문이다.

원숭이도 나무에서 떨어질 때가 있고, 잘 나가는 과학자도 자신이 의식하지 못하는 사이 발전에 걸림돌이 될 수도 있다. 최고의 대가가 의미 있는 결과를 얻은 뒤 한 말은 다른 연구자들에게 영향을 끼칠 수밖에 없다.

소아마비 연구에 거의 일생을 바친 플렉스너가 소아마비 연구의 진행을 지연시키게 한 세 가지 가설을 요약하면 다음과 같다.

첫째, 사람에게서 발생한 소아마비의 원인이 되는 바이러스를 연구하고자 할 때 실험동물로 이용 가능한 것이 원숭이밖에 없다고 한 점이다. 현재도 마찬가지이지만 원숭이를 실험동물로 이용하려면 막대한 양의 연구비가 요구되고, 연구 기관에 실험동물을 위한 시설이 완벽히 갖춰져 있어야 한다. 거의 한 세기 전에 이제 막 세계 강대국으로 부상하기 시작한 미국에서 연구비나 연구 시설에 구애받지 않고 원숭이를 실험에 사용할 정도로 재력을 갖춘 연구자는 찾아보기 어려웠다. 그러니 플렉스너의 말은 연구를 하지 말라는 것이나 마찬가지였다.

둘째, 소아마비를 일으키는 바이러스는 코와 인후를 통해서만 감염되며, 이외의 경로를 통해서는 뇌를 비롯한 신경계에 침범할 수 없다고 한 점이다. 코와 인후를 통해 감염되는 것은 사실이지만, 실험동물의 코와 인후를 통해 바이러스 또는 질병의 원인이 되는 물질을 침투시키는 것은 실험적으로 무척이나 어려운 방법이었다. 플렉스너의 가설이 사실이었다면 소아마비 연구가 지연되었다고 해서 그의 잘못이라는 말이 오르내리지는 않았겠지만, 차후의 연구에서 판명되었듯이 그의 가설은 사실이 아니었다. 약독화하거나 사멸시킨 소아마비를 입을 통해 투여하면 백신으로 사용할 수 있으므로, 그의 결론은 그의 뒤를 따르던 연구자들이 업적을 남기는 데 혼선만 빚었을 뿐 전혀 도움을 주지 못했다.

마지막으로 소아마비를 일으키는 바이러스는 신경조직, 특히 뇌에서만 발육이 가능하다고 주장한 점이다. 이 주장에 따르면 소아마비 백신의 대량 제조는 불가능하다. 실험동물의 뇌 조직을 이용해 백신을 제조하려면 엄청난 비용이 들기 때문에, 많은 경우 백신 제조를 포기해야 할 수도 있다. 다행히 플렉스너의 가설이 틀렸기에 1950년대에 백신을 대량으로 제조할 수 있는 길이 열렸다.

플렉스너를 넘어서

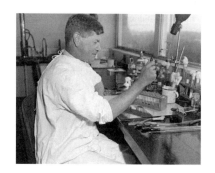

프랭크 버넷

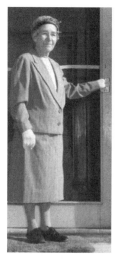

장 맥나마라

플렉스너의 엉터리 가설로 과학자들이 소아마비 연구에 감히 뛰어들지 못하고 머뭇거렸지만, 학문 발전에 2보 전진을 위한 1보 후퇴는 있어도 멈춤은 없다는 사실이 소아마비 연구에도 그대로 적용되었다.

항체가 형성되는 과정이 클론 선택에 의해 이루어진다는 클론 선택설clonal selection theory을 주장하고, 면역학적 관용immunological tolerance 현상을 발견해 1960년에 노벨 생리의학상을 수상한 호주의 프랭크 버넷Frank Macfarlane Burnet(1899~1985)은 1931년 호주의 장 맥나마라Jean McNamara(1899~1968)와의 공동 연구를 통해 소아마비를 일으키는 바이러스가 적어도 두 가지 이상 존재한다는 것을 발견했다. 이는 1951년 소아마비를 일으키는 세 종류의 바이러스가 증명되면서 그의 주장이 옳다는 것이 밝혀졌다.

소아마비와 관련해 호주에서 일정한 성과를 보여주고 있을 때 미국에서는 찰스 암스트롱Charles Armstrong(1886~1967)이 명성을 날릴 기회를 엿보고 있었다. 그때까지도 소아마비 연구에 뛰어드는 학자가 드물었지만, 1939년에 사람에게 소아마비를 발생시키는 폴리오바이러스를 실험용 쥐에 감염시키면 쥐, 생쥐 등 다른 실험용 설치류도 전염시킬 수 있다는 사실을 발견했다. 이 연구 덕에 사람에게서 소아마비를 일으키는 폴리오바이러스가 원숭이에서만 질병을 일으킨다는 플렉스너의 가설이 잘못되었음이 알려졌고, 연구를 계획하는 과학자들이 훨씬 적은 비용으로 연구를 할 수 있게 됨으로써 소아마비에 대한 연구가 다시 활발해지는 계기가 되었다.

플렉스너의 엉터리 가설이 소아마비에 대한 학문적 발전을 늦춘 것은 사실이지만, 그렇다고 해서 플렉스너의 명성에 금이 가는 것은 아니다. 그는 당시 미국 과학계가 인정한 최고의 과학자 중 한 명이었다. 세균성 이질균 발견을 비롯해 여러 분야에서 많은 훌륭한 업적을 남겨 '대과학자'라는 별명을 얻은 그의 가장 큰 공적은 누가 뭐라 해도 원숭이를 이용한 소아마비 연구를 통해 얻은 결과였다. 실제로 그는 원숭이에게 폴리오바이러스를 감염시키는 실험으로 소아마비에 대한 지식을 전해주기도 했다. 그러나 이것이 인류의 소아마비 연구를 지체시키는 원인이 되었으니 아이러니할 수밖에 없다.

소아마비 해결을 앞당긴 루스벨트 대통령의 장애

소아마비 환자로 유명한 프랭클린 루스벨트Franklin Delano Roosevelt(1882~1945)는 뉴욕 출신으로 대학 졸업 후 정치계에 입문했다. 1920년 38세의 나이에

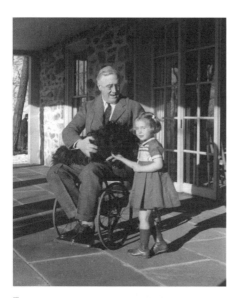

휠체어에 앉아 있는 프랭클린 루스벨트

민주당의 부통령 후보가 되어 대통령 선거전에 뛰어들었으나 실패했고, 다음 해 8월에 캐나다의 캄포벨로 섬에서 휴가를 보내던 중 소아마비를 일으키는 바이러스에 감염되었다. 열이 나고, 사지와 얼굴에 마비 증상이 생겼으며, 소화불량, 피부과민증 등이 동반되었다. 이후 대부분의 증상은 사라졌으나 하지 마비는 사라지지 않았다. 이런 불행은 정치가에게 치명타가 될 수도 있는 것이었다. 그러나 수영과 재활 훈련을 통해 완치는 아니지만 어느 정도 회복할 수 있었고, 결과적으로 1933년부터 12년간 대통령직을 수행하면서 제2차 세계대전을 승리로 이끌었다.

대통령에 오른 루스벨트는 1938년 국립 소아마비재단National Foundation for Infantile Paralysis: NFIP을 설립했다. 루스벨트의 생일인 1월 30일을 기념해 이 재단에 10센트 동전dime을 기부금을 보내자는 움직임이 일어나 268만 개의 동전이 백악관으로 배달되었다. 이로써 이 재단은 '10센트 동전의 행진the March of Dimes'이라는 이름으로 더 유명세를 탔다.

2003년 루스벨트의 기록을 재검토한 학자들은 그가 소아마비가 아니라 이와 유사한 길랭바레증후군Guillain-Barré syndrome일 가능성을 제기했다. 그렇지만 1921년에 그의 병을 정확히 진단했다 하더라도 루스벨트를 치료했을 가능성은 없으니, 그가 어느 병에 걸렸든 소아마비의 해결을 앞당겼다는 점에서 의의를 찾아야 할 것이다.

암스트롱의 운과 업적

플렉스너는 학문적으로나 사회적으로 영향력이 컸던 사람이므로 원숭이만이 실험동물로 이용 가능하다는 그의 결론은 본의 아니게 수많은 연구자들이 소아마비 연구를 포기하게 만들었다. 그 결과 한창 유행처럼 번지던 다른 전염성 질병과 비교할 때 소아마비 연구는 더디게 진척되었다.

플렉스너의 가설이 잘못되었다는 것을 증명함으로써 소아마비 연구에 불을 댕긴 암스트롱은 제1차 세계대전에 군의관으로 참전해 독감의 유행을 직접 체험한 뒤 바이러스 연구에 관심을 기울이기 시작했다. 그는 1934년에 뇌염을 일으키는 미지의 바이러스가 림프구 맥락수막염 lymphocytic choriomeningitis을 일으킨다는 것을 이미 발견했었다. 그는 이후 소아마비에 대한 연구를 진행했는데 1939년 원숭이가 아닌 코튼 랫cotton rat이라는 흰쥐를 실험동물로 이용해 소아마비를 감염시키는 데 성공했다. 비용이 많이 들고 실험이 쉽지 않는 원숭이가 아니라, 적은 비용에 실험이 수월한 쥐를 이용할 수 있게 되면서 소아마비 연구는 활기를 띠기 시작했다.

비슷한 시기인 1930년대 후반부터 소아마비 연구에 전념했던 존 폴John Rodman Paul(1893~1971)은 암스트롱이 왜, 어떤 방법으로 흰쥐에 폴리오바이러스를 감염시키고자 했는지 그 이유를 알아내기 위해 무던히 노력했다. 폴은 실험용 쥐가 소아마비 연구에 그다지 바람직한 동물은 아니라고 판단했다. 연구를 위해 흔히 사용하는 흰쥐의 경우 인체에 유해한 여러 가지

바이러스에 저항성이 강했으므로 연구 진행 시 예상치 못한 난관에 부딪힐 수밖에 없었다. 암스트롱은 왜 연구가 용이하지 않다고 생각되는 실험용 쥐를 연구 재료로 사용했을까?

암스트롱은 미국에서 30년 가까이 중지되다시피 한 소아마비 연구를 다시 활성화시킨 사람이다. 그의 연구로 미국에서 소아마비 연구가 다시 활기를 띠기 시작해 1954년에는 노벨 생리의학상 수상자를 배출했으며, 소아마비 백신도 개발되어 소아마비는 거의 해결이 된 감염병이 되었다.

여기서 한 가지 의문이 생긴다. 암스트롱은 어떤 경로로 플렉스너의 가설이 잘못임을 깨닫게 되었을까?

암스트롱이 소아마비 연구에 참여할 당시 미국 국립보건연구소National Institute of Health: NIH에서는 흰쥐에 의해 사람에게 감염되는 나선균 감염증인 웨일병Weil's disease을 연구하기 위해 여러 종류의 쥐를 연구용으로 개발해 놓은 상태였다. 그런데 미국 국립보건연구소의 내부 사정상 실험용 쥐의 공급이 과잉 상태에 이른 것이다. 암스트롱은 실험용 흰쥐를 이용해 소아마비를 연구할 계획이 없었지만, 사회적 영향력이 미약한 데다 연구비도 없으므로 과잉 공급된 쥐가 배정된 데 대해 이견을 제기할 수 없었다. 암스트롱은 이 실험용 쥐를 소모하기 위해 란싱주Lansing株 바이러스에 의한 폴리오바이러스 감염을 시험할 수밖에 없었다. 그런데 이것이 뜻밖의 개가를 올린 것이다.

암스트롱이 폴리오바이러스 감염 실험을 처음으로 시작한 것은 1937년 11월의 일이다. 암스트롱은 여분의 실험동물을 이용하는 자신의 연구에 그다지 기대를 걸지 않고 연구를 시작했으나, 예상외로 순조롭게 진행되었다. 이 실험에 사용된 란싱주 바이러스는 오늘날 폴리오바이러스의 제2형으로 분류되고 있다. 학문적 지식이 많이 축적된 오늘날의 눈으로 암스트롱의 연구 결과를 복기해보면 암스트롱이 선택한 란싱주 폴리오바이러스는 다음 장에서 소개할 알렉산더 플레밍Alexander Fleming(1881~1955)이 페니실린을 발견할 때만큼이나 운이 좋았다고 할 수 있다. 이 바이러스는 이와 같은 실험동물 연구에 아주 적합한 형으로 판명되었으며, 암스트롱이 선택한 코튼 랫이라는 실험동물도 아주 적절한 선택이었음이 뒤늦게 판명되었다.

암스트롱은 란싱주 폴리오바이러스를 원숭이에게 자그마치 19세대나 연속 배양한 뒤 여러 가지 설치류에 접종해 감염을 유도했다. 코튼 랫을 비롯한 여러 종류의 실험동물에 바이러스를 주사하자 별다른 변화 없이 약 25일 정도는 건강한 상태를 유지했으나 그 후 폴리오바이러스에 감염되었을 때와 비슷한 증상을 보이기 시작했다. 실험동물에서 조직을 채취해 병리학적으로 검사해본 결과 소아마비와 비슷한 증상을 보였으므로 폴리오바이러스가 소아마비의 원인이라는 것을 추측할 수 있었다.

노벨 생리의학상을 가져다준 폴리오바이러스 배양

암스트롱의 방법과 동일하게 여러 연구자들이 추가로 실험한 연구에서도 같은 결과가 나왔으므로 암스트롱의 실험은 타당성을 인정받았다. 결과적으로 연구 기관의 사정상 상식에 부합되지 않는 실험동물을 선택한 것이 결정적인 역할을 했다. 연구자들은 이를 계기로 그때까지 공인된 원숭이

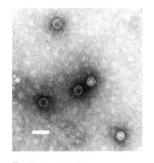

■ 폴리오바이러스

보다 훨씬 더 간편하고 값싼 실험동물로 연구하게 되었다. 또한 암스트롱은 강산이 세 차례나 모습을 바꾸는 동안 별 진전 없이 허송세월을 보내던 폴리오바이러스의 연구를 활성화하는 예상외의 업적을 남길 수 있었다.

트라스크, 비넥, 폴은 폴리오바이러스가 환자로부터 얻은 대변에도 존재한다는 것을 알아냈으며, 앞서 소개한 버넷과 잭슨은 이 바이러스를 원숭이의 경구에 투여해 체내를 감염시킬 수 있다는 사실을 확인했다. 그리하여 오랜 기간 소아마비 연구를 지연시켰던 플렉스너의 결론이 종말을 고하게 되었다.

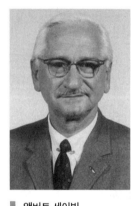
■ 앨버트 세이빈

새로운 연구 결과는 계속 발표되었다. 먼 훗날 경구용 소아마비 백신을 개발하는 앨버트 세이빈Albert Bruce Sabin(1906~1993) 등은 폴리오바이러스가 장관을 통해 침투하는 것을 임상적으로 확인했고, 1949년에는 하버드 대학교 의과대학 소아중앙병원 감염병연구소의 존 엔더스John Franklin Enders(1897~1985), 토머스 웰러 Thomas Huckle Weller(1915~2008), 프레더릭 로빈스 Frederick Chapman Robbins(1916~2003)가 폴리오바이러스는 신경조직 이외의 조직에서도 성장하고 발육하는 것이 가능하다고 발표했다. 또한 소아마비를 발생시키는 바이러스가 세 종류라는 사실도 같은 해에 밝혀졌다.

엔더스-웰러-로빈스 연구 팀은 신경조직이 아닌 배세포와 같은 조직 세포를 이용해 바이러스를 배양하는 데 성공했다. 세균, 바이러스, 리케차 등의 미생물을 연구하려면 배양법이 정립되어야 연구의 진행이 용이한데, 인공적으로 바이러스를 배양할 수 있게 된 것은 이때가 처음이다. 질병을 일으키는 신경조직이 아닌 다른 조직을 이용해 배양하는 것이 가능해짐으로써 암스트롱의 연구와 함께 소아마비 연구가 막대한 연구비와 잘 유지되는 동물실험실 없이도 누구나 참여할 수 있는 것으로 전환되는 계기를 만들었다. 이 세 사람은 최초의 바이러스 배양법인 폴리오바이러스 배양법을 개발한 공로로 1954년 노벨 생리의학상 수상자로 선정되었다.

1954년의 노벨상 시상식에서 수상자를 소개한 스벤 가르드Sven Gard는 "신경조직, 특히 뇌 조직은 조직배양이 아주 어려운 조직이므로 만약 뇌 조직 외에서 소아마비 연구가 불가능하다면 연구를 포기하는 것 말고는 별다른 방법이 없다"라고 말했다. 반세기 전에 플렉스너는 신경조직에서만 폴리오바이러스의 발육이 가능하다고 주장했으나 이 또한 잘못된 이론이라는 것이 증명된 셈이다.

소크 연구소의 창립자 '소크'

소아마비 백신을 만든 사람이 소크라는 것은 모르더라도 미국 캘리포니아 샌디에이고 북쪽 라호야La Jolla에 있는 소크 연구소Salk Institute for Biological Studies를 들어본 과학도는 있을 것이다. 자신의 이름보다 연구소로 더 잘 알려진 조너스 소크Jonas Edward Salk(1914~1995)는 젊어서는 소아마비를, 늙어서는 에이즈를 연구한 의학자로 유명하다.

뉴욕에서 태어난 그는 미국에 이민을 온 러시아계 유대인으로, 의학을 공부하면서부터 임상 의사로 일하는 것보다 실험실에서 연구를 하는 일에 빠져들었다. 1939년 뉴욕 대학교 의과대학을 졸업한 후 인플루엔자 바이러스를 약화하는 연구를 진행했으며, 1942년부터는 미시간 주 앤아버Ann

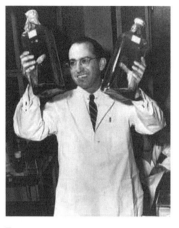

조너스 소크
1955년 피츠버그 대학교에서

Arbor 대학교의 토마스 프란시스Thomas Francis Jr.(1900~1969) 교수의 연구원으로 들어갔다. 역학과 교수이면서 바이러스 연구를 하고 있던 프란시스는 소크에게 인플루엔자를 연구하게 했고, 제2차 세계대전이 한창이던 시대 상황과 맞물려 육군의 연구진과 협력해 인플루엔자에 대한 해결책을 마련하기 위해 연구에 전념했다. 그의 연구는 포르말린formalin을 이용해 약화한 인플루엔자 백신을 제조하는 것이었다.

1947년 피츠버그 대학교에서 바이러스 연구실을 마련한 소크는 1950년 초에 약독화한 백신을 제조할 수 있게 하는 새로운 바이러스 배양법을 개발했다. 자신이 개발한 바이러스 배양법을 이용해 백신을 제조한 소크는 먼저 원숭이를 이용해 동물실험을 했고, 제한적인 임상 시험을 통해 1952년에 의미 있는 결과를 얻어냈다. 1954년에는 지금까지 사상 최대 규모의 이중맹검법에 의한 임상 시험이 실시되었다. 루스벨트가 세상을 떠난 지 10년이 흐른 1955년 4월 12일 세인들의 엄청난 관심 속에 이 백신 시험 결과가 발표되었고, 같은 날 백신의 상업화가 결정되었다. 한때 백신 제조 과정에 문제가 발생해 논란이 되기는 했으나 소크가 개발한 백신은 성공적이라는 평가를 받았고, 미국에서 소아마비를 감소시키는 데 크게 공헌했다. 이 공로로 소크는 일반인들에게도 잘 알려진 유명 인사가 되었으며, 소아마비 백신 개발은 1950년대에 세계 의학계의 화두가 되었다.

1963년에 오늘날 기초의학 연구의 요람 중 하나라고 할 수 있는 소크 연

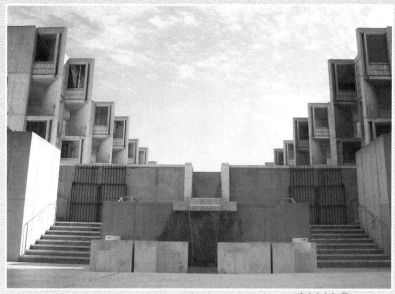

위키피디아, ⓒ Jim Harper

■ 소크 연구소

구소를 설립했고, 이곳에서 에이즈 백신을 연구하며 말년을 보낸 소크는
1985년 은퇴한 후 1995년에 세상을 떠났다.

세이빈이 개발한 달콤한 경구용 백신

폴란드 출신으로 바르샤바 대학교를 졸업한 힐라리 코프로프스키Hilary
Koprowski(1916~2013)는 먹을 수 있는 소아마비 백신 개발에 관심을 기울였다.
소크가 개발한 백신이 효과가 좋다고는 알려졌지만, 한 번 접종으로 끝나
는 것이 아니라 정기적으로 접종을 받아야 하는 단점이 있었기 때문이다.
한편 소아마비를 일으키는 바이러스가 입을 통해 들어와서 소화계통으

로 침입한다는 사실은 1930년대 말에 이미 알려져 있었다. 그리하여 코프로스키는 살아 있는 백신 개발에 매달렸고, 소화계통을 통해 흡수되는 살아 있는 경구용 백신은 면역력이 평생 지속되고 더 강력한 효과를 발휘한다는 것을 알아냈다. 경구용 백신은 효과가 좋고 사용하기에 편리해, 가격이 비싸다는 단점에도 불구하고 1950년 2월 27일 어린이에게 처음으로 사용된 지 불과 10년 만에 수많은 나라에서 널리 이용되기 시작했다.

평생 소크와 라이벌 관계를 유지한 세이빈 역시 경구용 소아마비 백신을 개발했다. 세이빈은 오늘날에는 폴란드 땅이지만 1906년에는 러시아의 영토였던 비아위스토크Byalistok에서 출생한 유대인이었다. 1920년대에 온 가족이 미국으로 이민을 와 뉴저지에 자리 잡은 뒤, 그는 뉴욕 대학교에서 치의학을 공부하기 시작했으나 곧 전공을 바꿔 1931년 의과대학을 졸업했다. 이때 미국에서 소아마비가 유행하자 그는 이 질병을 연구하기로 결심했고, 1935년부터 1939년까지 록펠러 연구소에서 이와 관련된 연구를 진행했다. 1939년 신시내티 대학교로 부임한 그는 제2차 세계대전 기간 중에 육군 의무병과 소속으로 백신 개발에 뛰어들었다.

전쟁 후 신시내티 대학교로 복귀한 세이빈은 1950년대에 코프로스키의 뒤를 이어 살아 있는 경구용 백신을 개발하는 데 성공했다. 그가 개발한 백신은 1957년 세계보건기구 주도로 러시아, 네덜란드, 멕시코, 칠레, 스웨덴, 일본 등지에서 임상 시험에 들어갔고, 1961년에 가장 좋은 소아마비 백신이라는 판정을 받았다. 그리하여 소크의 백신을 대신해 전 세계적으로 사용되는 백신으로 자리 잡았다.

톡스플라스마증toxoplasmosis 진단 시약을 개발했고, 암 연구에서도 훌륭한 업적을 남긴 세이빈은 1993년 세상에 작별 인사를 고하고, 알링턴 국립묘지에 안장되었다.

소아마비의 종말(?)

세이빈이 개발한 경구용 백신은 고가였지만, 탁월한 효과와 편리성으로 단시간에 높은 시장점유율을 기록했다. 1980년 브라질에서 대단위로 소아마비 예방접종 프로그램을 실시하자 5세 이하 어린이 2000만 명과 군인 자원자 30만 명이 참여했다. 이 프로그램이 성공하면서 소아마비를 지구상에서 완전히 쫓아낼 수 있다는 희망을 품게 했다.

1985년에는 국제 로타리 연맹Rotary International이 소아마비의 해결을 위해 운동PolioPlus program을 벌이기 시작했고, 1988년에는 세계보건기구, 유니세프, 미국 질병통제센터 등 여러 단체가 합세해 2000년까지 소아마비를 박멸하기 위한 운동을 전개했다. 효과적인 백신 개발과 박멸 운동에 힘입어 미국에서는 1991년, 터키에서는 1998년에 마지막으로 환자가 발생했으며, 중국을 포함한 서태평양 지역에서는 1998년, 유럽에서는 2002년에 소아마비가 사라졌다고 판정되었다.

그러나 아프리카의 사하라 사막 남쪽 지역에서는 아직까지 유행 가능성이 존재하며, 지금도 소아마비 박멸을 위한 프로그램이 진행되고 있다. 비록 2000년까지 지구상에서 소아마비를 몰아내겠다는 초기 목표는 달성하지 못했지만, 20세기 마지막 12년 동안 발생 환자 수가 약 95% 감소했으니 역사와 전통을 자랑하는 소아마비라는 질병은 조만간 지구상에서 종적을 감출지 모른다.

일생의 라이벌 '소크'와 '세이빈'

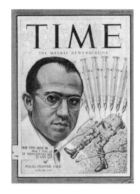

소크의 백신 개발 기사가 실린 《타임》 1954년

지구상에서 소아마비를 멸종 단계로 몰아넣는 데 가장 크게 공헌을 한 소크와 세이빈은 약력에서 볼 수 있듯이 아주 유사한 인생을 보냈다. 결과적으로 뒤늦게 백신을 개발한 세이빈이 최종 승리자가 되었다고 볼 수도 있지만 '누가 먼저 새로운 연구 결과를 얻는지'가 과학자의 경력에서 아주 중요하다는 점을 감안하면 소크 역시 승자로 볼 수 있다.

노벨상 수상자를 여럿 배출한 소크 연구소가 있으므로 사후에는 소크가 학문적 발전에 더 큰 기여를 했다고 볼 수 있지만, 세이빈도 자신의 이름이 붙은 연구소Sabin Vaccine Institute를 남겨놓았다. 세계 정치의 중심지 워싱턴 D.C.에 자리 잡고 있는 이 연구소는 세이빈이 세상을 떠난 해인 1993년에 설립되어 감염성 질병 백신은 물론이고 암 백신 연구에도 참여하고 있으며, 수많은 연구 업적을 낸 훌륭한 연구 기관으로 평가할 수 있다.

소크가 1955년, 세이빈이 1961년에 각각 백신을 공급하기 시작했으므로 소크가 6년을 앞섰다. 이들이 한참 연구에 열을 올리고 있던 때는 1940년대 말부터 1950년대 초까지로 대단한 경쟁의 시기였다. 소크는 애초부터 바이러스를 사멸시킨 사백신을 개발하려 했고, 세이빈은 바이러스를 사멸시키지 않은 생백신을 개발하려고 했으니, 학문적인 라이벌 관계는 이성적인 토론을 감정적인 비평으로 만들어버릴 정도였다.

소크의 백신이 효과가 있다고 알려진 후 1954년 대규모 임상 시험이 결정되었다. 그때까지 뚜렷한 임상 시험 결과를 얻지 못한 세이빈은 여러 가지 방법으로 소크 백신의 불합리성을 공격했다. 그러나 별다른 해결책이 없는 가운데 미국에서만 5만 7628명의 환자가 발생하는 등 소아마비가 대유행을 하자, 182만 9916명을 대상으로 하는 대규모 임상 시험이 이루어진 것이다.

세이빈은 소크의 사백신 제조법을 비판했다. 게다가 1954년 미국 국립보건연구소에서 임상 시험을 위해 준비한 백신의 초기 생산품을 시험하던 중 원숭이에서 질병을 일으키는 인자가 발견되었다. 이뿐 아니라 1954년 대규모 시험이 시작되자 204명의 환자가 발생해 이 중 11명이 사망하는 문제가 발생했다. 이 때문에 수많은 제소가 줄을 이었지만 이 사업의 관리자인 토마스 프란시스Thomas Francis(1900~1969)가 문제가 있는 제품을 즉시 회수하는 등 발 빠르게 대처한 결과, 1955년 백신 시험이 성공적이라는 평가와 함께 소크의 백신이 상용화되었다.

그러나 1961년에 세이빈이 만든 백신이 등장하자 소크 백신은 사용이 더 편리한 세이빈 백신으로 대체되었고, 그로부터 20년 이상이 흘렀다. 미국 질병통제센터는 1969년부터 1983년까지 소아마비 환자의 발생 사례 210건 중 99건이 세이빈 백신의 부작용으로 추정된다는 보고서를 발간했다. 세이빈은 이를 부정했으나 소크는 "세이빈 외에는 모두 이 사실을 믿고 있다. 부작용이 더 적은 백신을 두고 이를 이용하는 것은 말이 안 된다"라는 반응을 보였다. 이와 같은 부작용 의심 사례 때문인지 미국에서는 1999년 세이빈 백신 사용이 중지되었고, 지금은 효능이 뛰어난 여러 종류의 백신이 개발되어 있으므로 세계보건기구에서 두창에 이어 두 번째로 완전 퇴치를 목표로 할 만큼 소아마비를 해결하는 데 널리 이용되고 있다.

농담 삼아 떠도는 이야기 중 하나는 "소크와 세이빈이 의견 일치를 본

것은 대니얼 가이듀섹Daniel Carleton Gajdusek(1923~2008)이 지발성 바이러스를 발견해 노벨 생리의학상을 수상하자 치하한 것일 뿐"이라는 이야기가 있을 정도다. 질병으로부터 해방되기를 원하는 일반인들은 거물 학자들이 한데 모여 서로 의견을 주고받으며 하루빨리 가장 좋은 해결책을 찾아주기를 원하겠지만, 학자도 인간이니만큼 이성적인 판단에 앞서 개인적인 감정을 쉽게 조절하지 못하다는 것을 두 사람의 관계에서 실감할 수 있다.

15

최초의 항생제

페니실린

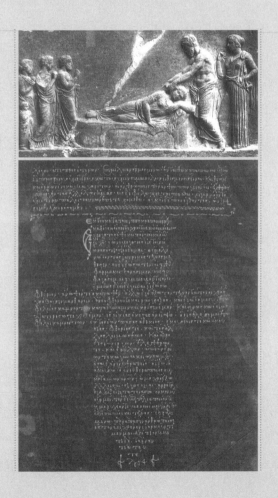

19세기 말 파스퇴르가 출현하면서 의학계는 새로운 과제에 직면했다. '미생물이 질병의 원인이라면 인간은 미생물에 어떻게 대처해야 하는가?'

물론 이 분야에 관심이 없는 일반인들에게는 뜬구름 같은 이야기이지만, 이 말에 귀를 기울인 뛰어난 학자들이 병원성 세균에 대항할 수 있는 방법을 개발해준 덕분에 과거에 인류를 공포로 몰아넣었던 병원성 질병의 원인이 되는 미생물의 피해에서 어느 정도 벗어날 수 있었다.

세균을 퇴치할 수 있는 약을 항균제라 한다. 항균제 중에는 이 세상에 존재하는 것과 인류가 인위적으로 합성해낸 것이 있다. 이 세상에 존재하는 것은 주로 곰팡이에게서 발견되며, 이를 항생제라고 한다. 인류가 합성한 약은 화학요법제라고 하여 항생제와 구별하고 있다.

이 장에서는 인류가 찾아낸 최초의 항생제를 중심으로 세균 퇴치약이 어떻게 개발되어왔는지를 알아보고자 한다.

항생제 발견의 전초전

곰팡이가 세균을 죽일 수 있다는 사실을 처음으로 발견한 사람은 영국 세인트 메리 병원에서 연구원으로 근무하던 존 샌더슨 John Scott Burdon-Sanderson (1828~1905)이다. 샌더슨은 1870년 10월 페니실린 속 곰팡이에 의해 오염된 물을 멸균시키면 세균이 포함되어 있는 공기에 노출되더라도 배양액이 혼탁해지지 않는다는 것을 발견했다. 그는 곰팡이의 항생작용 때문에 세균이 자라지 못해 발생한 이 관찰 결과를 곰팡이가 자라지 않는 것으로 잘못 해석해 "곰팡이만 공기로 전염될 수 있고, 세균은 공기로 전염되지 않는다"라고 발표하는 오류를 범했다. 그러나 샌더슨이 곰팡이의 멸균 효과를

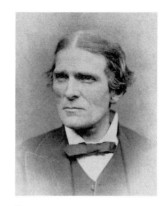

▌ 존 샌더슨

발견한 최초의 인물이라는 것은 부정할 수 없다. 무균 처리를 주장한 리스터는 1871년 곰팡이로 오염된 오줌에서 세균이 자라지 못하는 것을 관찰하고 이를 증명했는데, 이때 리스터가 사용한 곰팡이는 페니실륨 글라우쿰Penicillium glaucum이었다. 하지만 그는 그 이상의 진보적인 생각이나 연구 결과를 남기지 못한 채 이 발견을 그냥 지나쳐 버리고 말았다.

파스퇴르는 1877년 미지의 미생물이 포함된 소변에서 탄저균이 성장하지 못하는 것을 발견하고, 이를 응용해 탄저균과 일반 세균을 함께 실험동물에 접종한 결과 탄저 발생 빈도가 현저히 감소하는 것을 관찰할 수 있었다. 이 실험을 통해 파스퇴르는 "한 가지 생명체가 다른 생명체의 성장을 억제하고 방해할 수 있다"라고 주장했고, 이를 이용하면 병원성 미생물에 대해 치료 효과를 거둘 수 있을 것이라는 명성에 걸맞은 말을 남기기도 했다.

1889년 프랑스 과학진보협회에서 장 비예맹Jean Paul Vuillemin(1861~1932)은 공생과 반대되는 개념으로 항생antibiosis이라는 용어를 처음 사용했고, 1895년 나폴리 해군 병원의 빈센초 티베리오Vincenzo Tiberio(1869~1915)는 곰팡이로부터 얻은 추출액이 병원성 세균에 감염된 동물에서 항균 효과를 나타내는

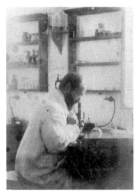
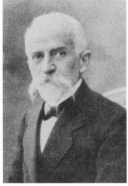

빈센초 티베리오(왼쪽)
장 비예맹

발견을 한 것을 시작으로 곰팡이의 항균 효과에 대한 논문이 여러 학자들에 의해 연속적으로 여러 편 발표되었다. 그중에는 항균 효과가 있는 유효성분을 분리해낸 경우도 있었으나 그 이상으로 진척되지는 않았다.

플레밍과 페니실린

1881년 스코틀랜드에서 소작농의 아들로 태어난 알렉산더 플레밍은 런던에서 안과 의원을 개업하고 있던 형의 집에서 기숙하며 공예 학교를 졸업했다. 졸업 후 선박 회사에서 4년간 근무하던 그는 뜻하지 않게 백부의 재산을 물려받았고, 이를 밑천으로 세인트 메리 의과대학교에 입학했다.

대학을 졸업한 1901년 암로스 라이트Almroth Wright(1861~1947) 교수의 연구실로 들어가면서 세균학 연구에 참여하게 된 플레밍은 제1차 세계대전이 발발하자 야전병원으로 파견되어 근무했다. 그곳에서 외과 의사들이 석탄산과 같은 살균제를 과다하게 사용하는 데도 부상병들이 패혈증을 비롯한

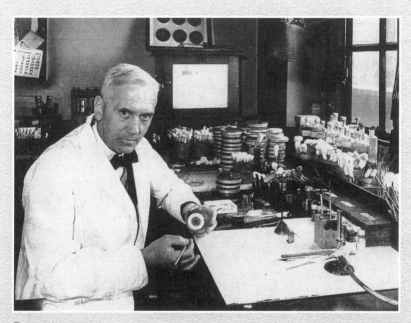

■ 알렉산더 플레밍

여러 감염성 질환으로 사망한다는 것을 깨달았다. 그는 살균 효과를 지니면서도 인체에 무해한 어떤 다른 물질을 발견해야겠다고 결심했고, 전쟁이 끝나 1918년 모교로 돌아온 이후로 항생제 연구에 젊음을 바쳤다.

플레밍은 1922년 점막 분비물 등에 포함되어 세균을 용해하는 성질을 지닌 물질을 발견해 라이소자임 lysozyme이라 명명했으며, 여러 실험을 통해 이 물질이 생체 내에 존재하는 항생물질이라고 생각했으나 실제로는 병원성 세균에 효과가 없는 것으로 판명이 났다.

운명의 해인 1928년, 세인트 메리 병원의 접종과장이던 플레밍은 곰팡이를 배양해 거기서 멸균 능력이 있는 물질을 분리하기 위해 연구를 진행하고 있었다. 그의 조수들은 곰팡이를 충분히 배양하기 위해 많은 양의 배지를 곰팡이 배양에 이용했고, 배양이 끝난 배양액을 여과해 맑은 액을 얻었다. 이후 이 액체를 산성 물질로 처리한 다음 수분을 증발시키고 다시 알코올로 침전시켜 어떤 물질을 얻어냈다.

이 침전물의 항균력을 시험해본 결과 항균력은 침전물이 아닌 알코올 용액에서 나타났다. 그러나 항균력은 일주도 유지되지 못했고, 이렇게 지속 시간이 짧은 데 실망한 플레밍은 유효 성분을 알아내려는 생각을 포기한 채 연구를 중단했다. 이 연구를 수행하면서 자신이 다루고 있는 물질이 포도상구균, 연쇄상구균, 뇌막염균, 임질균, 디프테리아균 등에 효과가 있다는 것을 발견했으나, 1929년 5월 '곰팡이로부터 얻은 물질의 항균력이 우수하기는 하지만 생체 내에서는 효과가 없을 것'이라는 내용의 논문을 발표한 뒤 항생제 연구를 그만두었다. 곰팡이 배양액이 항균 효과를 나타낸다는 연구 결과는 당시에도 가끔씩 발표되고 있었으므로, 다른 과학자들의 관심을 불러일으키지 못한 채 플레밍의 연구는 사장되어버렸다.

페니실린의 재등장

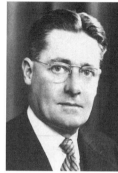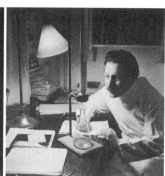

하워드 플로리(왼쪽)
언스트 체인
체인은 플로리와 함께
페니실린의 항생효과를
확인했다. 오른쪽 사진
은 옥스퍼드 대학교에서
실험을 하고 있는 체인
의 모습이다.

사장되어가던 플레밍의 연구 결과를 세상 밖으로 끌어낸 하워드 플로리 Howard Walter Florey(1898~1968)는 1898년 호주의 애들레이드에서 태어났다. 애들레이드 대학교에서 의학을 전공한 그는 영국 모드린 대학교와 케임브리지 대학교에서 잠시 유학한 후 1925년에는 1년간 미국의 록펠러 연구소에서 근무했다. 1926년부터 영국에서 본격적으로 연구를 시작한 그는 1935년 옥스퍼드 대학교의 병리학 교수로 임명되었고, 생화학을 담당할 교수로 언스트 체인 Ernst Boris Chain(1906~1979)을 초빙했는데, 이것이 훗날 페니실린을 발견함으로써 노벨 생리의학상을 수상하게 되는 계기로 작용했다.

플로리의 동반자 체인은 1906년 베를린에서 태어났다. 프리드리히 빌헬름 대학교에서 화학을 전공한 그는 1933년 나치당이 정권을 잡자 영국으로 망명해 1929년 노벨 생리의학상을 수상한 케임브리지 대학교의 홉킨스 연구실에서 주로 인지질에 관한 연구를 수행했다. 1935년 플로리의 요청을 받은 홉킨스의 권유로 옥스퍼드 대학교로 적을 옮겼으며, 그때부터 플로리와의 인연이 시작되었다.

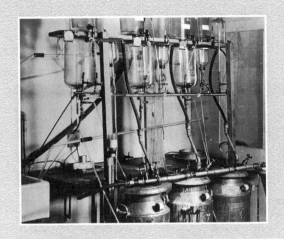

플로리와 체인은 플레밍이 연구한 라이소자임에 관심이 있어 라이소자임의 정제와 작용 기전을 규명하기 위해 연구를 진행했다. 연구 중 접한 항생물질에 대해 플레밍이 밝힌 견해에 주목해 플레밍이 시도했던 페니실린 연구를 재개하고자 결심했다. 이 두 과학자가 플레밍이 중단한 연구를 재개하려 한 것은 플레밍의 실험 방법을 변형해 다시 실험할 경우 새로운 결과를 얻을 수도 있다는 기대감 때문이었다.

플레밍의 연구 방법을 재검토해본 결과 그의 실험은 용량을 전혀 고려하지 않은 채 작용 시간만을 측정하는 오류를 범했고, 효과를 나타내는 양을 결정하지도 않은 채 양을 대충 설정했으며, 투여 방법도 충분히 고려하지 않아 너무나도 비과학적으로 실험했다는 결론에 이르렀다. 따라서 플로리와 체인은 이와 같은 플레밍의 오류를 보완해 다시 한 번 페니실린에 도전하겠다고 마음먹었고, 1939년 록펠러 재단에서 연구비를 지원받아 페니실린 연구를 진행했다.

문헌을 충분히 검토한 후 실험에 임한 그들은 곧 좋은 결과를 얻기 시작해 1940년 3월에는 100mg의 페니실린 분말을 얻어 동물실험을 시작했다.

그해 5월에는 병원성 세균에 감염된 쥐에서 페니실린의 항생 효과를 입증할 수 있었으며 이를 8월에 논문으로 발표했다.

플로리와 체인의 논문에 즉각적으로 반응한 것은 플레밍이었다. 그러나 플로리와 체인은 연구 결과를 전해 듣고 찾아온 플레밍에게 관심을 두지 않았고, 플레밍도 그들의 연구실과 대량 생산을 위한 공장을 둘러보기만 했을 뿐 그들 사이에 심도 깊은 토론은 이루어지지 않았다.

플로리와 체인은 다량의 페니실린을 얻기 위해 꾸준히 노력했고 1941년 2월 포도상구균에 감염된 환자를 대상으로 임상 시험을 실시해 그해 8월 논문을 발표했다. 임상 시험을 계속하기 위해서는 대량생산 체제가 요구되었지만, 불행히도 영국의 제약 회사들은 이들의 연구에 주목하지 않아 미국에서 대량생산을 하게 되었다. 제2차 세계대전이 한창이던 1943년 페니실린은 부상병들의 치료에 이용되었고, 같은 해 미국의 제약 회사에서는 페니실린 구조를 발표하고 그 구조에 따라 여러 종류가 있다는 것을 입증했다.

당시에 사용된 페니실린은 천연 곰팡이에서 분리한 것이었지만, 현재는 천연물보다 더 많은 병원성 세균에 효과가 있고 부작용이 적어 안전하게 사용할 수 있는 천연 원료 6-aminopenicillanic acid (APA)를 이용한 반합성 페니실린을 사용하고 있다.

노벨상 수상에 얽힌 이야기

1945년의 노벨 생리의학상은 페니실린을 발견한 플레밍과, 페니실린을 대량 합성하고 그 효과를 입증한 플로리와 체인에게 돌아갔다. 플레밍의 연구를 재개했던 플로리와 체인은 플레밍의 연구에만 관심이 있었을 뿐 플레밍이라는 과학자에 대해서는 전혀 관심이 없었으므로 공동 수상이 달갑지 않았다.

플레밍의 스승 라이트는 플로리와 체인의 임상 시험 결과가 논문으로 발표되었을 때 신문사에 연락을 해 페니실린 발견은 플레밍의 업적이라고 주장했고, 이 이야기를 들은 신문사에서는 즉시 플레밍을 인터뷰한 기사를 게재했다. 옥스퍼드 대학 당국도 신문사에 연락해 페니실린은 플로리와 체인의 업적이라고 주장했다. 그런데 플로리는 자신을 찾아온 기자들과의 인터뷰를 거절했고, 플레밍은 자신의 연구와 플로리 및 체인의 연구 결과를 나름 객관적으로 소개했다.

이런 연유로 1945년 노벨 생리의학상 수상이 결정되었을 때 인터뷰를 가치 없이 생각한 플로리나 체인보다 매스컴과 원만한 관계를 유지하던 플레밍이 더 크게 다루어지기도 했다.

플레밍의 행운

플레밍이 최초의 항생제 페니실린을 발견한 데는 전혀 과학자답지 못한 그의 실험 습관이 한몫을 했다는 주장도 있다. 플레밍이 페니실린 발견이라는 엄청난 업적을 이룬 것은 여섯 가지 행운이 한꺼번에 복합적으로 작용했기 때문이라는 것이다.

첫 번째 행운은 플레밍의 연구실 바로 아래층에서 곰팡이로 알레르기 백신을 만드는 연구를 진행했다는 점이다. 이 실험에서 사용된 곰팡이 중 한 종류가 재수 좋게 위층으로 날아와 공교롭게도 포도상구균을 배양하던 플레밍의 배양 용기를 오염시켰고, 이것이 페니실린의 발견으로 이어졌다는 것이다.

두 번째 행운은 아래층에서 위층으로 날아온 곰팡이가 하필 페니실리움 노타툼Penicillium notatum이었다는 것이다. 이 곰팡이는 미국의 미생물학자 찰스 톰Charles Thom에 의해 명명된 곰팡이로, 페니실린 속에 속하는 곰팡이 중에서도 아주 희귀하다.

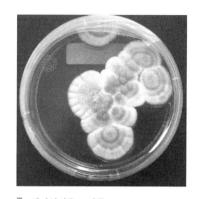

페니실리움 노타툼

플레밍이 휴가를 가면서 배양 용기를 배양기에 넣지 않고 실험대 위에 그대로 둔 것이 세 번째 행운이었다. 만약 일반적인 연구자들의 연구 태도대로 배양 용기를 배양기에 넣어두었다면 포도상구균은 적절한 환경 속에서 곰팡이가 살균력을 발휘하지 못할 만큼 잘 자라 플레밍의 발견이 불가능했을 수 있다.

그해 여름은 쌀쌀했다. 이것이 플레밍의 네 번째 행운이었다. 플레밍이 휴가를 떠난 7월 말의 날씨가 다른 해와 달리 쌀쌀했기 때문에 세균에 비해 곰팡이가 잘 자라서 살균 작용을 나타낼 만큼 충분한 양의 페니실린이 만들어진 것이다.

페니실린의 효과가 나타난 직후 무더운 날씨가 계속된 것이 다섯 번째 행운이었다. 따라서 이미 사멸된 용기 옆에 놓인 용기의 세균들이 잘 자랄 수 있었고, 그 덕분에 이미 사멸된 균이 플레밍의 눈에 쉽게 띈 것이다.

플레밍의 마지막 행운은 평소의 습관을 따르지 않은 것이다. 즉 휴가를 마치고 돌아온 후 배양 용기 속의 세균이 곰팡이에서 만들어진 물질에 의해 죽은 것을 발견한 순간, 평소와 다르게 즉시 배양 용기를 세척하지 않았으므로 배지에 생겨난 반점을 발견할 수 있었다.

이뿐 아니라 페니실린의 두 번째 업적이라 할 수 있는 라이소자임의 발견도 우연이었다. 감기에 걸린 채 세균을 배양 중인 용기를 관찰하다가 콧물 한 방울을 흘린 것이다. 눈물을 떨어뜨렸다는 기록도 있으나 진위 여부는 확인할 수 없다.

일반적인 연구자들은 원하지 않는 물질이 혼합되면 그냥 버리는 것이 보통이지만, 배양 용기를 오랫동안 버리지 않는 습관이 있던 플레밍은 다음 날 콧물에 포함된, 인체에 아무 해가 없으면서도 항균 능력이 있는 물질을 찾아내는 데 성공했다.

체인과 플로리의 행운

체인과 플로리도 플레밍 못지않게 행운이 따랐다.

첫 번째 행운은 그들이 항생제를 발견하기 위해 연구를 시작한 것이 아니라는 점이다. 그들은 임상 시험에 사용할 수 있는 항생제를 얻기 위해 연구를 한 것이 아니라 우연히 발견한 플레밍의 논문에서 많은 허점을 발견한 뒤 제대로 연구하면 뭔가 좋은 결과를 얻을 수 있겠다는 기대감에서 시작한 것이다.

두 번째 행운은 그들이 사용한 실험동물이 생쥐mouse였다는 점이다. 실험동물로 기니피그guinea pig 사용이 일반화되었던 당시에 그들은 별 생각 없이 생쥐를 선택했고, 이것이 그들에게 행운을 가져다주었다. 페니실린은 기니피그에서는 독성이 나타나지만 생쥐에서는 독성이 없었으므로 그들의 연구는 난관에 부딪히지 않고 무사히 진행될 수 있었다.

마지막 행운은 그들이 추출한 페니실린은 순도가 1%에 불과한 불순물로 이루어진 물질이었음에도, 그중 독성이 있는 물질이 없었기 때문에 연구가 원활히 진행된 것이다. 만약 99%에 달하는 불순물 중 독성 물질이 포함되어 있었더라면 이 위대한 발견은 이루어지지 않았을 것이다.

플레밍이 페니실린 연구를 중단한 이유

플레밍은 우연을 가장한 행운으로 페니실린을 발견했으나, 그 이상의 연구는 포기하고 말았다. 그 때문에 12년 후 플로리와 체인이 페니실린을 재발견할 때까지 이 연구 결과는 사장된 상태였다. 이런 까닭에 페니실린의 발견자를 놓고 논쟁이 일어나기도 했다. 그렇다면 플레밍은 왜 페니실린 연구를 중도에 포기한 것일까?

첫째, 플레밍이 토끼의 혈액 속에서 페니실린의 항균력을 측정한 결과 그 효과는 30분도 채 지속되지 않았다. 어느 약제든 효과가 30분밖에 지속되지 않는다면 적절한 혈중 농도를 유지하기가 어려우므로, 약제로 사용할 수 없다.

둘째, 플레밍은 자신이 발견한 항생물질에 희망을 걸고 나름대로 임상시험을 실시했으나, 결과는 너무도 실망스러웠다. 1929년에 행한 시험에서 자신의 연구를 도왔던 조수의 콧속에 생긴 염증을 치료하기 위해 페니실린을 발랐으나 아무 효과도 거둘 수 없었고, 다리를 절단한 환자에게도 페니실린을 발라보았으나 환자가 패혈증으로 사망하는 바람에 실험에 실패하고 말았다. 플레밍이 더 나은 실험 조건을 찾아 반복 실험을 했다면 홀로 노벨상 수상자가 되었을지도 모를 일이다.

셋째, 1929년의 동물실험에서 세균들이 포함된 용액에 동물의 장기를 담근 뒤 이를 다시 페니실린 용액에 넣자 동물의 장기 표면에 붙어 있는 세균은 멸균되었으나 장기 내부에 포함된 세균이 멸균되지 않는 것을 보고는 페니실린이 생체 조직 내부로는 침투하지 못한다고 생각했다. 페니실린의 농도를 더 높인다거나 작용 시간을 더 늘린다거나 투여 방법을 바꿔가며 다시 실험할 생각을 하지 않고, 그만 연구를 포기하고 만 것이다.

화학요법제를 발견한 에를리히와 도마크

항체는 세포 표면에 붙어 있는 곁사슬에 의해 만들어진다는 이론을 인정받아 1908년 노벨 생리의학상 수상자로 선정된 에를리히는 그 업적보다 살발산 606호라는 약을 발견한 사람으로 더 유명하다. 에를리히의 항체 생산 이론은 오늘날의 면역학 책에서 비록 잘못된 이론으로 취급받고 있기는 하지만, 이것이 매독 치료제인 살발산 606호를 발견하는 데 중요한 역할을 했다. 비록 잘못된 이론이라도 그것을 통해 학문적 업적을 이루었으며, 감염병 해결의 실마리가 되었다는 점에서 높이 평가받아야 할 것이다.

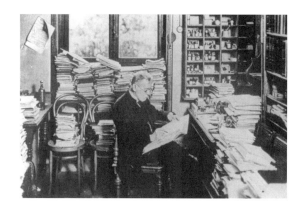

▌ 파울 에를리히

에를리히가 나타나기 전까지 감염병에 쓸 수 있는 약이라고는 제국주의 시대에 남아메리카로 건너간 예수회 신부들이 유럽으로 들여온, 말라리아를 치료하기 위해 원주민들이 사용하던 키나 나무껍질에서 축출한 퀴닌quinine과 아메바성 이질 치료에 이용되던 에메틴emetin 정도가 전부였다.

19세기 중후반에 파스퇴르와 코흐 등을 통해 미생물 특히 세균이 각종 감염병의 원인이라는 사실이 알려졌으나, 예방접종과 청결한 위생 관리 외에는 마땅한 치료 방법을 전혀 모른 채 20세기를 맞이했다. 세균 염색법에 관심이 있던 에를리히는 세균이 종류에 따라 다르게 염색되는 것에 착안해 각각의 세균 기능을 억제할 수 있는 치료제를 개발하려고 했다. 실제로 1907년 기생충의 일종인 트리파노소마를 치료할 수 있는 약을 발견하면서 화학요법제라는 용어를 처음 사용했고, 1910년에는 매독 치료제로 사용할 수 있는 살발산을 개발했다. 특정 병을 치료하기 위해 사용할 수 있는 특별한 약이라는 뜻에서 에를리히는 이를 일명 '마법의 탄환'이라고 불렀다.

이후 수많은 학자들이 다른 질병에 사용할 수 있는 마법의 탄환을 찾아내려 노력했지만, 말라리아와 트리파노소마 치료에 사용할 수 있는 물질 몇 가지만 찾아냈을 뿐 뚜렷한 성과를 얻지 못한 상태에서 제1차 세계대전이 지나갔고, 독감에 의해 수천만 명이 사망하는 등 그저 시간만 흘러가고 있었다.

1932년에 독일의 게르하르트 도마크Gerhard Domagk(1895~1964)는 프론토질prontosil에 항균 효과가 있다는 것을 발견했다. 아스피린으로 주가를 올리고 있던 바이어 회사에서는 세포 병리 연구자인 도마크와 협력 연구를 실시해 회사에서 개발한 술폰아미드sulfonamide와 아조 염료의 화합물을 이용한 연구를 진행한 결과 항균 효과가 있음을 증명해 살발산 이후 중단되다시피 한 항균 화학물질을 찾아내는 데 성공했고, 이것이 오늘날 수많은 설파제를 탄생시키는 계기가 되었다.

프론토질의 구조(왼쪽)와 게르하르트 도마크

에를리히와 도마크는 화학물질을 이용해
세균감염이 해결될 수도 있다는 것을 보여주
었고, 플레밍은 생명체 내에 존재하는 물질
을 이용해 다른 미생물의 감염을 해결할 수 있다는 것을 보여주었다. 이를
토대로 20세기 후반에 전염성 병원체를 해결할 수 있는 수많은 물질이 개
발되었다.

국가적 자존심

영국의 과학자들은 페니실린 발견에 얽힌 이야기를 들을 때마다 씁쓸한
기분을 느낀다고 한다. 그들의 노력으로 연구하고 완성한 금세기 최고 업
적 중 하나가 미국 제약 회사들에 막대한 이익을 안겨주는 황금알을 낳는
거위가 되었기 때문이다. 1941년 플로리와 체인이 연구실을 개조해 만든
페니실린 제조 공장(공장이라는 이름이 과장으로 느껴지기는 하지만)에서 얻은 페니실린
으로 임상 시험을 실시해 만족스러운 결과를 얻었을 때 영국의 제약 회사
들은 거의 관심을 보이지 않았다.

결국 어부지리로 미국의 제약 회사들이 대량생산의 기회를 거저 얻다시
피 했고, 이로써 영국은 페니실린을 수입하기 위해 막대한 특허료를 미국

에 50년 이상 지불해야 했다.

뒤늦게 페니실린의 유용성을 깨달은 영국의 제약 회사 스미스클라인 비참은 비록 특허권은 미국으로 넘어갔지만, 체인을 고문으로 맞아들여 1950년대부터 페니실린 관련 연구를 진행했다. 오랜 세월이 흘러 자존심이 상할 대로 상한 뒤 생산능력을 갖추게 된 스미스클라인 비참은 현재 작은 박물관을 조성해 페니실린 관련 자료를 전시하고 있다.

플레밍의 방법을 답습한 왁스먼

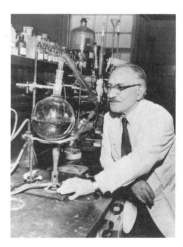

여러 연구자들이 새로운 화학요법제를 얻기 위해 노력하던 시기에 미국의 셀먼 왁스먼Selman Abraham Waksman (1888~1973)도 그 대열에 동참해 연구에 열중했다. 러시아에서 1910년에 미국으로 건너간 그는 1915년 러트거스 대학교를 졸업했다. 캘리포니아 대학교에서 학위를 받은 후 러트거스 대

샐먼 왁스먼

학교의 토양 미생물학 교수가 된 왁스먼은 1927년 저서 『토양 미생물학 원리』를 출간하면서 유명해졌다.

'곰팡이 속에는 항생물질이 몇 가지나 들어 있을까?', '곰팡이의 종류가 얼마나 많은데 또 세균의 종류가 얼마나 많은데, 세균 감염을 억제할 수 있는 물질이 곰팡이 속에 단 한 가지만 들어 있다고 생각하는가?' 등의 의심을 품은 왁스먼은 토양에 존재하는 수많은 미생물을 대상으로 여러 균주를 각

각의 선택배지에 배양하면서 흙을 배지에 첨가하는 경우 증식 과정에서 일어나는 세균의 변화를 관찰하고자 했다. 만약 흙이 세균 증식을 억제하는 효과를 보인다면 그 물질을 분리하는 것이 목적이었다. 그의 연구 방법은 흙 속의 미생물이 배지에 첨가되어 증식하는 경우 오염을 일으키기 때문에 결과 분석이 용이하지 않다는 단점이었다. 이를 해소하기 위해서는 수많은 작업을 반복하면서 노동 집약적이고 흥미롭지 않은 일을 해야 했지만, 그는 새로운 항생제 개발이라는 원대한 목표를 위해 꾸준히 연구했다.

플레밍보다 훨씬 규모를 키워 연구를 진행하면서 흙 속에는 눈에 보이지 않는 미생물이 자신의 영역을 지키기 위해 끊임없이 자리다툼을 하고 있고, 이와 같은 환경 속에서 새로운 세균이 생겨나거나 외부에서 침입을 하고, 새로 만난 세균들끼리 세력 확장을 위해 싸움을 벌여 토양이라는 환경에 가장 잘 적응한 세균들만이 살아남는다는 것을 깨달았다. 즉 결핵 때문에 사망한 사람의 시신을 땅에 묻으면 땅에 존재하는 세균에 의해 시신이 분해되어 부패하고, 차차 뼈만 남긴 채 토양이라는 환경 속으로 흡수되는 것과 마찬가지로 사람을 사망에 이르게 한 결핵균은 토양이라는 새로운 환경에서 이미 터줏대감 역할을 하고 있는 세균들과 자리를 차지하기 위해 싸움을 벌여 이 싸움에서 지면 토양에 정착하지 못한 채 멸종되어버리므로, 토양은 결핵균이라는 새로운 세균의 침입에도 아랑곳없이 원래의 환경을 유지할 수 있다는 사실을 발견한 것이다.

왁스먼은 노동력과 시간이 요구되는 연구 방법을 이용했지만, 획기적인 항생제를 찾아내겠다는 일념으로 끈기 있게 연구진을 이끌었다. 그러던 어느 날 희망이 보이기 시작했다. 방선균에서 추출해낸 특이한 물질이 장티푸스균, 포도상구균을 비롯한 여러 병원성 세균에 대해 멸균 효과를 나타낸다는 사실을 발견한 것이다. 방선균은 그가 학부 시절부터 관심을 두고 있던 대상으로, 방선균이 생산해내는 항균 효과가 있는 물질은 20가지가 넘었다.

동물실험 결과는 희망적이지 못했지만 왁스먼은 약효가 좋고, 부작용이 적은 물질을 찾아내기 위해 계속 노력했다. 그러던 중 한 연구원이 연구실 뒤 정원의 흙에서 추출한 물질이 시험관 속에서 창자에 병을 일으키는 병원균을 사멸시키는 것을 발견했다. 이 미생물은 방선균의 일종인 스트렙토미케스 그리세우스Streptomyces griceus이었다. 이 미생물의 배양액에서 추출해낸 항생물질은 결핵균, 장티푸스균과 같이 페니실린으로 해결할 수 없는 여러 가지 균에 살균 효과가 있었다.

왁스먼은 1943년 방선균으로부터 추출한 항생물질을 발표하면서 스트렙토마이신이라고 명명했다. 계속된 연구를 통해 이 항생제는 두 개 이상의 아미노당amino sugar이 배당체성 결합glycosidic linkage으로 중심부에 있는 육탄당핵에 연결되어 있는 구조라는 것을 알게 되었고, 이때부터 이를 아미노글리코사이드계 항생물질이라고도 불렀다. 스트렙토마이신은 여러 병원성 세균에 대해 살균 효과를 보여주었지만 특히 결핵 치료 효과를 지닌다는 점이 관심을 끌었다. 백색의 페스트라는 별명으로 수백 년간 수시로 인간사회에 침입해 서서히 인간을 폐인으로 만들어버린 결핵의 원인균은 1882년 코흐가 찾아냈지만, 적당한 치료제가 없어 환자들을 구하지 못한 채 시간만 흐르고 있었다. 그런데 그 치료제가 발견된 것이다.

스트렙토마이신은 결핵 이외에 장티푸스, 발진티푸스, 백일해 등의 전염성 질병에도 유용한 효과를 낸다고 알려졌고, 그 후로 이소니아지드, 파스 등이 스트렙토마이신과 함께 결핵의 1차 약제로 사용되었다. 현재는 결핵 치료를 위해 리팜피신, 이소니아지드, 피라진아마이드, 에탐부톨 등을 사용하고 있어 결핵의 1차 약제로서 스트렙토마이신의 효용은 감소했지만, 장내 구균성 심내막염, 페스트, 야토병, 브루셀라 감염증 등에 스트렙토마이신을 이용하고 있다.

왁스먼은 1945년 플레밍, 플로리, 체인이 페니실린을 발견해 노벨상을 수상한 것과 같은 방법으로 연구를 진행했지만, 결핵 치료제인 스트렙토마이신을 발견한 공로를 인정받아 1952년 노벨 생리의학상 수상자로 선정되었다.

스트렙토마이신을 발표하기에 앞서 왁스먼은 1940년 오늘날 항암제로 사용되는 악티노마이신을 이미 발견했으며, 노벨상을 수상한 후에도 항생제를 찾기 위한 노력을 거듭해 1946년에 글리세인, 1948년에 네오마이신을 비롯해 여러 가지 항생제를 더 찾아내는 데 성공했다. 그는 1952년 미국 세균학회에서 곰팡이와 같은 미생물에서 분리해낸 항균성 물질을 항생제antibiotics로 명명하자고 제안했고, 이렇게 하여 오늘날 우리가 사용하는 항생제라는 명칭이 생겨났다.

왁스먼의 목표와 행운

왁스먼이 새로운 항생물질을 찾기 위해 연구를 시작했을 무렵, 프랑스의 르네 뒤보스René Jules Dubos(1901~1982)는 포도상구균과 연쇄상구균에 효과가 있는 타이로스리신tyrothricin이라는 약품을 발견했다. 흙 속에 대량으로 존재하는 프레비스균 때문에 생성되는 물질인 타이로스리신은 음식과 함께 입을 통해 동물의 체내로 들어오는 경우에는 아무런 효과가 없지만, 정맥에 주사하면 특정 균주를 사멸하는 특징이 있다. 또한 타이로스리신은 몸에 생긴 상처나 피부에 병원체가 침입해 염증 반응과 함께 감염성 질병의 특징을 보일 것에 대비해 바르는 약으로도 사용할 수 있다고 판명되었다. 뒤보스의 연구 결과는 유사한 연구를 진행하던 왁스먼에게 대단히 큰 자극을 주었다. 왁스먼은 항생물질을 생산할 능력이 있는 미생물이 발견될 때마다 연구진을 격려하며 뭔가를 얻기 위한 과정에 직접 참여했고, 그런 도중에 페니실린을 부산물로 얻기도 했다.

왁스먼의 목표는 모든 병원성 세균을 박멸할 수 있는 강력한 항생제를 개발하는 것이었다. 지금이야 여러 병원성 세균에 동시에 사용 가능한 '브로드 스펙트럼broad spectrum'이라는 용어가 널리 알려져 있지만, 당시에는 특정 질병에 대한 특효약이라는 개념의 '마법의 탄환'이 의학을 지배하던 시절이라, 그의 목표는 일면 돈키호테적 사고방식으로 생각되기도 했다. 이미 플레밍의 페니실린이 각종 세균성 질병에 광범위하게 사용되고 있기는 했으나, 페니실린에 대한 경험이 축적되면서 페니실린으로 해결할 수 없는 세균이 여러 가지 방법으로 확인되기 시작했다. 왁스먼은 각종 세균성 질병을 일거에 박멸시킬 수 있는 완벽한 항생제를 얻겠다는 최종 목표를 향해 연구를 진행해갔다.

페니실린의 발견은 경제적이고 효과 좋은 약물이 개발되었다는 점에서 의약품 역사에 큰 족적을 남겼지만, 이보다 더 큰 의의는 이것이 곰팡이에서 찾아낸 항생물질이라는 점이다. 이 세상에 존재하는 수많은 미생물로부터 새로운 약제를 개발하는 것이 가능하리라는 희망을 인류에게 가져다주었고, 실제로 20세기 후반부를 지나는 동안 그 희망은 현실이 되었다. 따라서 인류를 감염병의 공포에서 해방시키는 데 혁혁한 공을 세운 것이다. 페니실린 발견 후 이루 헤아릴 수 없을 만큼 많은 연구자들이 미생물로부터 항생 효과를 지닌 물질을 얻고자 연구를 계속했고, 오늘날에도 미생물을 비롯한 새로운 생명체에서 그들이 보유하고 있는 화학물질을 분리하고, 이 물질이 항생제로서의 효과나 다른 약물요법에 사용할 수 있는 효과가 있는지를 알아보려는 연구가 꾸준히 진행되고 있다.

왁스먼이 그다지 독창적이지 않은 업적으로 노벨상을 수상한 것은 독창성보다 업적에 따른 파급효과를 중시했기 때문으로 판단된다. 앞선 연구자의 연구를 답습했다는 평가를 받은 수많은 과학자들이 경쟁의 대열에서 탈락한 것과 달리, 페니실린 발견과 거의 동일한 연구를 수행한 왁스먼이 노벨상을 수상한 것은 그가 찾아낸 스트렙토마이신이 다른 질병이 아닌 결핵 치료제였기 때문일 것이다.

역사적으로 인류에게 가장 잘 알려진 질병 중 하나인 결핵은 오랜 세월 동안 동화, 소설, 연극 등에서 조연의 역할을 맡아왔으며, 오 헨리O. Henry (1862~1910)의 『마지막 잎새』를 비롯해 몇몇 작품에서는 주연을 맡기도 했다. 결핵은 한 번 감염되면 서서히 증세가 악화되어 마침내 죽음에 이르는 것으로 알려져 있었고, 1882년 코흐가 그 원인균을 발견하기 전까지 증상과 예후 외에는 아무것도 알려진 것이 없었다. 그러나 코흐에 의해 전염성을 지닌 세균이 결핵의 원인이라는 것이 밝혀졌고, 페니실린이 발견된 후에는 다른 여러 전염성 질환과 마찬가지로 이 병원성 균에 대해 치료 효과를 지닌 항생제를 찾기 위한 경주가 시작되어 왁스먼이 승자가 되었다.

플레밍은 페니실린이라는 항생물질을 처음 발견했고, 플로리와 체인은 그 항생물질을 이용해 감염병을 치료할 수 있는 길을 터주었다. 또한 왁스먼은 항생물질의 종류가 아주 많고 그중에는 결핵과 같이 역사적으로 큰 문제를 일으킨 감염병을 치료할 수 있는 물질이 있다는 것을 보여줌으로써 플레밍, 플로리, 체인과 마찬가지로 노벨 생리의학상을 수상했다. 많은 이들의 노력으로 20세기 말에 역사적으로 인류를 위협한 감염병을 거의 해결할 수 있게 되었다.

16

암은

왜 발생하는가?

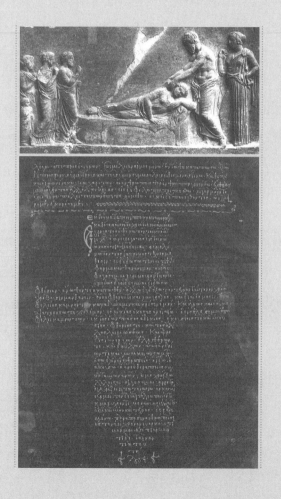

건강검진을 한 후 '암에 걸렸습니다'는 말을 들으면 대부분의 사람들은 공포심을 느낄 것이다. 암이 인류에게 공포의 대상이 된 것은 어제오늘의 일이 아니며, 인류 역사와 함께한 질병 중 하나다.

암을 해결하기 위해 투자한 비용은 우주개발 비용에 비견될 정도이고, 세계적으로 수많은 연구가 끊임없이 진행되고 있다. 그러나 지난 반세기 이상 암과의 전쟁을 계속해왔음에도, 인류가 암에서 해방되는 날은 여전히 요원할 정도로 암 정복이 어렵다는 사실만 널리 알려져 있을 뿐이다. 그나마 다행인 것은 현대 의학자들이 연구에 연구를 거듭해 암을 해결할 실마리를 찾을 수 있으리라는 희망이 싹트고 있다는 점이다.

인류의 문명이 시작된 이래로 지금까지 오묘하기 이를 데 없는 암을 이해하기 위해 인류가 노력하는 동안 예상치 못한 발견이 이루어지기도 했고, 엉터리 업적이 한동안 각광을 받기도 했으며, 시간이 지나면서 진리가 바뀐 경우도 있다. 암에는 써먹지도 못할 연구 결과가 의학의 다른 분야에서 훌륭한 역할을 하기도 했다.

이 장에서는 암 연구 중 어떤 우연이 오늘의 의학을 이룩해왔는지 되짚어보면서, 부분을 연구해 전체를 보는 것이 얼마나 어렵고 또한 도움이 되는지 살펴보려 한다.

암이란 무엇인가?

우리 인체는 세포라는 아주 작은 단위가 모여 조직을 이루고 있다. 이 조직이 모여 장기를 구성하며, 장기들이 모여 인체를 이룬다. 세포는 성장에 따라 분열과 노화를 일으키고, 세포분열 속도가 빨라지면 노화도 빨리 진행되어 심한 경우 조로 현상이 발생할 수 있다. 또한 세포가 적절한 통제 기능에서 벗어나 필요 이상으로 증식하면 필요 없는 또는 비정상적인 세포가 자라나는 이상 현상을 보일 수도 있다.

세포분열 조절 기전에 결함이 생기거나 세포의 정상적인 성장 및 조직의 재생과는 무관하게 비정상적으로 세포 증식이 일어나는 경우, 새로운 것이 생겨난다는 뜻에서 '신생물neoplasm'이라고 하거나 '종양tumor'이 생긴다고 한다. 이와 같은 과정을 '니오플레이저neoplasia'라고 하며 이 단어의 어원을 살펴보면 '새로 자라남new growing'을 뜻한다.

니오플레이저는 보통 세포분열이 정상보다 항진되어 나타난 상태를 가리키며 장관 점막 세포, 피부 세포, 혈구 세포 등 인체에서 세포분열이 활발히 나타나는 정상 세포들과 비슷한 모습을 띤다. 종양을 둘로 나누면 그 행태에 따라 악성malignant과 양성benign으로 나눌 수 있고, 우리나라에서 예로부터 사용하던 용어에 맞추면 악성 종양을 보통 암이라 하고 양성 종양은 혹 또는 종양이라 칭한다.

암을 가리키는 캔서cancer라는 단어의 기원은 그리스어로 게를 뜻하는 카르키노스karkinos에서 유래했다. 암세포가 정상 세포 내에서 게처럼 마구 헤집고 다닌다는 의미인지 아니면 어쩌다 보니 두 개 단어가 연결된 것인지는 정확치 않으나, 암을 상징하기 위해 게를 그려놓거나 암을 박멸하자는 포스터에 암세포 대신 게를 그려 넣는 경우도 여러 곳에서 발견되고 있다. 종양학이라는 안카러지oncology는 한 개의 암세포가 다수로 자란다는 의미로, 다수를 뜻하는 그리스어 온코스oncos에서 유래했다.

암의 역사

백악기 공룡 화석을 비롯해 살아 있는 생물체들이 암을 가지고 있는 것으로 보아 암이 아주 오래전부터 알려져 있었음은 의심의 여지가 없다. 고대 이집트의 무덤에서 골육종 등의 소견을 보인 사람의 뼈가 출토되었고, 기원전 2500~3000년경의 미라에서도 암의 흔적을 찾을 수 있다. 기원전 1660년경으로 추정되는 이집트의 에드윈 스미스 파피루스에는 치료 방법이 없는 유방암 환자를 수술하는 법이 기록되어 있다. 기원전 약 1550년경의 에버스 파피루스에는 크고 혐오스러운 종양의 경우 그냥 두는 것이 치료를 시도하는 것보다 낫다는 기록이 남아 있다. 또 위암이나 자궁암의 경우에는 치료가 불가능하더라도 암을 수술하는 것이 증상 완화에 도움이 된다는 기록이 있을 정도로 암에 대해 구체적으로 알고 있었다.

지금까지 공식적으로 확인된 가장 오래된 암은 약 4600년 전 이집트인에게서 발견되었다. 주인공은 기자의 피라미드 공사에 참여한 일꾼으로 두개골과 갈비뼈 등에 암의 흔적이 남아 있다. 이 유골은 피라미드 공사에 동원된 일꾼들의 묘지를 발굴한 고고학자들에 의해 발견되어, 가장 오래된 암 환자로 기록되었다. 그렇지만 이것은 이집트에서 발표한 것이며, 전세계 학자들에게 공인을 받은 것은 아니다

기원전 500년경 잉카 유적에서도 암 환자의 흔적이 보이며, 비슷한 시기에 유럽에서도 암에 대한 기록이 등장했다. 2세기에 로마에서 활약한

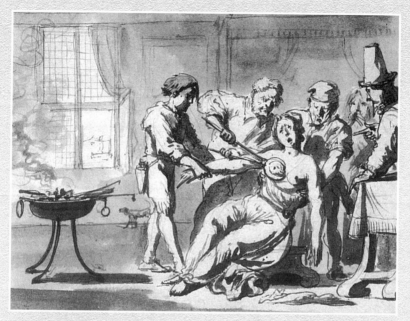

■ 17세기에 유방암 제거 수술을 하는 장면

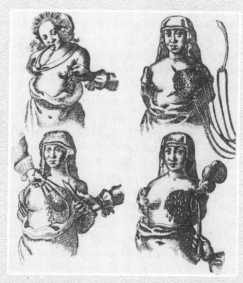

■ 17세기에 유방암 수술로 암세포를 제거하는 과정

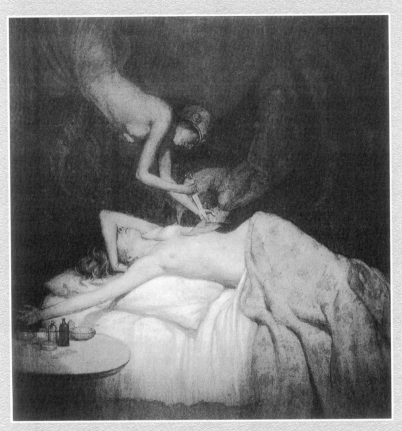

▌ 20세기 초의 유방암 제거 수술을 비유한 그림

갈레노스는 암은 신체 어디서든 발생할 수 있으나 가장 흔히 발생하는 곳은 여성의 유방이라 믿었다. 그는 유방암 치료를 위해 눈에 보이는 조직은 물론 깊은 부위까지 충분히 수술해야 한다고 주장했다. 그의 영향력은 근대가 시작될 때까지 지속되었고, 유럽 각지에서 근대사상이 싹튼 후에야 암에 대한 새로운 이론이 등장했으나, 유용한 것은 거의 없었다. 단지 여러 나라에서 외과수술에 뛰어난 의사들이 등장하면서 암세포를 어떻게 제거하는 것이 좋을지 의견을 제시하기도 했지만, 그것도 환자의 예후에는 별 효과를 발휘하지 못했다.

자극설과 배세포설을 주장한 피르호와 콘하임

근세로 접어들면서 해부학, 생리학, 세균학 등의 분야에서는 많은 발전이 있었으나, 암과 관련된 분야에서는 큰 진전이 없었다. '병리학의 아버지' 또는 '의학의 교황'이라는 별명이 붙은 19세기 의학계의 슈퍼스타 피르호가 등장해 발암의 원인으로 자극설을 주장하면서 암에 대한 관심이 증폭되기 시작했다.

피르호는 의학은 물론 인류학, 고고학 등의 분야에서 학문을 창시했다고 할 만큼 뚜렷한 업적을 남겼고, 정치가로서도 한 시대를 풍미해 비스마르크에게 결투를 신청했다는 일화가 전해질 정도다. 다방면에 걸쳐 남긴 많은 업적을 남긴 그는 특히 의학 분야에 뛰어났는데, 1845년 흰 피를 가진 질환을 의미하는 백혈병을 처음으로 기술했으며 색전증과 혈전증에 관한 실험적 연구, 폐결핵, 두개골에 생긴 혈종, 뇌혈관과 임파계의 관계 등을 연구해 능력을 한껏 발휘했다.

또한 그때까지 행해지던 육안적 관찰 위주의 병리학을 현미경을 이용한 세포 관찰로 전환해 병리학의 수준을 한 단계 더 끌어올리는 성과를 거두었다. 피르호는 세포와 같은 미세한 신체 부위에 이상이 생겨 질병이 발생한다고 설명하려 했고, 이를 통해 현대 면역학의 기초 이론을 정립하기도 했다. 그는 1858년에는 병리학 연구 결과와 이론을 수록한『세포병리학 Cellular pathology』을 발표해 '세포는 정상 생물의 최종 단위이며 또한 병리학적 장애 현상의 기본단위'라는 해부병리학의 근본 원리를 밝혔으며, 그의 업적으로 수많은 질환을 체계적으로 분류하는 것이 가능해졌다. 또한 그는 공중보건 분야에도 지대한 관심을 기울여 발진티푸스를 비롯한 여러 감염병을 연구했고 "의학은 사회과학이다", "어떤 훌륭한 이론적 고찰도 확실한 실증 앞에서는 그 생명력이 사라진다" 등의 명언을 남기기도 했다.

그러나 피르호는 당시에 크게 유행하던 미생물학에 대한 이해가 부족해 때때로 학문적으로 돌이킬 수 없는 엉터리 주장을 펴기도 했는데, 특히 당시 빠른 속도로 연구가 진행되던 결핵이나 디프테리아에 대해 잘못된 이론을 내놓거나 진화론에 대해 엉뚱한 말을 남기기도 했다. 세균학에 대한 이해가 부족했던 그는 말년까지 미생물의 존재를 인정하지 않았으나, 베링을 통해 디프테리아 혈청요법이 가능해지자 미생물의 존재를 인정했다.

또한 암이 자극에 의해 발생한다고 생각했다. 피르호가 주장한 자극설을 한마디로 요약하면 기계적·온열적·화학적으로나 방사선으로 인체의 특정 부위를 지속적으로 자극하면, 생체에 아직까지 알지 못하는 변화가 생겨 암이 발생한다는 이론이었다. 이 학설은 방사선학자, 굴뚝 청소부, 화학제품 제조에 종사하는 노동자 등에게서 암이 잘 발생하는 것을 관찰해 얻은 결론이었다. 이 때문에 많은 사람들이 지속적인 자극이 암을 발생시킨다는 것을 동물실험을 통해 증명하려고 시도했으나 좋은 결과를 얻지 못했다. '세포병리학의 아버지'로 등극하기는 했으나 결국 암세포가 왜 발생하는지에 대해서는 답을 얻지 못한 것이다.

19세기 말에 발암 원인 중 하나로 제안된 배세포설은 피르호의 후배라 할 수 있는 독일의 병리학자 콘하임이 발표한 것이다. 그는 베를린 대학교를 졸업한 후 병리학을 전공해 킬 대학교, 브레슬라우 대학교, 라이프치히 대학교 등에서 병리학 교수로 활동했다. 그는 콘하임 미아설이라고도 알려진 배세포설을 발암 원인으로 주장했으나, 배세포 상태부터 암이 될 세포가 존재한다는 그의 학설은 단지 학설에만 머물고 말았다. 그는 그 외에도 백혈구가 혈관 밖으로 빠져나오면서 염증 반응이 일어나고 혈관이 없으면 염증이 생기지 않는다는 것을 증명했고,『염증과 화농』,『염증에 관한 새로운 연구』,『병리학 총론』등의 저서를 남겼다.

피비게르에게 노벨 생리의학상을 안겨준 기생충 발암설

덴마크 출신의 피비게르는 1890년에 코펜하겐 대학교 의학부를 졸업하고 의사 면허를 받았다. 그 후 1년 동안 베를린에 있는 코흐의 실험실에서 코흐와 베링 등의 지도를 받으며 연수를 한 뒤, 세균학을 공부하기 시작해 1895년「디프테리아의 세균학적 연구」라는 논문으로 의학박사 학위를 취득했다. 그는 1897년부터 코펜하겐 대학교 병리학 연구소에서 연구했고, 1900년에는 그 대학의 병리학 교수로 승진하면서 해부병리학 연구소장을 겸하는 등 여러 기관에서 근무했다.

1907년 피비게르는 결핵에 감염된 흰쥐를 이용한 연구를 수행하던 중 우연히 쥐의 위에서 종양을 발견했다. 자세히 조사해본 결과 이 종양은 육종sarcoma으로 판명되었으며, 종양 조직 안에 공길로네마 네오플라스티쿰 Gongylonema neoplasticum이라는 기생충이 들어 있었다. 그 후 이 기생충에 대한 연구를 진행해 이것이 열대산 바퀴벌레를 중간숙주로 하는 선충의 일종인 스피롭테라Spiroptera라는 사실도 밝혀냈다. 아마도 서인도에서 수입한 사탕수수에 열대산 바퀴벌레가 묻어 들어오면서 감염이 되었다고 본 것이다. 따라서 피비게르는 스피롭테라 유충을 가진 바퀴벌레가 흰쥐에게 잡아먹힌 후 이 유충이 쥐의 위벽에서 성충으로 자라났고, 이 성충이 직접 발암 과정에 관여하거나 또는 이 성충이 쥐의 위벽을 계속 자극함으로써 육종을 발생시켰을 것이라는 가설을 세웠다.

피비게르는 이 선충과 암의 관계를 밝히기 위해 1200마리가 넘는 흰쥐를 스피롭테라 유충에 감염시켜 위벽에 육종이 발행하는지 조사했으나 뚜렷한 결과를 얻지는 못했다. 그러나 이 선충은 바퀴벌레를 중간숙주로 삼고 있으며, 쥐의 배설물을 통해 배출된 알은 이 배설물을 먹은 바퀴벌레의 체내에서 자라고, 이것이 쥐에게 다시 섭취된다는 사실을 확인했다.

피비게르는 "질병의 원인은 세균이다. 세균이 질병의 원인이라는 사실을 증명하려면 병소로부터 세균을 분리하고, 실험적으로 세균을 증식시킨 후 이를 정상인 동물에 투여해 그 병을 일으키게 하면 된다"라는 스승 코흐의 가르침을 자신의 연구에 적용하며 연구를 계속 진행했다.

피비게르는 병소인 쥐의 위벽에서 기생충을 분리한 뒤 바퀴벌레의 체내에서 기생충의 유충이 자라도록 했다. 그리하여 얻은 기생충이 흰쥐의 위에서 암을 발생시키는지 관찰하고자 했다.

코펜하겐의 한 탄수화물 정제 공장에서 스피롭테라 선충에 감염된 바퀴벌레를 풀어놓은 후 쥐가 이 바퀴벌레를 잡아먹도록 기다렸다. 충분한 시간이 흐른 후 61마리의 쥐를 잡아 확인해본 결과 40마리의 위에서 선충을 볼 수 있었고, 이 중 18마리가 위암 또는 전구적 병상을 보이는 것을 관찰할 수 있었다. 또 이 공장에서 잡은 바퀴벌레를 정상적인 쥐에게 먹이자 거의 대부분의 쥐가 스피롭테라의 기생 현상을 보여주었고, 54마리의 실험 대상 중 일곱 마리에서 위벽에 육종이 발생하는 것을 재차 확인했다. 실험 대상 쥐들의 위암 발생 빈도는 낮은 편이었으나 기생충은 세균과 달리 감염보다는 만성적 자극에 의해 암을 발생시키므로, 비록 낮은 빈도이기는 하지만 기생충이 발암 과정과 관계가 있다는 결론을 내렸다.

그리하여 피비게르는 1913년 길이 4~5cm, 너비 0.2cm 정도의 선충이 쥐의 위벽으로 침입해 암을 일으키며, 선충에 의해 발생한 위암 세포를 다른 정상적인 쥐에게 이식하면 위암이 발생한다는 결과를 독일의 한 전문 잡지에 발표했다. 이것은 인류 역사상 최초로 암을 인공적으로 발생시킨 실험이었으며, 발암 과정을 명확히 설명해주는 일대 사건이었다. 그는 '실험적인 방법으로 암 발생을 증명'한 업적으로 1926년 노벨 생리의학상을 수상했으며, 시상에 앞서 스웨덴 왕립 카톨린스카 의학연구소장 빌헬름 외른스테트Wilhelm Wernstedt는 "현재까지 불치의 병인 암의 발생 원인에 대해 피르호의 자극설과 콘하임의 배세포설 등 여러 가지 설이 있었으나, 아직 확실한 증거는 찾지 못하고 있었습니다. 그러나 기생충의 선충이 발암 원인이라는 사실을 밝힌 피비게르의 업적은 확실한 증거를 가져다주었습니다"라고 그의 공을 소개하는 연설을 했다.

피비게르 말년에 암에 관한 연구와 함께 사회를 위해서도 많은 일을 했다. 덴마크 의학협회 암 위원회 총재, 파스퇴르 협회 회원, 스칸디나비아 병리학 및 미생물학회지 창립 회원 및 편집위원, 국제 암 연구학회 총재 등 여러 나라의 수많은 협회와 학회에서 왕성하게 활약했다. 그리고 노벨 생리의학상 수상 후 약 1년이 지난 1928년 1월 30일 대장암과 심장 기능

상실로 세상을 떠났다.

그런데 피비게르는 잘못된 업적으로 노벨상을 수상했다는 불명예를 남겼다. 건강이 좋지 않았던 피비게르는 말년까지 왕성한 활동을 했음에도 자신의 업적이 잘못되었다는 것을 깨닫지 못한 채 눈을 감을 수밖에 없었다.

그러나 엉터리 업적을 남겼다고 해서 피비게르가 인류에 공헌하지 않은 것은 아니다. 그의 연구 결과가 각광을 받음으로써 암에 대한 연구가 한층 활발해졌고, 실험 방법에도 많은 발전을 이루었으며, 일반인과 정치인의 관심을 의학 분야로 끌어들이는 데도 한몫을 했다. 또한 그가 발견한 스피롭테라 선충이 암을 유발하지는 않지만, 주혈흡충과 간흡충이 각각 방광암과 담도암을 유발한다는 것은 오늘날 잘 알려진 사실이니, 기생충이 암을 일으킨다는 그의 주장이 반드시 틀렸다고 할 수는 없다.

화학물질 발암설을 주장한 야마기와

피비게르가 노벨상 수상자로 선정되는 과정에서 시비를 건 사람들도 있었다. 1913년부터 1926년까지 아무도 그의 실험을 재현하지 못했기 때문이다.

노벨상을 놓고 피비게르의 강력한 경쟁자였던 야마기와는 1888년에 도쿄東京 대학교 의과대학을 졸업한 후 병리학을 전공으로 택했다. 그는 결핵을 연구하기 위해 베를린의 코흐 연구소에서 유학했으며, 1년 후 피르호가 있는 베를린 병리학 교실로 옮겨 연구를 계속했다.

피비게르가 노벨상을 수상하기 전까지 유럽에서는 암에 대한 연구가 아주 활발하다고 할 수는 없었지만 여러 연구자들이 각자의 관심에 따라 연구를 수행하고 있었다. 그중 한 가지는 굴뚝 청소부에게서 주로 발생하는 음낭암scrotal cancer의 발생 기전에 관한 연구였다. 1775년 영국의 의사 퍼시벌 포트 Percivall Pott(1714~1788)는 굴뚝 청소부에게서 발생한 음낭암은 음낭 주름 사이로 매연이 들어가면서 자극을 주어 발생한다는 보고를 한 바 있다. 광산의 먼지, 아닐린 염료와 같은 환경적인 문제가 암을 일으킨다는 주장이

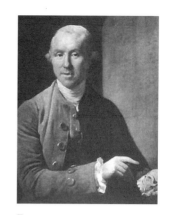

■ 퍼시벌 포트

꾸준히 제기되었으나 화학물질의 인공 발암에 대한 여러 학자들의 연구는 별다른 성과를 거두지 못하고 있던 때였다.

야마기와는 피르호의 연구실에서 반복 자극에 의한 발암설을 입증하기 위해 연구를 진행했으나 별다른 성과를 거두지 못하고 1년 후 귀국했다. 귀국 후 여러 문헌을 검토한 결과 굴뚝 청소부에게서 음낭암이 발생하기까지는 10년 이상이 걸리므로 끈기 있게 연구를 해야 한다는 것을 알았으나, 결핵에 감염된 그는 마음의 여유가 없었다. 이때 혜성처럼 이치카와 고이치市川厚一가 찾아왔다. 도호쿠東北 대학교 농과대학을 졸업한 그는 피비게르의 논문이 발표된 직후인 1913년 9월 1일부터 연구에 착수했다. 토끼는 다른 실험동물에 비해 수명이 길고, 토끼의 귀는 털을 깎으면 그대로 노출되어 암 조직의 발생을 확인하기 쉬운 까닭에 토끼를 실험동물로 삼았다. 이치카와는 토끼의 귀에 콜타르를 발라 암을 발생시키는 실험을 시작한 것이다.

야마기와와 이치카와는 일단 150일간의 반복 실험을 목표로 연구를 시작했고, 약 2개월이 지나자 토끼 귀의 피부가 살짝 부어오르는 것을 관찰

할 수 있었다. 이 조직을 채취해 현미경으로 관찰했으나 암세포로의 변화는 관찰되지 않았다. 그들은 1914년 4월 2일 일본 병리학회에서 "상피가 증식해 암세포에 가까운 변화를 나타냈다"라고 결과를 발표했다.

토끼가 150일간의 실험 기간을 견디지 못하고 사망에 이르는 경우가 많았지만 그들은 더 많은 실험동물을 이용해 연구를 계속했고, 마침내 103일째와 179일째가 된 토끼에서 암이 발생하는 것을 확인해 1915년 5월에 열린 도쿄 의학회東京醫學會에서 이 사실을 발표했다. 화학물질에 의한 발암설이 진리로 밝혀지는 순간이었다.

훌륭한 업적을 이룩하고도 아깝게 노벨상을 놓친 야마기와는 피비게르가 사망한 다음 해인 1930년에 생을 마감했다. 그러나 그는 자신이 행한 것과 같은 방법의 실험이 세계 각지에서 널리 행해지도록 하는 데 일조했으며, 그가 사망하던 해에 콜타르에 포함된 3,4-벤조피렌3,4-benzopyrene이 암을 일으킨다는 사실이 알려진 것을 시작으로 20세기 중후반을 거치면서 수많은 발암물질을 발견하는 데 촉진제 역할을 했다. 프랜시스 라우스 Francis Peyton Rous(1879~1970)의 바이러스에 의한 발암 이론에 대해 수많은 연구자들이 관심을 기울여 연구하던 1940년대에는 콜타르, 벤조피렌, 메틸콜란트렌 등의 화학물질 때문에 암이 발생한다는 사실이 재현됨으로써 야마기와의 이론이 다시 인정받게 되었다. 현재까지 알려진 발암물질은 3-메틸콜란트렌3-methylcholanthrene, 벤조피렌benzpyrene 등 다륜성 탄화수소 polycyclic hydrocarbons와 나프틸아민 naphthylamine, 나이트로소아민 nitrosoamine, 우레탄urethane 등을 비롯해 셀 수 없이 많으며, 앞으로도 새로운 물질이 계속 발견될 것이다.

바이러스가 암을 일으킨다

2008년의 노벨 생리의학상은 후천성 면역결핍증acquired immune deficiency syndrome: AIDS, 이하 에이즈을 일으키는 인체면역결핍바이러스human immunodeficiency virus: HIV를 발견한 프랑스의 뤼크 몽타니에Luc Montagnier(1932~)와 프랑수아 바레시누시Françoise Barré-Sinoussi (1947~), 그리고 인체 유두종바이러스가 자궁경부암을 일으키는 사실을 발견한 독일의 하랄트 추어하우젠Harald zur Hausen (1936~)에게 돌아갔다. 하우젠은 노벨상 수상 전부터 지금까지 미생물과 기생충이 암을 일으킬 가능성이 생각보다 높다는 사실을 알리는 데 앞장서고 있고, 한국인들이 먹는 육회를 통해 간암의 원인이 되는 폴리오마바이러스가 전파되므로 완전히 익혀 먹어야 한다는 주장하기도 한다. 그러나 바이러스를 통해 암이 전파된다는 사실을 처음 알려준 사람은 하우젠이 아니다.

암의 발생 원인에는 여러 가지가 있지만 현재 바이러스가 원인이 되어 암이 발생한다는 데 이의를 제기할 만한 의학자는 한 명도 없을 것이다. 당연시되는 현재의 진리는 1911년 미국의 라우스가 제기한 "닭의 육종 형성에는 바이러스가 원인이 된다"라는 보고가 계기가 되었다.

1905년에 존스 홉킨스 의과대학교를 졸업한 라우스는 병리학을 전공한 후 1909년부터 록펠러 의학 연구소에서 평생을 보냈다. 1909년 어느 날 한 농부가 다리에 암이 생긴 닭을 한 마리 가져왔다. 라우스는 바이러스에 의한 발암 과정에 관심을 두고 있었으나, 그때까지의 연구 상황으로 보아 좋은 결과를 기대하기 어렵다는 이유로 연구소 동료들은 그에게 포기할 것을 권유하고 있었다.

농부가 가져다준 닭을 통해 바이러스의 발암 과정에 대해 더 큰 관심을 갖게 된 라우스는 암 연구에 뛰어들었다. 이 닭은 순종 플리머스 록 암탉으로 오른쪽 가슴 부위에 울퉁불퉁한 공 모양의 종양이 매달려 있었고, 암세포는 근육 조직에 발생하는 종양인 육종의 특징을 보이고 있었다.

라우스는 종양의 내용물을 추출하기 위해 액체질소로 종양 조직을 냉동시킨 후 완전히 갈아 세포 구성 물질과 박테리아를 모두 제거하고 세포와는 무관하게 활동하는 것으로 추정되는 병원체를 검출하고자 했다. 이를 위해 그는 완전히 파괴한 종양의 세포조직을 여과시킨 후 그 추출물 용액을 암에 걸린 닭과 종이 같은 건강한 닭에게 주사했다. 그 결과 그 닭에서도 육종이 발생했다. 라우스는 새로 생긴 이 육종 조직의 추출물에서 혹을 만드는 원인 물질을 추출해 이것이 바이러스라는 것을 확인해 라우스 육종 바이러스Rous sarcoma virus라고 이름을 붙여 1910년 11월 학회에 보고했다. 그의 논문 제목은 「무세포 여과액에 의한 악성 신생물의 전달」이었다.

그는 자신이 분리한 이 바이러스를 원하는 연구실마다 기꺼이 보내주었지만, 워낙 수요가 많았던 탓에 이 바이러스를 공급받지 못하는 연구소도 있었다. 또 라우스가 제시한 대로 여러 연구소에서 반복 실험을 실시했으나 똑같은 결과를 얻지 못하는 곳도 있었다. 따라서 라우스의 연구도 초기에는 사람들의 관심만큼 지지를 받지는 못했다.

라우스가 바이러스를 발견한 후 20여 년간 바이러스에 의한 발암 과정은 조류에 국한된 현상으로 간주되었고, 라우스는 바이러스를 더 이상 연구하지 않고 있었다. 라우스를 다시 암 연구로 돌아오게 한 사람이 리처드 쇼프Richard Edwin Shope(1901~1966)다. 병리학을 전공한 쇼프는 1932년에 미국 남부에서 서식하는 야생 토끼의 피부에서 종종 볼 수 있는 사마귀가 바이러스 때문에 발생한다는 사실을 발견하고, 자신의 이름을 본떠 쇼프 유두종Shope papilloma 바이러스라고 명명했다. 그런 쇼프가 라우스에게 공동 연

구를 제의하면서 라우스는 다시 암 연구를 시작했다. 이후 볼드윈 루케
Balduin Lucké는 개구리의 샘암이, 존 비트너John Joseph Bittner(1904~1961)는 생쥐
의 유방 종양이 바이러스에 기인한다고 발표해 조류 이외에서도 바이러스
를 통해 암이 발생한다는 사실이 밝혀졌고, 소아마비를 일으키는 바이러
스의 배양이 가능해짐으로써 바이러스 연구가 한층 활발해졌다.

라우스는 1966년 노벨 생리의학상 수상자로 결정되었다. 그때 그의 나
이 87세였으며, 바이러스의 발암 기전을 보고한 지 56년이 지난 후였다.
말년의 라우스는 학계의 여러 중요한 직위를 역임했고, 암에 대한 그의 연
구 업적을 높이 평가받아 국제연합훈장을 비롯한 많은 상을 수상하기도
했다. 그는 1970년에 세상을 떠났다.

시대를 앞서간 사람들의 비애

바이러스의 발암설은 라우스가 처음 주장했지만 미생물이 발암 과정에
영향을 미칠 것이라는 생각은 미생물이 발견되면서부터 제기되었다. 그러
나 한때 많은 과학자들의 관심을 끌었던 미생물 발암설은 20세기 초반에
자취를 감추고, 같은 시기에 발표된 피르호의 자극설과 콘하임의 배세포
설이 학계의 관심을 끌었다.

미생물 발암설이 들어가게 된 것은 특정 미생물이 감염병을 유발한다는
이론이 실험을 통해 입증되면서 모든 질병에 대한 연구가 활발해졌으나,
암은 감염병과는 다른 형태의 질병이라는 증거가 계속 제시되었기 때문이
다. 한 가지 예를 들면 종양이나 백혈병 환자는 의사나 간호사, 가족에게
병을 옮기지 않는다. 그러나 한편으로는 동물에서 종양 조직을 아주 소량

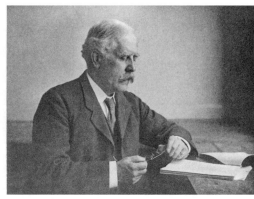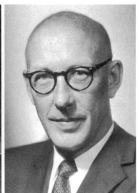

아치볼드 개로드(왼쪽), 에드워드 테이텀

절취해 다른 동물에 이식하면 이 종양이 새로운 종양을 유발할 수 있다는 실험 결과가 19세기 후반부터 보고되기 시작했다. 이와 같은 결과를 토대로 양성 종양과 악성 종양이 전염 병원체 때문에 발생한다고 주장하는 과학자도 일부 생겨났다.

현재는 인체에 암을 일으키는 많은 종류의 바이러스가 사람들에게 알려져 있다. 하우젠이 발견한 인체 유두종바이러스, 비인두암을 일으키는 엡스타인바 Ebstein-Barr 바이러스, 간암 유병률을 높이는 가장 큰 원인인 B형 간염 바이러스와 C형 간염 바이러스 등 수많은 종양이 바이러스 감염에 의해 발생한다는 것이 잘 알려져 있다.

지금은 보편화된 진리인 바이러스 발암설을 주장한 라우스가 56년이라는 세월을 흘려보낸 것과 같은 현상은 의학의 역사에서 흔하지는 않지만 드물게 찾아볼 수 있다. 홈스의 무균법을 리스터가 지지하기까지는 22년이라는 시간이 걸렸지만, 무균 수술이 이루어지기까지는 그 두 배의 시간이 소요되었다. 알캅톤뇨증에 관한 연구를 진행하던 중 1유전자 1효소설을 발표한 아치볼드 개로드 Archibald Garrod(1857~1936)는 자신이 죽은 지 20여 년이 지난 후에야 에드워드 테이텀 Edward Lawrie Tatum(1909~1975)과 조지 비들 George Wells Beadle(1903~1989)이 비슷한 이론으로 1958년 노벨 생리의학상을 수상하는 것을 지하에서 지켜봤을 것이다.

바이러스 발암설을 주장한 지 56년 만에 노벨 생리의학상을 수상한 라우스는 뒤늦게나마 인류 역사에 자신의 족적을 뚜렷이 남길 수 있었지만, 라우스보다 더 앞서간 과학자들은 공도 인정받지 못한 채 역사 속으로 사라져버렸다. 시대를 앞서간 사람들의 비애라고나 할까?

1775년에 발표된 "굴뚝 청소부는 전립선암이 잘 걸린다"라는 주장이 화학물질에 의한 발암 기전으로 밝혀지기까지는 거의 150년이 걸렸으니 그것에 비하면 짧은 시간이라 할 수 있겠지만, 그렇다 하더라도 이 길고도 긴 세월 동안 학문이라는 분야에서 멀

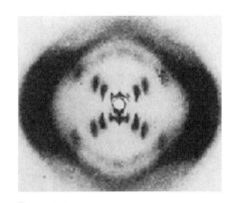

▌ X선 회절

어지지 않고 계속 학문 연구에 종사하며 87세까지 살았다는 것은 라우스에게 깃든 행운이라고 할 수 있다. 만약 그의 수명이 짧았다면 '살아 있는 사람에게만 수상한다'는 노벨상 규정 때문에 로절린드 프랭클린 Rosalind Elsie Franklin(1920~1958)의 전철을 다시 밟았을 테니 말이다. 프랭클린은 X선 회절을 이용한 DNA 구조 연구에서 대단한 업적을 남기고도 노벨상 수상 대열에서 아깝게 탈락한 사람으로 기록된 인물이다.

이와 함께 더 놀라운 사실은 라우스는 노벨상 기념 메달을 걸 때까지 은퇴하지 않고 계속 연구 생활을 했다는 점이다. 교토 대학교의 후지나미 아

키라藤浪鑑는 라우스보다 1년 먼저 바이러스가 암을 일으키는 듯한 현상을 발견했으나 아무도 그의 의견에 귀를 기울이지 않았다. 그가 그런 연구를 했다는 사실을 아는 이도 거의 없었다. 두 명의 덴마크 과학자 빌헬름 엘레르만Vilhelm Ellerman(1881~1937)과 올루프 방Oluf Bang은 라우스보다 3년 앞선 1908년에 닭의 백혈병이 미생물에 의해 발생한다고 주장했다. 그들은 세포 없는 여과액을 닭에 주사해 백혈병을 전염시켰지만 그들의 연구 역시 별다른 흥미를 불러일으키지 못했다. 아마도 전반적인 당시 분위기는 백혈병이 암과 아무 관계가 없다고 생각했으므로 그들의 연구 결과에 귀 기울이는 사람이 없었다.

시대를 앞서간 과학자들의 연구는 과학의 주류에서 벗어난다는 이유로 비과학적이라 취급받으며 무시되는 경우가 많았다. 그러나 과학과 비과학을 구별한다는 것은 아주 어려우며, 유사 이래 늘 보수의 편에만 섰던 학계가 진보로 바뀔 가능성은 조금도 없기 때문에, 이처럼 수많은 세월이 흐른 뒤에야 업적을 인정받는 일이 앞으로도 계속될 것이다. 획기적인 연구를 받아들인다는 것은 학자들이 잘못을 저지르고도 깨닫지 못했다고 자인해야 하는 것이었으므로 쉬운 일은 아니다.

라우스의 경우에는 행운도 따랐다. 1915년부터 20여 년간 자신의 관심을 다른 데로 돌리며 실험을 포기했던 그 기간에 바이러스학이 눈부시게 발전한 것이다. 이때 바이러스학이 발전하지 않고 정체된 상태였다면, 그리하여 학문적 진보의 미비로 실험 기술이 발전하지 못하고 라우스의 결과를 지지하는 실험들이 손쉽게 이루어지지 않았다면, 그는 다시 암 연구에 정력을 쏟지 않았을 것이다.

항암제로 개발된 에이즈 치료제, 항생제로 개발된 항암제

의학의 역사에 등장하는 우연한 사건을 살펴보면, 암을 치료하는 목적으로 개발한 약물이 다른 용도로 사용되거나 다른 용도로 개발한 것이 항암제로 사용된 경우도 있다.

1960년대에 바이러스 때문에 암이 발생한다는 이론이 받아들여지기 시작할 때 특히 조류에 발생하는 암이 관심을 끌었다. 암을 일으키는 바이러스는 유전정보를 지닌 DNA deoxyribonucleic acid 대신 RNA ribonucleic acid를 지니고 있는 것이 특징이었고, 유전정보를 지니고 있지 않으므로 이 RNA로부터 유전물질이 전달되기 위해서는 일단 DNA를 합성해야 했다. 그때까지 사람에게서 RNA 바이러스는 발견되지 않고 있었다.

1964년에 미국 미시간 암 재단의 후원을 받은 제롬 호르위츠 Jerome Horwitz (1919~2012)는 항암제로 사용하기 위해 아지도티미딘 azidothymidine이라는 물질을 개발했다. 이것은 피리미딘 염기와 유사한 모양을 하고 있으므로 RNA로부터 DNA를 합성할 때 끼어 들어가 DNA 합성을 막음으로써 바이러스의 증식을 억제하는 약물이었다. 원래는 바이러스 때문에 발생하는 발암 과정을 막기 위해 개발된 물질이었지만, 기대만큼 효과가 나타나지 않았으므로 사장되다시피 했다. 1974년에 독일의 볼프람 오스테르타그 Wolfram Ostertag는 이 물질이 쥐에게서 백혈병을 일으키는 바이러스 murine leukemia virus에 효과적이라는 사실을 발견했다. 그러나 사람에게서 발생하는 병이 아니었으므로 거의 관심을 끌지 못했다.

1983년에 몽타니에와 바레시누시는 에이즈의 원인이 바이러스에 의한 것임을 발견했다. 이렇게 해서 공포의 불치병의 원인이 알려지게 되었다. 이 바이러스를 해결할 수 있는 약을 찾고자 노력하던 중 과거에 발견되었다가 사장된 아지도티미딘이 효과가 있다는 사실이 알려졌고, 임상 시험에 들어갔다. 1986년 미국에서 인체면역결핍바이러스 치료용으로 시판에 들어갔고, 세계보건기구도 승인했다. 지금은 인체면역결핍바이러스를 치료하기 위한 여러 가지 약제가 개발되어 있으며, 감염자가 발견되면 한 가지 약이 아니라 여러 가지 약을 동시에 사용하는 칵테일 요법으로 치료하고 있다. 지금은 에이즈도 난치병일 뿐 불치병으로 분류되지는 않는다.

한편 미국의 왁스먼은 1940년대에 플레밍이 사용한 방법을 이용해 새로운 항생제를 찾으려고 연구를 진행했다. 그의 연구 팀은 스트렙토마이스Streptomyces 종에 속하는 곰팡이에서 항균 효과가 있는 물질을 분리하는 것이 목표였으며, 1940년에 악티노마이신actinomycin이라는 물질을 최초로 분리했다. 악티노마이신 중 가장 잘 알려진 악티노마이신 D는 닥티노마이신dactinomycin이라고도 한다. 이 약은 처음에는 세균을 죽일 목적으로 개발되었지만, 이 물질이 암세포를 죽이는 효과가 있다고 알려지자 1964년 미국에서 항암제로 승인되었다. 현재는 횡문근육종, 윌름씨 종양, 임신융모신생물 등의 치료에 이용되고 있으며, 이것이 항암제로 사용된 최초의 항생제다.

17

●●

맞춤의학의 시대를 여는
유전학의 발전

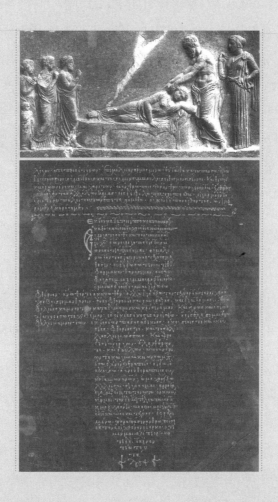

1988년 사람이 가진 유기체의 염기 서열 전체를 해독하겠다는 프로젝트가 계획되어 1990년 해독이 시작되었다. 초기에는 불가능해 보이던 이 프로젝트는 21세기 시작과 함께 완료되었고, 지금은 백인, 흑인, 북방계 황인, 남방계 황인 등 인종에 따른 유전체 해독이 끝난 상태다.

각 개체가 지니고 있는 세포는 무엇이든 거의 동일한 유전체를 지니고 있다. 생명체마다 유전체의 크기가 다르지만, 사람의 경우에는 약 30억 개의 뉴클레오티드가 모여 유전체를 이루고 있다. 유전체 genome는 유전자 gene와 염색체 chromosome의 글자를 조합해 만든 용어로 한 개체가 가지고 있는 DNA의 총합을 가리킨다.

세포의 핵 내에 들어 있는 두 가지 산성 물질 중 하나인 DNA는 평소에는 보이지 않는다. 하지만 세포가 분열할 때 핵이 사라지고 실타래 모양의 덩어리가 나타나는데, 이것이 바로 DNA가 뭉쳐서 이루어진 염색체다. 염색체 내에는 유전자라 부르는 특정 부위가 존재하며, 유전자는 DNA 덩어리 중 단백질 하나를 합성할 수 있는 정보를 가진 DNA 조각을 가리킨다.

유전은 어떤 물질이 부모로부터 자식에게 전달되어 이루어질까? 또 유전체 해독은 미래 의학을 얼마나 발전시킬까?

유전학의 여명기

가난한 농부의 아들로 오스트리아에서 태어난 멘델은 1851년부터 빈 대학교에서 실험물리학, 통계와 확률, 화학의 원자이론, 식물생리학 등 분야를 가리지 않고 다양한 과학 지식을 습득했다. 1856년부터 자신이 근무하던 가톨릭교회 뜰에 완두를 재배하면서 교배 결과를 분석해 일곱 가지의 서로 대립되는 형질을 발견했고, 이 일곱 가지 대립형질이 유전되는 과정에 공통적으로 적용할 수 있는 세 가지 법칙 즉 우열의 법칙, 분리의 법칙, 독립의 법칙을 발견했다. 그는 1865년에 발행한 『식물 잡종에 대한 실험』에서 이 내용을 발표했으나, 장차 세상을 바꾸게 될 위대한 업적은 당시에는 빛을 보지 못한 채 사장되고 말았다. 그러나 시간이 지나 이 업적이 조명받게 되면서 멘델은 '유전학의 아버지'로 불리고 있다.

4년 후인 1869년, 스위스의 프리드리히 미셔 Friedrich Miescher(1844~1895)는 버려진 붕대에서 채취한 세포의 핵으로부터 그때까지 알려지지 않았던 물질을 발견했다. 연어 정자를 비롯한 다른 세포에도 이와 같은 물질이 존재하는 사실을 알게 된 그는 핵 nucleus에서 분리한 물질이라는 뜻으로 '뉴클레인 nuclein'이라고 이름 붙였다. 후에 뉴클레인은 산성을 띠고 있다는 사실이 알

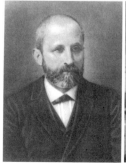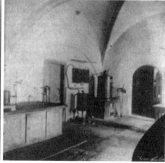

프리드리히 미셔(왼쪽)
그의 연구실

려지면서 핵에 있는 산성 물질이라는 뜻으로 '핵산nucleic acid'으로 불린다.

눈에 보이지 않는 작은 세포나 구조물을 찾아내기 위해 현미경 사용이 보편화되던 1882년, 독일의 발터 플레밍Walther Flemming(1843~1905)은 동물세포가 분열할 때 세포 중앙에 출현한 실 모양의 구조가 두 배로 복제되어 양쪽으로 끌려간 후 세포가 분열되는 과정을 발견했다. 이때 그가 발견한 실 모양의 구조가 바로 유전정보를 함유하고 있는 DNA 덩어리인 염색체다.

멘델이 유전법칙을 발표한 지 35년이 지난 1900년 휘호 더프리스Hugo De Vries(1848~1935), 카를 코렌스Carl Erich Correns(1864~1933), 에르히 체르마크Erich von Tschermak-Seysenegg (1871~1962)는 독립적으로 유전에 일정한 법칙이 있다는 사실을 발견했다. 이들의 연구 결과는 이미 35년 전 멘델이 발견한 것과 같았으므로 유전법칙이 재발견된 셈이다.

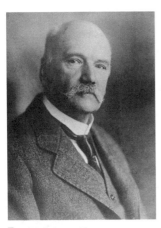
알브레히트 코셀

1900년대 초 독일의 알브레히트 코셀Albrecht Kossel(1853~1927)은 핵산이 아데닌adenine, A, 구아닌guanine, G(이상 퓨린), 시토신cytosine, C, 티민thymine, T, 우라실uracil, U(이상 피리미딘) 등으로 이루어져 있다는 사실을 발견했다. 그는 단백질의 화학적 성질에 대한 연구에서도 의미 있는 결과를 얻음으로써 '단백질과 핵산의 본질에 관한 연구 업적'을 인정받아 1910년 노벨 생리의학상 수상자로 선정되었다. 생명체 내에서 일어나는 화학적 현상을 연구하는 생화학 분야에서는 20세기가 끝날 때까지 단백질과 핵산이 가장 중요한 재료였으므로, 그는 '생화학의 아버지'로 불리게 되었다.

1908년 미국의 토머스 모건Thomas Hunt Morgan(1866~1945)은 초파리를 이용한 성염색체 연구를 통해 X와 Y 염색체가 성을 결정하는 기능을 하며, 염색체는 교차에 의해 재결합이 일어날 수도 있다는 사실을 발견했다. 또한 덴마크의 빌헬름 요한센Wilhelm Ludvig Johannsen(1857~1927)은 1909년 염색체 각 부분에 그 개체의 표현형을 조절하는 인자가 존재하고 있다고 하면서 이를 유전자라고 정의했다. 모건은 1915년 염색체들 사이에 재결합이 일어나는 빈도를 조사해 유전자는 염색체 위에 일직선으로 배열되며, 연결된 한 군의 유전자는 함께 유전되고 염색체의 어떤 부위든 같은 확률로 교차가 일어날 수 있으며, 그 확률은 유전자 간 거리에 비례한다고 발표했다. 이로써 유전학은 생물학의 한 분야로 학문적 위치를 공고히 하게 되었고, 모건은 1933년 노벨 생리의학상을 수상했다.

모건의 제자로 염색체에서 교차가 일어나는 과정을 함께 연구한 허먼 멀러Hermann Joseph Muller(1890~1967)는 1926년에 X선을 쬐는 경우 유전형질에 돌연변이가 일어난다는 사실을 발견했다. 이 연구는 유전자 변이를 인위적으로 일으킬 수 있다는 것을 최초로 보여준 실험으로, 1946년 멀러에게 노벨 생리의학상을 안겨주었고 이 실험을 응용해 유전학 연구가 진일보하는 결

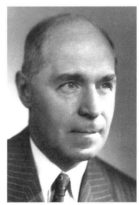
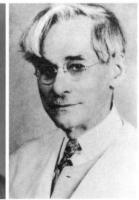

허먼 멀러(왼쪽)
피버스 레벤

과를 가져왔다.

코셸의 제자였던 피버스 레벤Phoebus Levene(1869~1940)은 1920년대에 핵산에는 다섯 개의 탄소 원자로 구성된 탄수화물(당)이 포함되어 있으며, 이 성분에 따라 데옥시리보스deoxyribose를 가지는 것을 DNAdeoxyribonucleic acid, 리보스ribose를 가지는 것을 RNAribonucleic acid로 구분했다. 코셸이 핵산을 구성하는 염기의 다섯 가지 종류를 이미 밝혀놓았기 때문에 이때부터 DNA를 이루는 네 가지 염기(A, C, G, T)와 RNA를 이루는 네 가지 염기(A, C, G, U)를 구별할 수 있게 되었다.

유전을 담당하는 물질은 무엇인가?

1920년대에 이르자 유전 현상을 부정하는 학자는 사라져갔다. 왕비가 고양이 새끼나 나무토막을 낳았다는 이야기는 동화 속에서나 가능할 뿐 실제로는 불가능하다는 것을 알게 되었다.

영국의 프레더릭 그리피스Frederick Griffith (1879~1941)는 1928년 폐렴을 일으키는 연쇄

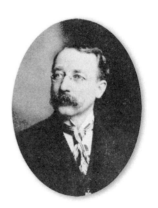

■ 프레더릭 그리피스

상구균(이하 폐렴균)을 이용해 유전 현상을 연구했다. 폐렴균 중에는 생쥐에서 폐렴을 일으키는 것과 그렇지 못한 것이 있는데, 폐렴을 일으키는 균은 표면이 매끈하므로smooth S형이라 하고 폐렴을 일으키지 않는 균은 표면이 거칠어rough R형이라 한다. 그리피스는 가열로 이 균을 사멸시킨 후 다른 균과 혼합 감염시켰을 때 일어나는 현상을 실험해 다음과 같은 결과를 얻었다.

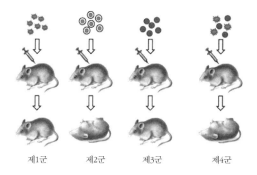

제1군: 실험용 생쥐에 S형 균만 주입했을 때 → 생쥐 사망

제2군: 실험용 생쥐에 R형 균만 주입했을 때 → 생쥐 생존

제3군: 실험용 생쥐에 가열해 사멸시킨 S형 균만 주입했을 때 → 생쥐 생존

제4군: 실험용 생쥐에 가열해 사멸시킨 S형 균과 살아 있는 R형을 함께

　　　주입했을 때 → 생쥐 사망

　제1, 2, 3군의 실험 결과는 처음부터 예측 가능한 것이었으나, 생쥐에게 해가 없는 두 균주를 혼합해 주입한 경우 생쥐가 폐렴으로 죽는 제4군의 현상은 예상하지 못했다. 그는 제4군 실험에 사용한 폐렴균에서 일어난 현상을 설명하기 위해 형질전환transformation이라는 용어를 사용했고, 이를 통해 생물체 내에서 유전형질이 전환한다는 사실을 확인했다. 문제는 생명체 내의 어떤 물질이 유전 현상을 담당하느냐였고, 생명체의 다양한 기능을 감안해보면 어느 생명체이든 다양한 종류를 함유하고 있는 단백질이 가장 유력한 후보였다.

　1944년 미국의 오즈월드 에이버리Oswald Theodore Avery(1877~1955)는 그리피스의 연구를 반복해 형질전환을 일으키는 물질을 분리하고자 했다. 에이버리는 S형 균주로부터 탄수화물, 지질, 단백질, DNA, RNA를 분리해 각각의

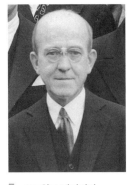
오즈월드 에이버리

물질을 R형 폐렴균과 함께 살아 있는 세포에 감염시켰다. 그 결과 DNA를 주입한 경우에는 세포가 죽지만 다른 물질을 주입한 경우에는 세포가 그대로 살아 있음을 발견함으로써 DNA가 유전물질이라는 것을 증명했다. 그러나 유전이라는 복잡한 생명현상을 설명하기에 DNA는 그 구조가 너무나도 간단했으므로, 이 실험을 반신반의하는 학자들도 많았다.

유전물질은 단백질이 아니라 DNA가 틀림없다는 것을 보여주는 실험은 1952년에 앨프리드 허시Alfred Day Hershey(1908~1997)에 의해 진행되었다. 그는 세균을 감염시킬 수 있는 박테리오파지의 DNA와 단백질을 각각 방사성 동위원소로 표지한 후 세균을 감염시키면 어떤 현상이 나타나는지 관찰했다. 그 결과 DNA가 세균의 세포 내로 들어간 후 세균을 파괴하고 밖으로 나올 때는 완전한 박테리오파지를 형성한다는 사실이 밝혀지면서 DNA가 단백질 합성에 대한 유전정보를 지닌 유전물질이라는 것이 증명되었다. 허시는 바이러스에 유전정보가 전달되는 기전을 규명한 공로로 1969년 노벨 생리의학상 수상자로 선정되었으나, 에이버리는 일찍 세상을 떠나는 바람에 노벨상 수상자 목록에 이름을 올리지 못했다.

유전자의 기능과 구조를 규명하라

1902년에 영국의 개로드는 소변에 알캅톤이 함유된 질병이 선천적으로 일어나는 유전 질환이라고 발표했다. 그는 이와 같은 유전 질환이 대사 과정에 필요한 효소의 이상 때문에 발생하며 그 원인은 하나의 유전자에 이상이 생긴 것이라고 추론했다. 즉 한 개의 유전자가 한 개의 효소와 관련이 있다는 것이다. 그로부터 강산이 세 번 이상 변한 1937년, 비들과 테이텀은 빵 곰팡이의 돌연변이 주에 특정한 효소가 결핍되어 있다는 증거를 발견해 하나의 유전자로부터 하나의 효소가 형성된다는 '1 유전자-1 효소설 one gene-one enzyme theory'을 확립함으로써 1958년 노벨 생리의학상 수상자로 선정되었다. 효소는 단백질 중 하나이므로 이들의 연구 결과는 더 확장되어 모든 단백질은 하나의 유전자로부터 유전정보를 받아 합성된다는 '1 유전자-1 단백질설'로 발전되었다.

유전자를 이루는 재료가 DNA라는 사실이 증명된 것은 1944년과 1952년의 일이지만, DNA가 어떤 구조를 하고 있는지에 대한 연구는 1930년대부터 진행되었다. 당시에 새로운 물질의 구조를 알아내기 위해 가장 널리 이용된 방법은 X선 회절법이었다. 윌리엄 아스트베리 William Thomas Astbury(1898~1961)는 X선 회절법으로 DNA를 분석해 DNA가 섬유 축을 따라 0.334mm 간격으로 규칙적으로 배열되어 있으며 방향성이 있다고 생각했다. 그는 세상을 떠나기 전 핵산과 단백질을 중심으로 생명현상을 연구하는 학문을 '분자생물학 molecular biology'이라 부르자고 제안하기도 했다.

핵산을 이루는 기본단위가 뉴클레오티드이며, 이것은 인, 당, 염기로 구성되어 있고, DNA는 각각의 뉴클레오티드가 인의 양쪽으로 두 개의 산소가 연결된 포스포디에스테르 phosphodiester (-O-P-O-) 결합으로 연결되어 있다는 사실을 밝혀낸 알렉산더 토드 Alexander Robertus Todd (1907~1997)는 '뉴클레오티드, 뉴클레오시드 및 뉴클레오티드 조효소의 구조와 합성'에 대한 공로를 인정받아 1957년 노벨 화학상을 수상했다. 그는 1949년에 대표적인 뉴클레오티드인 아데노신삼인산 Adenosine triphosphate: ATP을 비롯한 여러 뉴클레

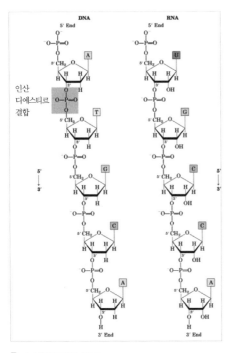

뉴클레오티드 구조

오티드를 합성했고, 아데노신 삼인산이 생체 내 에너지원으로 생명 유지에 필수적인 화합물이라는 사실을 알아내는 등 수많은 업적을 남겼다.

어윈 샤가프Erwin Chargaff(1905~2002)는 1949년부터 1953년까지 DNA와 RNA에 대한 염기 조성을 연구했다. 그는 여러 종과 조직에서 분리한 DNA를 이용해 네 가지 염기에 대한 정량 분석을 실시해 다음과 같은 결과를 얻었다.

① DNA 염기 조성은 종에 따라 다르다.

② 같은 종에서는 조직이 다르더라도 DNA의 조성은 같다.

③ 특정 종에서 DNA의 염기 조성은 나이, 영양 상태, 환경 변화에 따라 달라지지 않는다.

④ 실험적으로 분석한 거의 모든 DNA에서 아데닌기의 수와 티민기의 수는 항상 같고, 구아닌기와 시토신기의 수는 항상 같다. 결과적으로 퓨린(아데닌과 구아닌)기의 합은 피리미딘(티민과 시토신)기의 합과 같다. 이를 '샤가프의 규칙'이라 한다.

⑤ 가까운 종에서 추출된 DNA는 염기 조성이 비슷한 반면, 멀리 떨어진 종끼리는 염기 조성이 상당히 다르다. 따라서 DNA의 염기 조성 결과는

생물체를 분류하는 데 이용할 수 있다.

샤가프의 업적은 프랜시스 크릭Francis Harry Compton Crick(1916~2004)과 왓슨이 1953년에 이중나선 모양의 DNA 구조를 밝히는 데 원동력이 되었다. DNA 구조를 알아낸 공로로 1962년 노벨 생리의학상을 수상한 사람은 크릭, 왓슨, 모리스 윌킨스Maurice Hugh Frederick Wilkins(1916~2004)다. 윌킨스는 1951년 학회에서 만난 왓슨과 크릭에게 X선 회절 사진을 보여주었다. 이 세 사람은 수시로 정보를 주고받았고, 그리피스는 정밀한 계산에 의해 아데닌과 티민, 구아닌과 시토신이 평면에서 서로 결합할 수 있을 것이라는 사실을 왓슨과 크릭에게 전해주었다. 그 시기에 윌킨스는 프랭클린과 원만치 않은 관계를 유지하고 있었고, 프랭클린이 찍은 X선 회절 사진이 점점 선명해지면서 윌킨스의 위기의식이 고조되고 있었다. 1953년으로 넘어갈 무렵, 윌킨스로부터 몰래 입수한 프랭클린의 사진을 본 왓슨은 DNA가 나선 구조를 이룬다는 사실을 확신했지만 프랭클린은 DNA의 구조가 나선은 아닐 것이라 생각하고 있었다.

왓슨과 크릭은 샤가프의 규칙을 토대로 염기인 아데닌과 티민, 구아닌과 시토신이 수소결합을 이룬 채 안쪽에 위치하고, 당과 인이 바깥쪽에 위

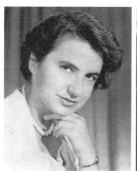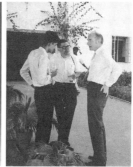

로절린드 프랭클린(왼쪽)
프랜시스 크릭(사진 속 오른쪽)

치한 이중나선 모형을 만드는 데 성공했다. 이 모형이 마음에 든 윌킨스는 즐거운 마음으로 이 모형에서 예상되는 X선 회절 사진을 찍었고, DNA는 나선 구조가 아니라고 주장하던 프랭클린도 그때서야 생각을 바꾸게 되었다. 1953년 4월 25일 ≪네이처≫에 실린 단 한 쪽짜리 논문은 DNA가 이중나선 모양을 하고 있음을 보여주었고, 이것이 분자의학 시대를 여는 원동력이 되었다.

1 유전자-1 단백질설과 1 단백질-1 유전자설

1 유전자-1 효소설이 제기되었을 때만 해도 모든 효소는 단백질에 속한다고 생각했다. 그러나 1981년에 리보자임이 효소 역할을 한다는 것이 알려지면서 단백질이 아니면서도 효소 기능을 하는 물질이 존재한다는 것을 알게 되었다. 하지만 지극히 예외적인 경우를 제외하면 효소는 거의 대부분 단백질에 속하므로 오늘날에도 '효소는 단백질'이라는 표현을 사용하기도 한다.

흔히 '유전자'를 가리켜 '단백질 하나를 합성할 수 있는 정보를 지닌 DNA 조각'이라고 하지만, 이것은 사실이 아니다. 한 개의 유전자로부터 한 개의 단백질이 만들어지는 것이 아니기 때문이다. 면역반응을 하기 위해 인체에서 합성되어야 하는 항체는 단백질에 속하며, 항원이 무엇이냐에 따라 다른 모양의 항체가 만들어진다. 그런데 항원은 화학반응을 통해 인위적으로 새로운 것을 만드는 것이 가능하다. 즉 항원의 수가 늘어날 가능성이 있으니 인체에서 합성되는 항체의 수도 늘어날 수 있는데, 이것은 사람이 다양한 유전자를 가지고 있어야 한다는 것을 뜻한다. 항체를 합성할 때와 마찬가지로 비슷한 단백질을 합성하는 경우 유전자로부터 단백질 합성을 위한 정보가 전달되는 과정에서 유전자의 일부가 손실되는데 손실되는 부위가 다르면 결과적으로 다른 단백질이 만들어진다. 이 같은 현상은 서로 다른 단백질을 합성하게 하는 이유가 된다.

이와 같이 유전자로부터 단백질이 발현되는 과정에서 손실이 일어나면 단백질은 두 개 이상이지만 유전자는 한 개로 간주하기로 했으므로, 한 개의 유전자로 두 개 이상의 단백질을 합성하는 것이 가능해졌다. 따라서 1 유전자-1 단백질설은 오늘날 진리로 받아들여지지 않는다. 그 대신 "모든 단백질은 하나의 유전자로부터 정보를 받아 형성되지만, 하나의 유전자는 하나 이상의 단백질을 형성할 수 있는 정보를 지닌다"라는 1 단백질-1 유전자설이 진리로 자리 잡게 되었다.

유전암호 해독을 위한 경쟁

DNA 모형을 결정한 왓슨과 크릭은 "DNA로부터 mRNA가 만들어지고, mRNA로부터 단백질이 만들어진다"라는 분자생물학의 중심 개념central dogma을 제안했다. 왓슨은 자신의 저서에 이 중심 개념을 자신이 고안했다고 주장하고 있으나, 대부분의 생화학 교과서나 역사책에는 크릭이 고안했다고 기록되어 있다. 이 개념이 제안된 1958년경에는 mRNA로부터 단백질이 만들어지는 과정이 밝혀져 있지 않았지만, 얼마 지나지 않아 실험적으로 이것이 가능해지면서 사실임이 증명되었다. 다음 질문은 '단백질을 구성하는 20가지의 아미노산은 각각 어떠한 DNA 서열로부터 형성되는가?'라는 것이었다. DNA의 기본단위인 염기는 모두 네 가지 종류밖에 없으므로 이 질문의 답을 찾는 것은 쉽지 않았다.

이미 초파리의 염색체에 변이를 일으키는 실험 등을 통해 유전자의 특정 위치에 변이가 발생하면 그 유전자로부터 정상과는 다른 단백질이 만들어져 그 기능에 이상이 생긴다는 사실이 알려져 있었다. 따라서 DNA의 어떤 염기 서열이 어떤 아미노산을 형성시키는지 알아내야 했는데, 이를 유전암호 또는 유전부호라고 한다. 미국의 찰스 야노프스키 Charles Yanofsky (1925~)는 대장균이 가지고 있는 트립토판 합성 효소의 유전자를 연구하던 중 유전자 지도에서 돌연변이를 일으킨 유전자의 상대 위치와 거기서 생성되고 치환된 아미노산의 위치가 순서상 일치한다는 점을 발견했다. 그러나 일직선상의 배열이 정확히 비례하지 않은 채 단지 DNA가 순서대로 각 아미노산을 합성한다는 사실만 알아냈다. 그때까지 유전암호에 대해 알려진 내용은 다음과 같다.

① 한 아미노산은 세 개의 뉴클레오티드로부터 만들어진다.
② 이 유전암호는 서로 중첩되지 않는다.
③ 유전암호는 연속적으로 연결되어 있으며, 단백질 합성에 필요 없는 뉴클레오티드는 존재하지 않는다.
④ 자연계에는 20개의 아미노산이 존재하며, 세 개의 뉴클레오티드는 64개의 조합을 이룰 수 있다.

아미노산은 모두 20개인데 그 아미노산을 합성할 수 있는 DNA 뉴클레오티드의 숫자는 네 개이므로, 뉴클레오티드 한 개에서 나온 신호가 아미노산 한 개를 합성한다면 아미노산은 네 개밖에 합성할 수 없는 셈이다. 또 뉴클레오티드 두 개가 조합을 이루어 아미노산 한 개를 합성한다 해도

4×4=16개의 아미노산만 합성할 수 있을 뿐이다. 따라서 뉴클레오티드는 세 개 이상이 조합을 이루어 아미노산을 합성해야 20개의 아미노산을 만들 수 있다. 그런데 뉴클레오티드 세 개가 조합을 이루면 4×4×4=64개의 조합이 이루어질 수 있으며, 20개의 아미노산을 합성한 후 남게 되는 44개의 조합은 반드시 한 개의 조합이 한 개의 아미노산을 합성하는 것이 아니라 한 가지 아미노산을 합성할 수 있는 조합이 여러 개 존재한다는 가설로써 설명이 가능해졌다.

1961년 8월 초에 마셜 니런버그 Marshall Warren Nirenberg(1927~2010)는 우리딜산 세 개로 연결된 RNA로부터 페닐알라닌이라는 아미노산이 만들어진다는 연구 결과를 발표했다. 2년 전 '폴리뉴클레오티드 포스포릴라아제'라는 RNA 합성 효소를 발견'한 공로로 노벨 생리의학상을 수상했던 세베로 오초아 Severo Ochoa(1905~1993)는 아미노산을 합성하는 유전암호로 기능하려면 RNA 수준에서 반드시 우

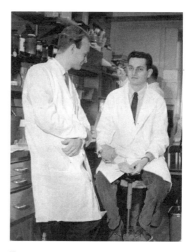

■ 마셜 니런버그(오른쪽)

리딜산이 들어 있어야 한다는 생각을 하고 있었으나 니런버그는 반응 조건을 바꿔가며 우리딜산을 포함하지 않은 RNA로부터 아미노산을 합성하려는 연구를 진행했다. 그리하여 마침내 아데닐산만을 이용해 라이신을 합성하는 데 성공했다. 우리딜산이 포함되어야만 유전암호로서 기능을 할 수 있다는 생각이 잘못된 것임을 깨달은 오초아는 뒤늦게 박차를 가해 20개의 유전암호 중 11개의 암호를 해독하는 성과를 거두었다. 그러나 독창성 면에서

니런버그보다 낮게 평가받아 1968년의 노벨 생리의학상 수상자는 결국 니런버그로 결정되었다. 이보다 앞서 오초아는 국제생화학회International Union of Biochemistry 창립에 공헌했고, 비록 노벨상 재수상에는 실패했지만 유전암호 해독을 비롯해 다양한 업적이 생화학 교과서에 소개되는 등 그는 의학계에서 최고의 학자로 자리매김했다.

현실이 된 유전자 조작

유전자는 단백질을 합성할 수 있는 정보를 지닌 DNA 조각이므로, 이 DNA 조각을 변형시켜 이 세상에 존재하지 않는 단백질을 만들어내도록 하면 유전자가 재조합되는데 이것이 유전자 조작의 대표적인 방법이다. DNA를 결합시키는 효소는 니런버그와 함께 1968년 노벨 생리의학상을 수상한 하르 코라나Har Gobind Khorana(1922~2011)를 비롯해 여러 학자들이 1960년대에 발견했다. 이 효소는 DNA의 끝부분 모양이 일치하기만 하면 두 DNA를 결합시켜 한 개의 긴 DNA로 이어 붙이는 기능을 한다.

제한효소는 발견된 순서대로 제1, 2, 3형이 있으나 연구실에서 쉽게 이용 가능한 것은 제2형이다. 1958년에 베르너 아르버Werner Arber(1929~)가 발견한 제1형 제한효소는 DNA를 절단하기는 하나 특정 부위를 절단하지는 못하므로 그 기능을 예측해 사용할 수가 없었다. 1970년에 해밀턴 스미스Hamilton Othanel Smith(1931~)는 인플루엔자균Hemophilus influenza으로부터 DNA의 특정 부위를 절단하는 효소를 순수 분리했으며, 특징적으로 대칭적 서열을 지닌 특정 DNA 부분을 절단한다는 사실을 발견했다. 이로써 긴 DNA 분자의 특정 부위를 예측해 절단하는 것이 가능해졌다. 이후 수많은 연구

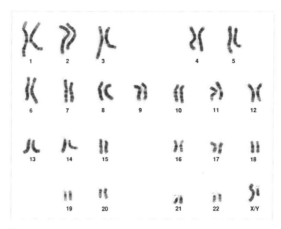

▌인간 남성의 유전자

자들을 통해 여러 가지 세균에 존재하는 제2형 제한효소가 계속 분리되었으며, 현재까지 1000종 이상의 제한효소가 알려져 있다.

제한효소의 발견은 유전자 재조합을 비롯해 연구자들이 DNA를 아주 편리하게 다루도록 함으로써 용도가 다양해졌고, 그 활용 빈도 또한 높아졌다. 1973년에 스탠리 코헨Stanley Norman Cohen(1935~)과 허버트 보이어Herbert Wayne Boyer(1936~)는 인류 최초로 서로 다른 곳에서 기원한 두 유전자를 같은 제한효소로 절단한 다음 서로 바꿔 이어 붙임으로써 유전자 재조합 기술을 가능하게 했다. 이러한 유전자 재조합 기술에 의해 이후 유전자 변형 농산물Genetically Modified Organism: GMO이 등장하고, 보통보다 훨씬 큰 새로운 동식물이 태어나게 했으며, 피부에 형광물질을 함유한 실험동물 개발, 유전자치료를 위한 치료제 제작 등 여러 분야에 활용되었다. 그런데 유전자 조작을 이렇게 함부로 해도 되는 것일까?

≪사이언스Science≫ 1974년 7월 호에는 위험성이 정확히 파악될 때까지 재조합 DNA 연구를 자제하자는 광고가 게재되었다. 또 1975년 2월에는

세계적으로 이름이 난 분자생물학자 100여 명이 캘리포니아에 모여 재조합 DNA의 위험성에 대해 논의했다. 이때 학자들이 합의한 내용은 위험 가능성이 있는 DNA 클로닝 실험은 금지하고, 대장균과 같은 박테리아에만 DNA 클로닝을 제한적으로 사용하자는 것이었다. 이후로 미국을 포함한 몇몇 나라에서 유전자 재조합 기술의 사용을 제한하는 연구 지침을 발표하는 등 아주 조심스럽게 유전자 조작 시험을 수행했고, 지금까지 큰 위험성이 발견되지 않음으로써 연구 범위가 넓어지고 있다.

보이어는 1976년에 유전자 조작 전문 회사인 제넨테크Genentech를 설립했다. 사람 유전자의 주입으로 형질이 전환된 박테리아를 이용해 1978년에는 사람 유전자를 재조합해 얻은 최초의 물질인 인슐린을, 1979년에는 성장호르몬을 생산함으로써 유전자 조작을 통한 치료제 개발의 문을 열었다.

인간 유전체 해독을 완료하다

사람 세포에는 23쌍의 염색체가 들어 있고, 이 염색체 속에 들어 있는 DNA를 한 줄로 늘어서게 하면 약 30억 개에 이른다. 이 30억 개의 DNA 염기서열을 순서대로 모두 읽어보자는 것이 인간 유전체 프로젝트였다.

사람이 지닌 약 30억 개의 염기서열을 결정하겠다는 생각은 초기에 아주 무모하게 여겨지기도 했지만, 정치와 언론이 끼어들면서 한 편의 드라마처럼 아주 흥미진진한 일들이 벌어졌다. 프랜시스 콜린스Francis Sellers Collins (1950~)와 크레이그 벤터John Craig Venter(1946~)를 주장으로 내세운 미국 국립보건연구소 중심의 다국적 팀과 셀레라 제노믹스Celera Genomics라는 벤처 회사가 판을 벌여놓자, 이 사업에 그다지 어울리지 않는 빌 클린턴과 토니 블레어가 등장해 무슨 재밌는 일이라도 벌어질 것처럼 화젯거리를 제공했다.

1985년 인간 유전체의 염기서열 전체를 해독하자는 의견이 처음으로 제안되었을 때는 해독에 필요한 기술력과 시간이 워낙 방대했으므로 반대 의견이 강했다. 염기서열 하나를 해독하는 데 약 1달러가 든다고 가정하면 총 30억 달러가 필요한데 이를 충당하기 어려웠고, 상상조차 할 수 없는 노동력도 문제였다.

아미노산 서열을 알아내는 방법을 개발한 후 인슐린의 아미노산 순서를 결정함으로써 1958년 노벨 생리의학상을 수상한 프레더릭 생어 Frederick Sanger (1918~2013)는 1978년 DNA의 염기서열을 알아내는 방법을 개발함으로써 1980년 두 번째 노벨 화학상을 수상해, 네 명밖에 없는 노벨상 2회 수상자의 영예를 안았다. 그가 개발한 방법으로 인간 유전체 전체를 해독하려면 아주 많은 시간이 필요하지만, 1990년대 이후 새로운 염기서열 결정법이 나오면서 유전체 해독 속도가 점점 빨라질 수 있었다.

불과 수년 전만 해도 반대 의견이 강했으나 1988년 왓슨이 인간 유전체 프로젝트의 책임자로 선정되면서 서서히 찬성 의견이 강해졌고, 언론 매체의 동의와 정부의 지원을 이끌어낼 수 있었다. 그리하여 2005년 완성을 목표로 1990년부터 전 세계 10여 개국에서 약 350개 연구실이 참여한 인간 유전체 해독이 시작되었다.

왓슨이 인간 유전체 프로젝트를 지휘하고 있을 때 미국 국립보건연구소에서는 창의력이 충만한 벤터가 근무하고 있었다. 그는 1991년에 자신의 연구 팀이 발견한 유전자에 대해 특허를 출원하려 했으나, 왓슨은 염기서열만 알 뿐 기능이 제대로 확인되지 않은 유전자에 대해 특허를 출원하면 과학계에서 자유로운 정보 교환이 불가능해져 학문 발전에 커다란 장애가 된다는 이유로 반대했다. 여기에 개인적 갈등도 불거져 왓슨은 인간 유전체 프로젝트에서 손을 떼고, 콜린스가 이 사업을 이어받았다. 왓슨이 사퇴한 후 벤터도 다른 학자들과의 관계가 멀어져 사직하고, 자신의 방식대로 인간 유전체 해독 연구를 수행할 계획을 세웠다. 그는 제한효소를 발견해 1978년 노벨 생리의학상을 수상한 스미스의 도움과 한때 자신이 관계를 맺은 바 있는 퍼킨엘머Perkin Elmer 회사로부터 지원을 받아 1998년에 셀레라 제노믹스라는 회사를 차리고 연구를 계속했다.

당시의 학자들은 벤터가 고안한 유전체 분석 방법이 과학적이라기보다 요행이 필요한 무모한 일로 생각했지만, 벤터는 인간 유전체 프로젝트 사업단의 방법이 시간과 비용을 과다하게 소모하는 방법이라 판단했다.

벤터는 유전체 DNA를 한쪽 끝에서부터 순서대로 읽어나가려면 위치 확인에 과다한 노력이 필요하므로, 그 대신 분리 과정에서 수만 개의 조각으로 부서지는 DNA 조각의 염기서열을 읽은 다음 공통의 염기 서열 앞뒤를 이어 붙이는 방법으로 연구를 진행하고자 했다. 벤터가 그리 과학적이지 않아 보이는 방법에 확신을 한 이유는 DNA 염기서열 자동분석기와 슈퍼컴퓨터의 기능을 믿고 있었기 때문이다.

1990년대 후반에 들어서자 미국 국립보건연구소 중심의 다국적 팀과 벤터가 이끄는 일개 벤처 기업의 대결에서 누가 승리할지가 초미의 관심사로 떠올랐다. 다국적 사업단의 연구는 1997년 말까지 전체 예산 30억 달러 중 60% 이상을 소비했으나 전체 유전체의 3~20%밖에 해독하지 못했다. 이에 반해 벤터의 연구 팀은 1995년에 돼지 독감 바이러스 유전체를 해독하는 등 매스컴이 좋아할 만한 뉴스를 연일 터뜨리며 활발한 행보를 이어갔으므로 벤터가 역전할 가능성이 점쳐지기도 했다. 그러나 컴퓨터와 자동화된 DNA 염기서열 결정법은 다국적 사업단의 연구에도 가속을 붙여 벤터가 완성 시기를 앞당긴다고 할 때마다 다국적 팀의 완성 예상 시기도 빨라졌다. 2005년을 목표로 했던 계획이 기술적 진보로 점점 앞당겨져서 인간 유전체를 2001년에 99%, 2004년에 100% 해독했다고 공식적으로 발표했다.

질병의 원인이 되는 유전자가 영리 목적으로 사용될까?

20세기 후반에 이루어진 생명과학의 발전은 특정 질병이 특정 유전자의 이상 때문에 발생한다는 사실을 널리 알려주었다. 아직까지 일반화되지 못했지만 이상이 생긴 유전자를 정상인 유전자로 바꿔 끼울 수 있는 유전자치료법만 개발된다면 수많은 질병으로부터 동시에 해방될 수 있으리라 기대하며 지금도 세계 여러 연구 기관에서 유전자치료법을 연구 중이다.

단순히 유전자 한 개에서 전달되는 정보로 인체의 수많은 단백질 중 하나에 이상이 생긴다고 해서 암, 당뇨병, 고혈압, 교통사고 등이 발생할 것으로 보이지는 않는다. 그러나 이와 같은 생활습관병과 관련이 있는 유전자의 발견 소식이 하루가 멀다 하고 들려오고 있다.

2007년 2월 14일, 기업과 보험회사가 직원을 채용하거나 보험계약을 할 때 가입자의 유전정보를 참고하지 못하게 하는 금지하는 법안이 미국 하원의 위원회를 통과함으로써 입법 전망이 밝아졌다는 소식이 전해졌다. 조지 밀러George Miller 위원장은 표결에 앞서 "유전정보가 차별적인 목적으로 사용되는 것을 금지할 필요가 있다"라고 했다. 이를 다시 생각해보면 유전정보가 차별적인 목적으로 사용되고 있고, 앞으로는 차별적인 목적으로 사용될 것이라는 우려를 엿볼 수 있다.

2004년 사람의 유전체가 완전히 해독되었다는 발표가 공식적으로 있었다. 인체에서 여러 가지 기능을 하는 것은 단백질이므로 아무리 DNA가 중요하다고 떠들어봐야 그것은 중요한 기능을 하는 단백질을 만들 수 있다는 이야기일 뿐, DNA 그 자체가 인체 내에서 기능을 하는 것은 아니다. 따라서 유전체 해독을 완성했다는 것은 사람이 가지고 있는 유전체가 단백질을 만들어내기 위해 어떤 정보를 가지고 있는지 알았다는 것일 뿐이며, 특정 유전자로부터 얻어지는 단백질이 어떤 기능을 하고, 어떻게 조절되는지에 대해서는 차후 연구가 필요하다. 인간 유전체를 완전히 해독한 것은 연구의 끝이 아니라 새로운 시작이라고 하는 이유다.

인간의 유전체가 절반 정도 해독되었을 무렵부터 각각의 유전자에서 생성되는 특정 단백질이 어떤 구조와 기능을 하는지를 알아내기 위한 단백체 연구가 활발해지기 시작했다. 이에 따라 특정 질병을 일으키는 유전자에 대한 연구 결과, 예를 들면 비만, 노화, 치매, 암의 유전자를 발견했다는 뉴스가 이어졌다. 그러나 여기서 주의해야 할 점은, 그것은 단지 특정 유전자가 특정 질병과 관련이 있다는 이야기일 뿐 그 유전자 하나가 질병을 결정하는 것은 아니라는 점이다.

갓 태어난 아기가 위암의 발생과 깊이 관련된 유전자를 가지고 있다면, 그 아이는 이 유전자가 활성화되지 않도록 여러 가지 위험 인자를 피함으로써 위암 발생을 억제할 수 있을 테니, 인생을 설계하는 과정에서 유전정보가 질병을 방지하는 역할을 할 수 있을지 모른다. 그러나 만약 보험회사에서 이와 같은 정보를 손에 넣는다면 그 사람의 보험 가입을 막기 위해 노력할 것이다. 다혈질의 성격이 발현될 수 있는 유전자를 가진 사람이 굳건한 마음가짐으로 조용히 살아가고 있다고 해도 직원 채용 시 융화를 중요시하는 관리자라면 유전자 검사를 통해 그런 사람의 채용을 거부할지도 모른다. 생명현상은 여러 가지 기능이 종합적으로 작용해 나타나는 것이고, 유전자로부터 하나의 단백질을 만들어내는 과정에도 수많은 다른 유전자와 단백질의 기능이 필요하다. 따라서 유전정보만으로 사람을 판단하는 데는 위험이 따른다.

둥글고 납작한 모양의 적혈구가 낫 모양으로 변하는 질병이 있다. 모세혈관의 지름은 적혈구보다 그다지 크지 않으므로 큰 동맥으로부터 작은 동맥으로 점점 흘러간 적혈구가 말초에서 모세혈관을 통해 정맥으로 돌아나오려면 적혈구는 정상적인 모양을 유지해야 한다. 그런데 열대지방에 가면 적혈구가 둥근 모양 대신 낫 모양으로 바뀌는 낫 모양 적혈구 빈혈증을 가진 이들이 많다. 이러한 적혈구는 말초에서 돌아 나올 때 혈관 벽에 부딪혀 깨지기 쉬우므로 적혈구의 수명이 짧아진다. 생산 속도는 일정한데 수명이 짧아지면 결과적으로 그 수가 부족해져 이러한 적혈구를 가진 사람들은 산소 운반 능력이 떨어지며 그리하여 빈혈 현상이 나타난다. 빈혈이 심한 경우에는 산소 부족으로 사망할 수도 있지만, 일반적으로는 빈혈 증상을 가친 채 살아간다. 이런 환자들이 열대지방에만 존재하는 이유는 인류가 환경에 적응하는 과정에서 열대지방에 만연한 말라리아에 감염되어 생명을 잃는 것보다는 빈혈 증상을 겪으면서 살아가는 것이 생존에 더 이득이 되었기 때문으로 풀이된다. 모기가 피를 빨 때 모기의 침을 통해 인체로 침입하는 말라리아 유충은 적혈구에 기생해 자라나야 생활사가 유지된다. 그러나 사람의 경우 죽음을 면하려면 비록 빈혈 증상이 유발되더라도 유충이 침입한 적혈구를 깨버려 말라리아 유충의 성장을 막는 것이 도움이 된다. 낫 모양 적혈구가 발생하는 원인은 적혈구 내에서 산소와 결합해 운반 기능을 하는 헤모글로빈의 β-사슬을 이루는 6번째 아미노산 글루탐산이 변이에 의해 발린으로 치환되었기 때문이다. 이러한 변이가 비정상이라고 하여 정상으로 바꿔준다면 그 환자는 빈혈에서는 해방되겠지만, 말라리아 감염을 통해 죽음에 직면할 수도 있는 일이다.

유전정보를 이용한 산업화 과정은 이미 공공연하게 행해지고 있다. 유전자 또는 DNA 분석을 통한 친생자 감별도 유전정보 활용의 한 예이며, 다국적 보험회사에서 건강 검진을 위해 무료로 피검사를 해주겠다는 것은 유전정보를 알아내 회사에 손해를 끼칠 만한 사람은 적당한 핑계를 대어 가입하지 못하게 하겠다는 의도를 의심할 필요가 있다.

유전정보는 오로지 정보일 뿐이며, 이것만으로 심오한 생명현상을 이해하는 것은 불가능하다. 유전정보를 알고 있으면 건강한 생활을 영위하는 데 도움이 될 수도 있지만, 극단적으로 활용하면 사회적 갈등만 부추길 수도 있으므로 유전정보 활용에는 세심하게 주의를 기울여야 한다.

유전자 치료의 실용화

파킨슨병은 1817년에 영국의 병리학자 제임스 파킨슨James Parkinson(1755~1824)이 최초로 보고한 질병으로, 이 병에 걸리면 중추신경계가 퇴행하면서 사지와 몸이 떨리고 경직되는 증상이 나타난다. 질병이 진행될수록 머리를 조금씩 앞으로 내밀게 되고, 몸통과 무릎이 굽어 있는 자세를 취하게 된다. 손이 떨리고 보폭이 좁아져 걸어가는 모습이 아주 특징적이다. 동작이 느려지고 독특한 보행 자세를 보이며 가면 같은 표정을 짓게 된다. 연령이 높을수록 발생 빈도가 높고, 뇌의 시신경교차 부위의 절단면에서 전반적으로 세포가 오밀조밀하지 못하고 위축된 모습을 보이며, 뇌의 흑색질 부위에 색소가 소실된 것을 볼 수 있다. 이 질병은 흑색질에서 대뇌 기저핵의 기능을 조절하기 위해 분비되는 신경전달물질 도파민의 감소로 발생한다.

파킨슨병은 아주 오래전에는 비교적 희귀 질환에 속했으나 현재는 미국에서만 1000만 명이 넘는 환자가 있을 것으로 추정되며, 매년 새로운 환자가 6만 명씩 발생한다는 보고가 있을 정도로 유병률이 높아지고 있다. 도파민 감소 때문에 발생하는 질병인 만큼 도파민을 투여하는 치료법을 생각해볼 수 있으나 투여만으로는 도파민을 대뇌에 제대로 전달할 수 없다. 따라서 전구체를 투여해 대뇌에서 도파민으로 대사되도록 하는 방법을 사용하기도 하지만 기대만큼 좋은 결과를 얻지 못해 이 질병은 난치병 중 하나로 분류되고 있다.

2007년에는 유전자치료법으로 파킨슨병을 치료할 수 있을 것이라는 연구 결과가 공표되어 주목을 끌었다. 약 10년 전에 뇌에서 도파민을 생성하는 세포가 죽는 현상을 정지시키거나 느리게 할 수 있는 단백질이 발견되었는데 그중 하나인 GDNF^{Glia-Derived Neurotrophic Factor}를 임상적으로 치료에 이용하기 위해 연구를 진행해왔다. 이미 임상 시험에 들어간 이 방법은 새로운 치료법 개발을 기대하게 했는데, 아직까지는 기대에 못 미치는 결과만 얻었을 뿐이다. 최근에는 파킨슨병과 관련 있는 성장인자를 만들어낼 수 있는 유전자를 이용해 치료할 수 있다는 연구 결과가 제시되기도 했다.

필립 스타^{Philip Starr}의 연구 팀은 2007년 4월 16일에 개최된 미국 신경외과 학회에서 AAV^{adeno-associated virus}를 이용해 표적이 되는 성장인자를 만들어낼 수 있는 유전자를 손상된 대뇌 세포에 전달하게 함으로써 파킨슨병을 치료할 수 있는 가능성을 찾았다고 발표했다. 이들이 사용한 '뉴투린^{neurturin}'은 GDNF와 아주 밀접하게 관련된 유전자로 머리뼈에 작은 구멍을 뚫은 후 바늘을 이용해 AAV에 클로닝한 유전자를 직접 주사하는 방법을 이용했다.

의학에서 널리 이용되고 있는 치료법으로는 약물, 수술, 방사선 치료,

호르몬 요법 등이 있으며 20세기 후반부터 유전자치료법을 비롯한 새로운 치료법이 속속 개발되고 있으나 뚜렷한 족적을 남긴 신개념 치료법은 아직까지 등장하지 않고 있다.

유전자치료법은 1990년에 중증 복합형 면역 부전증severe combined immune deficiency에 걸린 1세 어린이에게 최초로 시도한 바 있다. 당시만 해도 첫 시도이니만큼 미국 보건 당국의 수많은 검정 작업을 거쳐 최초의 유전자 치료 대상자가 되었다. 이 질병에 걸리면 보통 2년을 넘기지 못하고 사망하는 것이 당연했지만, 10년 이상 비교적 건강하게 생존함으로써 미래에 유전자치료법이 보편화될 수 있을 것이라는 가능성을 보여주기도 했다. 그러나 1990년대 중반부터 수많은 유전자치료법이 실제로 환자에게 적용되고 있지만 이렇다 할 결과는 아직까지 나오지 않고 있다. 실패를 통한 지식이 하나둘 쌓여가면서 최근에는 가능성 있는 연구 결과가 계속 발표되고 있으므로 머지않은 장래에 유전자치료법이 유전적인 장애를 지닌 환자들에게 새로운 치료법으로 널리 이용될 수 있기를 희망해본다.

맞춤의학을 가능하게 할 분자의학의 시대

20세기 후반에 비약적으로 발전한 분자생물학 지식이 의학에 응용되기 시작하면서 21세기에는 분자의학의 시대가 열릴 것으로 예상된다. 분자의학이 활용 가능해지면 개인별 맞춤의학이 가능해질 것이라는 기대가 생긴다. 감기에 걸렸을 때 같은 감기약을 복용해도 누구는 낫고 누구는 낫지 않는 것처럼, 특정 질병에 사용하는 약이 어떤 환자에게는 효과가 있고 다른 환자에게는 효과가 없는 경우를 흔히 볼 수 있다. 이러한 현상에 대해 최근까지도 의사가 할 수 있는 말은 "사람의 몸이 오묘하므로 개인차가 나타날 수 있다"였을 뿐 개인차가 나타나는 이유를 설명할 길이 없었다.

그런데 사람의 유전체를 해독하는 과정에서 단일염기다형성single nucleotide polymorphism: SNP이 존재한다는 새로운 사실이 알려졌다. 단일염기다형성이란 약 30억 개의 사람 유전체를 개인별로 비교해본 결과, 원인이나 기능은 알 수 없지만, 평균적으로 약 1000개의 DNA 염기마다 한 개 정도 변이가 생긴 염기가 존재한다는 것이다.

이러한 단일염기다형성에 대해 그 기능과 중요성을 알아내기 위한 연구가 진행 중인데, 예상되는 가장 큰 역할은 개인차를 설명하기 위해 이용될 것이라는 점이다. 같은 약을 투여할 때 누구는 효과가 잘 나타나고 누구는 그렇지 않은 것이 바로 이 단일염기다형성의 차이 때문이 아닐까 의심하고 있다. 이를 포함해 개인이 가진 유전체를 분자 수준에서 연구해 이를 의학에 활용할 수 있는 분자의학 시대가 찾아온다면 지금까지 집단을 대상으로 얻은 연구 결과를 바탕으로 환자에게 통계적으로 설명하는 수준을 넘어 '환자분께서는 이러저러한 유전정보를 보유하고 계시므로 A 약을 사용하시면 100% 효과가 있겠지만, B 약을 사용하시면 치료가 되지 않으니 가격이 10% 더 비싸더라도 A 약을 사용하셔야 합니다'와 같이 개인별로 미래를 예측하는 의료 행위가 이루어질 것이다.

분자생물학이 발전하고 의학과 생명과학에서 이를 이용한 연구를 계속한 결과, 이제 분자의학이 현실이 되면서 미래에는 맞춤의학의 시대가 열릴 것으로 기대하고 있다.

참고문헌

골럽, 에드워드(Edward S. Golub). 2001. 『의학의 과학적 한계』. 예병일 외 옮김. 몸과 마음.
　　2001

과학 아사히 엮음. 1989. 『노벨상의 빛과 그늘』. 손영수 옮김. 전파과학사.

김호. 2000. 『(허준의)동의보감 연구』. 일지사.

라이언즈, 앨버트(Albert S. Lyons)·조지프 페트루첼리(R. Joseph Petrucelli). 1994. 『세계의학의
　　역사』. 황상익·권복규 옮김. 한울.

로버츠, 로이스톤(Royston M. Roberts). 1997. 『우연과 행운의 과학적 발견이야기』. 안병태 옮김.
　　도서출판 국제.

매독스, 브랜다(Brenda Maddox). 2004. 『로잘린드 프랭클린과 DNA』. 나도선·진우기 옮김.
　　양문.

맥닐, 윌리엄(William Hardy McNeill). 2009. 『전염병과 인류의 역사』. 허정 옮김. 한울.

박성래. 2007. 「인체해부에 큰 관심 가진 유학자 '전유형'」. ≪과학과 기술≫, 40(10), 100~101쪽.

반덕진. 2006. 『히포크라테스 선서』. 사이언스북스.

블리스, 마이클(Michael Bliss). 1995. 『인슐린의 발견』. 김영설 옮김. 의학출판사.

셧클리프, 아서(Arthur Sutcliffe)·A. P. D. 셧클리프(A. P. D. Sutcliffe). 2005. 『에피소드 과학사:
　　생물·의학이야기』. 조경철 옮김. 우신사.

손태중·권혁련. 1996. 『노벨상(의학·생리학) 수상자의 업적과 삶』. 도서출판 나눔문화

신동원. 2001. 『조선사람 허준』. 한겨레신문사.

_____. 2004. 『호열자 조선을 습격하다: 몸과 의학의 한국사』. 역사비평사.

_____. 2013. 『호환 마마 천연두: 병의 일상 개념사』. 돌베개.

아커크네히트, 에르빈(Erwin H. Ackerknecht). 1993. 『세계의학의 역사: 선사병리학에서 현대의
　　학(분자병리학)까지』. 허주 옮김. 민영사.

애설, 프랭크(Frank Ashall). 1997. 『놀라운 발견들』. 구자현 옮김. 한울.

왓슨, 제임스(James Dewey Watson). 2000. 『이중나선』. 하두봉 옮김. 전파과학사.

윌슨, 데이비드(David Wilson). 1997. 『페니실린을 찾아서』. 장영태 옮김. 전파과학사.

이영식. 2009. 『(이야기로 떠나는)가야 역사여행』. 지식산업사.

주아나, 자크(Jacques Jouanna). 2004. 『히포크라테스』. 서홍관 옮김. 아침이슬.

지거리스트, 헨리(Henry E. Sigerist). 2011. 『위대한 의사들: 전기로 보는 의학의 역사』. 김진언 옮김. 현인.

콤로, 줄리어스(Julius H. Comroe). 1995. 『의학사 산책: 의학상의 대발견』. 박찬웅 옮김. 미래사.

크릭, 프란시스(Francis Crick). 2011. 『열광의 탐구: DNA 이중나선에 얽힌 생명의 비밀』. 권태익·조태주 옮김. 김영사.

헬먼, 할(Hal Hellman). 2003. 『의사들의 전쟁』. 이충 옮김. 바다출판사.

황상익. 1998. 『(문명과 질병으로 보는)인간의 역사』. 한울림.

_____. 2004. 『(인물로 보는)의학의 역사』. 여문각.

히포크라테스(Hippocrates). 1998. 『의학 이야기』. 윤임중 옮김. 서해문집.

Adler, Mortimer J.(ed.). 1978. *Hippocrates, Galen*, Great Books of the Western World, No.10. Chicago, IL.: Encyclopedia Britannica Inc.

Amyes, Sebastian G. B. Magic Bullets. 2001. *Lost Horizons: The Rise and Fall of Antibiotics*. Boca Raton, FL.: CRC Press.

Bray, R. S. 1996. *Armies of Pestilence: The Impact of Disease on History*. New York: Barns & Nobles Books.

Brock, Thomas D. 1999. *Robert Koch: A Life in Medicine and Bacteriology*. Washington, DC: American Society for Microbiology.

Broder, Samuel. 2010. "The development of antiretroviral therapy and its impact on the HIV-1/AIDS pandemic." *Antimicrobial Research*, 85(1), pp.1~38.

Brunton, Laurence, Bruce Chabner and Bjorn Knollman. 2011. *Goodman & Gilman's the pharmacological basis of therapeutics*, 12th ed. Columbus, OH.: McGraw-Hill Education.

Carleton, Heather A. 2011. "Putting Together the Pieces of Polio: How Dorothy Horstmann Helped Solve the Puzzle." *The Yale Journal of Biology and Medicine*, 84(2), pp.83~89.

Cendening, Logan. 1960. *Source Book of Medical History*. New York: Dover Publications.

Cornwal, Claudia. 2013. *Catching Cancer: The Quest for its Viral and Bacterial Causes*. Lanham,

MD.: Rowman & Littlefield Publishers.

Cruikshank, William. 1790. *The anatomy of the absorbing vessels of the human body*. London: G. Nicol.

Davies, Kevin. 2001. "Cracking the Genome: Inside the Race to Unlock Human DNA." New York, NJ.: The Free Press.

Defalque, Ray J. and Amos J. Wright. 2011. "The discovery of chloroform: has David Waldie's role been exaggerated?" *Anesthesiology*, 114, pp.1004~1005.

Dubos, René and Jean Dubos. 1996. *The White Plague: Tuberculosis, Man, and Society*. New Brunswck, NJ.: Rutgers University Press.

Eddy, Jared J. 2015. "The ancient city of Rome, its empire, and the spread of tuberculosis in Europe." *Tuberculosis*. S.23~S.28.

Ellis, Harold. 2009. *The Cambridge Illustrated History of Surgery*. UK: Cambridge University Press.

Feldman, Burton. 2001. *The Nobel Prize*. New York: Arcade Publishing.

Fenster, Julie M. 2001. *Ether Day: The Strange Tale of America's Greatest Medical Discovery and the Haunted Men Who Made It*. New York: HarperCollins.

Geison, Gerald L. 1995. *The Private Science of Louis Pasteur*. Princeton, NJ.: Princeton University.

Ghosh, Sanjib Kumar. 2015. "Evolution of illustrations in anatomy: a study from the classical period in Europe to modern times." *Anatomical Sciences Education*, 8(2), pp.175~188.

Giblin, James Cross. 1995. *When Plague Strikes: The Black Death, Smallpox, AIDS*. New York: HarperCollins.

Gordon, Karen. 2002. *Selman Waksman and the Discovery of Streptomycin*. Hockessin, DE.: Mitchell Lane Pubulishers Inc.

Gregory, Andrew. 1997. *Harvey's Heart: The Discovery of Blood Circulation*. Flint, MI.: Totem Books.

Gunderman, Richard B. 2012. *X-Ray Vision: The Evolution of Medical Imaging and Its Human Significance*. UK: Oxford University Press.

Hollingham, Richard. 2009. *Blood and Guts: A History of Surgery*. New York: St. Martin's Griffin.

Joffe, Stephen N. 2014. *Andreas Vesalius: The Making, The Madman, and the Myth*. Bloomington, IN.: AuthorHouse.

Johnson, Steven. 2007. *The Ghost Map: The Story of London's Most Terrifying Epidemic-and How It Changed Science, Cities, and the Modern World*. New York: Riverhead Books.

Kohn, George C. 1995. *Encyclopedia of Plague & Pestilence*. New York: Wordsworth Reference.

Krebs, Jocelyn E., Elliott S. Goldstein and Stephen T. Kilpatrick. 2013. *Lewin's GENES XI*. Burlington, MA.: Jones & Bartlett Learning, Burlington.

Lee, Vivian S. 2009. "Herman Yaggi Carr, Ph.D(1924-2008): a tribute." *Journal of Magnetic Resonance Imaging*, 29(6), pp.1243~1247.

Lesch, John E. 2006. *The First Miracle Drugs: How the Sulfa Drugs Transformed Medicine*. UK: Oxford University Press.

Lisovskiy, Valeriy A. et al. 2012. "Validating the Goldstein–Wehner law for the stratified positive column of dc discharge in an undergraduate laboratory." *European Journal of Physics*, 33, pp.1537~1545.

Lucké, Balduin. 1938. Carcinoma in the Leopard Frog: Its probable causation by a virus. *Journal of Experimental Medicine*, 68(4), pp.457~468.

Lucke, V. M. and D. F. Kelly. 1976. "Renal Carcinoma in the Dog." *Veterinary Patholology*, 13, pp.264~276.

Magner, Lois N. 2002. *A History of the Life Sciences, Revised and Expanded*. Boca Raton, FL.: CRC Press.

McDowell, Lee R. 2013. *Vitamin History, the Early Years*. Sarasota, FL.: First Edition Design Publishing.

McGrew, Roderick E. 1985. *Encyclopedia of Medical History*. New York: McGraw-Hill..

Meldrum, Marcia. 1998. "'A calculated risk': the Salk polio vaccine field trials of 1954." *British Medical Journal*, 317(7167), pp.1233~1236.

Moore, Pete. 2007. *Blood and Justice: The 17 Century Parisian Doctor Who Made Blood Transfusion History*. Hoboken, NJ.: John Wiley & Sons.

Nuland, Sherwin B. 2004. *The Doctors' Plague: Germs, Childbed Fever, and the Strange Story of Ignac Semmelweis*. New York: W. W. Norton & Company.

Paul, John Rodman. 1978. *A History of Poliomyelitis*, Yale studies in the history of science and medicine. New Haven, CT.: Yale University Press.

Porter, Roy. 1996. *The Cambridge Illustrated History of Medicine*. UK: Cambridge University Press.

Sen, Srabani. 2012. "Indian Cholera: A Myth." *Indian Journal of History of Science*, 47(3), pp. 345-374.

Talbott, John Harold. 1970. *A Biographical History of Medicine: Excerpts and essays on the men and their work*. New York: Grune & Stratton.

Vallery-Radot, Rene. 2015. *Louis Pasteur, His Life and Labours*. CreateSpace Independent Publishing Platform.

Fox, Margalit. 2013. "Hilary Koprowski, Who Developed First Live-Virus Polio Vaccine, Dies at 96." http://www.nytimes.com/2013/04/21/us/hilary-koprowski-developed-live-virus-polio-vaccine-dies-at-96.html(검색일: 2017.2.22)

UCLA 홈페이지, http://www.ph.ucla.edu/epi/snow/firstdiscoveredcholera.html, http://www.ph.ucla.edu/epi/snow/birthearly.html

글로벌시큐러티 홈페이지, http://www.globalsecurity.org/wmd/intro/bio_anthrax.htm

노벨재단 홈페이지, www.nobelprize.org

미국 질병통제센터 홈페이지, https://www.cdc.gov/anthrax/resources/history

이재준. 2007. "美하원, 유전적 차별 금지법 통과시켜" http://news.naver.com/main/read.nhn?mode=LSD&mid=sec&sid1=104&oid=003&aid=0000393613(검색일: 2017.2.22)

토론토대학교 홈페이지, http://www.heritage.utoronto.ca/insulin

지은이 ǀ **예병일**

연세대학교 의과대학을 졸업하고 동 대학원에서 박사학위를 받았다. 현재 연세대학교 원주의과대
학 교수로 재직하면서 의학에 담긴 인문학적 측면을 연구하고, 이를 이용해 의학을 해석하는 일에
관심을 기울이고 있다. 저서로『의학, 인문으로 치유하다』(2015), 『(내 몸을 찾아 떠나는) 의학사 여
행』(2009), 『전쟁의 판도를 바꾼 전염병』(2007), 『현대 의학, 그 위대한 도전의 역사』(2004), 『의
학사의 숨은 이야기』(1999) 등이 있으며, 역서로는 『멘델레예프의 꿈』(2003), 『의학의 과학적 한
계』(2001) 등이 있다.

의학사 노트

17가지 주제로 읽는 의학 이야기

© 예병일, 2017

지은이 **예병일**
펴낸이 **김종수**
펴낸곳 **한울엠플러스(주)**
편 집 **이예은·최진희**

초판 1쇄 인쇄 **2017년 3월 15일**
초판 1쇄 발행 **2017년 3월 24일**

주소 10881 경기도 파주시 광인사길 153 한울시소빌딩 3층
전화 031-955-0655
팩스 031-955-0656
홈페이지 www.hanulmplus.kr
등록번호 제406-2015-000143호

Printed in Korea.
ISBN 978-89-460-6311-2 03510(양장)
     978-89-460-6312-9 03510(학생판)